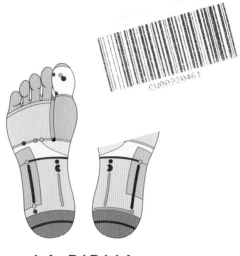

LA BIBLIA
de la
Reflexología

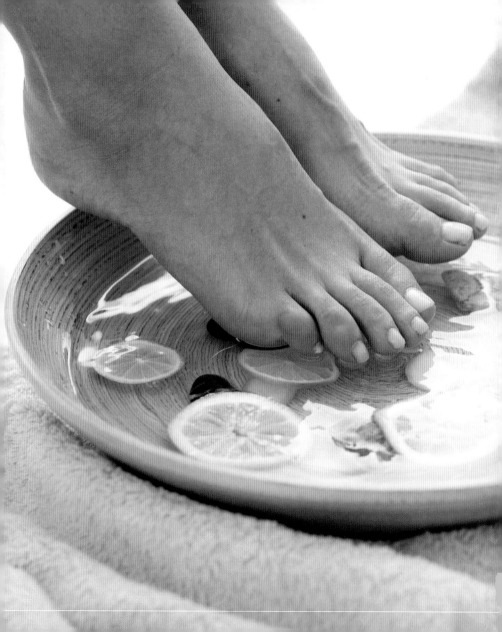

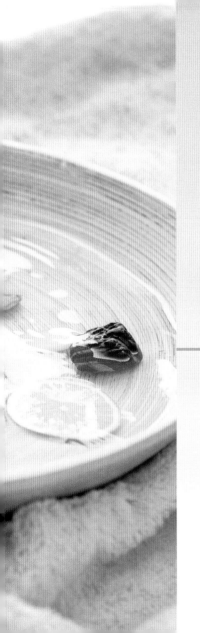

LA BIBLIA
de la
Reflexología

LOUISE KEET

aïa
ediciones

Primera edición: agosto de 2011
Segunda reimpresión: agosto de 2017

Título original: *The Reflexology Bible*

Publicado originalmente en Gran Bretaña en 2008
por Godsfield Press, una división de Octopus Publishing
Group Ltd., Carmelite House, 50 Victoria Embankment,
Londres EC4Y 0DZ, Reino Unido

Traducción: Blanca González Villegas

© 2008, Octopus Publishing Group Ltd.
Texto: © 2008, Louise Keet

Louise Keet declara ser la autora de esta obra

De la presente edición:
© Gaia Ediciones, 2008
Alquimia, 6 - 28933 Móstoles (Madrid)
Tel.: 91 614 53 46 - Fax: 91 618 40 12
e-mail: alfaomega@alfaomega.es
www.alfaomega.es

I.S.B.N.: 978-84-8445-373-4
Depósito legal: M. 13.740-2017

Impreso en China

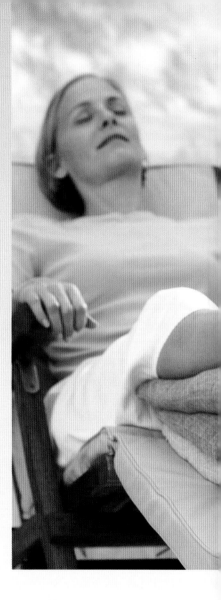

Cualquier forma de reproducción, distribución, comunicación pública o
transformación de esta obra solo puede ser realizada con la
autorización de sus titulares, salvo excepción prevista por la ley. Diríjase
a CEDRO (Centro Español de Derechos Reprográficos, www.cedro.org) si
necesita fotocopiar o escanear algún fragmento de esta obra.

En ningún caso este libro pretende convertirse en una
alternativa al tratamiento médico personalizado. Si el lector
tuviera dudas sobre cualquier cuestión relativa a la salud y, en
particular sobre algún síntoma que pudiera requerir
diagnóstico o atención médica, deberá consultar a un
profesional. A pesar de que la información aquí contenida fue
considerada correcta y verdadera a la fecha de impresión del
libro, ni el autor ni el editor asumirán ninguna
responsabilidad legal por aquellos errores u omisiones que
pudiesen haberse cometido.

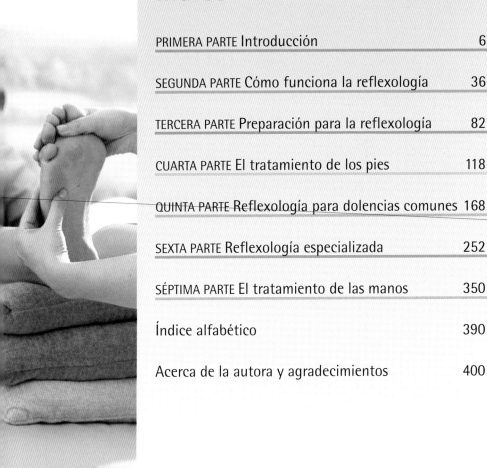

Índice

PARTE 1

Introducción

¿Qué es la reflexología?

La reflexología es una técnica que consiste en aplicar una suave presión a las zonas reflejas de los pies o de las manos para promover un estado de profunda relajación y estimular los procesos de curación del propio cuerpo. Es una terapia natural que facilita la obtención de energía vital, ayuda a estimular el sistema inmunológico y crea un cuerpo más fuerte y una mente más tranquila.

La reflexología es una terapia segura y natural que nos ayuda a dar a nuestro cuerpo lo que éste necesita, que podría ser concebir y llevar un buen embarazo a término, reducir los síntomas de un síndrome de intestino irritable, perder peso o hacernos sentir más jóvenes y con un aspecto más sano. En este libro descubrirás cómo la reflexología y el tratamiento holístico de la salud te pueden ayudar a conseguir y satisfacer tus objetivos, tanto emocionales como físicos.

La teoría de la reflexología

La reflexología se sustenta en la teoría de que los órganos, nervios, glándulas y demás partes del cuerpo están conectados a zonas reflejas o puntos reflejos de los pies y las manos. Estas zonas se encuentran en las plantas de los pies

Con la ayuda de unas manos sanadoras y de la reflexología podemos mejorar la salud emocional y física.

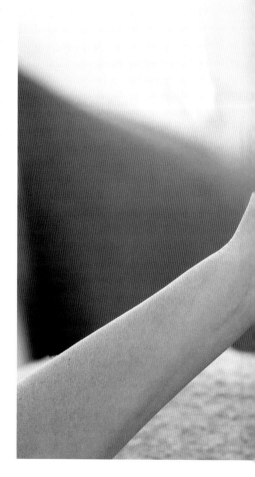

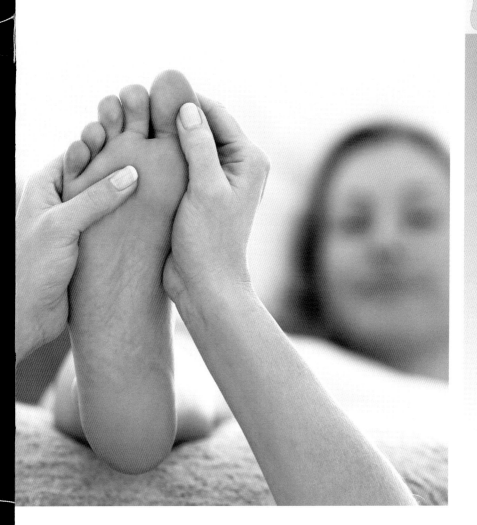

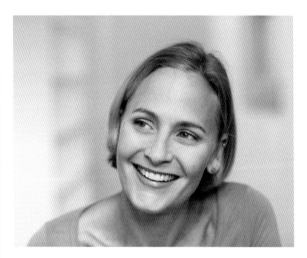

*La reflexología
puede dar como
resultado una
persona más sana
y feliz.*

y en las palmas de las manos, así como en el dorso y los lados de manos y pies.

Al estimular estas zonas mediante una técnica de compresión, y un tipo concreto de masaje con los pulgares, los dedos y las manos, podemos provocar una respuesta directa en una zona del cuerpo relacionada con ellas. Por ejemplo, si trabajamos en el reflejo de la cabeza (que se encuentra en el dedo pulgar del pie) podemos activar los procesos de curación del propio cuerpo para aliviar el dolor de cabeza.

El pie y la mano derechos representan el lado derecho del cuerpo, y el pie y la mano izquierdos, el lado izquierdo; según la «terapia zonal» (véase página 16), existen diez zonas diferentes en el cuerpo. En reflexología se suelen trabajar los pies, porque los terapeutas opinan

que normalmente responden mejor al tratamiento que las manos, ya que contienen una zona de tratamiento mayor y, por tanto, resulta más fácil identificar los puntos reflejos; además, dado que los pies suelen estar protegidos por los calcetines y los zapatos, resultan más sensibles al tratamiento. Sin embargo, se pueden utilizar las manos con la misma efectividad y se trabaja muy bien en ellas, en especial cuando nos aplicamos la reflexología a nosotros mismos.

Creemos un estado de equilibrio

El objetivo de la reflexología es lograr el equilibrio, la armonía y una sensación de bienestar en el cuerpo. En ocasiones, nos encontramos «ligeramente indispuestos o desencajados», y nuestro cuerpo necesita equilibrio para seguir funcionando de forma saludable. Un tratamiento de reflexología, aunque sea muy ligero, puede ayudar a crear esta sensación de equilibrio.

La reflexología no es una terapia utilizada para diagnosticar una enfermedad; no es un tratamiento médico. No cura; eso sólo puede hacerlo el cuerpo. Lo que hace es facilitar la curación dentro del cuerpo. Es virtualmente imposible determinar cuánto tiempo tardará una persona en sentir y disfrutar los beneficios de la reflexología. Se empieza con un pequeño paso, pero es el compromiso con la reflexología lo que puede producir un resultado positivo.

Cómo utilizar este libro

Este libro ha sido diseñado para ofrecerte una perspectiva completa de la reflexología y un acercamiento holístico a la salud, incluyendo cambios en la dieta y el estilo de vida. Incorpora una serie de secuencias de tratamiento para satisfacer tus necesidades y las de tus amigos y familiares, apropiadas para cualquier edad. Tras una introducción a la forma en la que trabaja la reflexología y unos pasos preparatorios esenciales, las partes 4, 5 y 6 ofrecen numerosas secuencias de reflexología podal y tratamiento de la energía, y la parte 7 presenta algunas secuencias de reflexología en las manos. Todas las secuencias de tratamiento resultan sencillas y son las mismas que podrías esperar de un tratamiento profesional.

Puedes aplicar los tratamientos de reflexología podal, y cualesquiera de las secuencias de tratamiento especializado a diario, cada dos días, semanalmente o cuando te apetezca. El tratamiento podal general de la parte 4 (véanse páginas 136-137) cubre todos los sistemas y zonas del cuerpo, y puede ayudar en la mayoría de los trastornos, así como reducir los efectos del estrés en el organismo. En la parte 5 nos centramos en enfermedades concretas, y en ella te mostramos secuencias de tratamiento de reflexología energética que te ayudarán a tratar problemas corrientes del cuerpo, desde el acné y el asma a la psoriasis y el dolor de garganta. La parte 6 contiene secuencias de tratamiento especializadas y se centra por separado en el estado de ánimo y en las emociones, en las mujeres, los hombres, el embarazo, los niños pequeños, la edad dorada y las parejas. Estas secuencias te ayudarán a ajustar tus tratamientos para determinados problemas médicos y enfermedades.

La reflexología en las manos es perfecta para el tratamiento personal, para las personas mayores, para una sesión de pocos minutos o en los desplazamientos y para obtener una relajación profunda. La secuencia de tratamiento general de la parte 7 (véanse páginas 374-389) debe cubrir las necesidades de todo el mundo y resulta maravillosa para darla y para recibirla. El trabajo en nuestras propias manos resulta autopotenciador.

Las raíces de la reflexología

Se cree que las raíces de la reflexología y su relación con el cuidado de la salud y la astrología se remontan al antiguo Egipto, donde los astrólogos/médicos miraban a las estrellas para obtener una base teórica sobre la que tratar a sus pacientes.

El antiguo Egipto

Los documentos más antiguos en los que aparece representada la práctica de la reflexología fueron descubiertos en la tumba de un médico egipcio llamado Ankmahor, datada alrededor del año 2500 a.C. Ankmahor estaba considerado una de las personas más influyentes de su época, por detrás sólo del faraón. En su tumba se encontraron muchas pinturas relacionadas con la medicina, y la que mostramos aquí se cree que constituye el ejemplo más antiguo de reflexología. Dos pacientes están recibiendo esta terapia en las manos y los pies. «No me hagas daño», dice uno de los pacientes en la inscripción; y la respuesta del médico es: «Actuaré como me pides».

Es evidente que la reflexología se practicaba como prevención para la mala salud o para ayudar a sanar las enfermedades de los pacientes; en cualquier caso, está claro que los terapeutas deseaban responder a las necesidades de sus pacientes. Al trabajar con un reflexólogo, el médico habría establecido un tratamiento individual para cada persona centrado en la prevención de la enfermedad o en el tratamiento de un trastorno concreto; los terapeutas estaban actuando entonces «como me pides».

A lo largo de los años se han venido practicando y desarrollando diversas formas de reflexología en América, África y el Lejano Oriente. A menudo se desarrollaron de diferentes maneras, con distinta duración de los tratamientos, una presión más fuerte o más suave e incluso con el uso de utensilios tales como pequeños palitos o el extremo de una pipa.

La reflexología moderna: los pioneros

El doctor William Fitzgerald fue uno de los pioneros de la reflexología moderna. Fue un laringólogo norteamericano que desarrolló su obra más importante a principios del siglo XX, y que observó que los nativos americanos utilizaban técnicas de presión en puntos concretos para aliviar el dolor. También descubrió que en Europa se estaba desarrollando abun-

Este dibujo fue hallado en la tumba del antiguo médico egipcio Ankmahor.

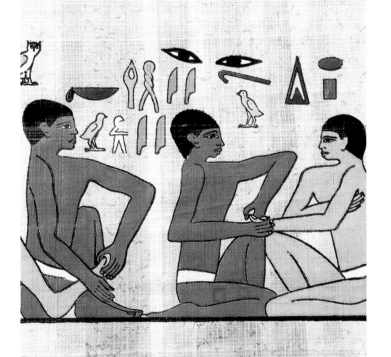

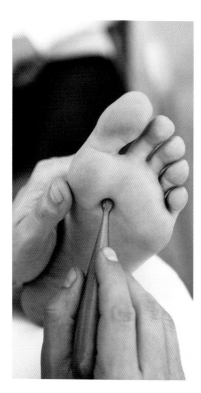

El método Rwo Shur asiático se centra en la revitalización más que en la relajación y utiliza un palito.

dante trabajo de investigación sobre el funcionamiento del sistema nervioso y los efectos de la estimulación sobre los canales sensoriales del resto del cuerpo. Inspirado por sus investigaciones, el doctor Fitzgerald decidió experimentar en sus pacientes con técnicas de alivio del dolor para cirugía menor, y el resultado fue el descubrimiento de la «terapia zonal» y las líneas de energía que recorren el cuerpo (véase página 16), sobre las que se basó la forma moderna de la reflexología.

El método Rwo Shur

En muchas partes de Asia, incluidas Taiwán, China y Singapur, se practica el método de reflexología Rwo Shur. Puede resultar doloroso porque implica una combinación de técnicas de deslizamiento del pulgar y presión, utilizando también los nudillos y en ocasiones pequeños palos de madera. La presión es muy fuerte y el terapeuta utiliza una crema en lugar de polvos; esto permite un movimiento rápido, eficaz y continuo. Una sesión dura unos treinta minutos y se centra más en la revitalización que en la relajación.

El método Rwo Shur fue desarrollado en Taiwán por el padre Joseph Wugster, un misionero suizo. Habiendo experimentado él mismo los beneficios de la reflexología, observó la posibilidad de ayudar a miles de personas necesitadas y comenzó a tratarlas y a formarlas en la reflexología.

El método Ingham

Esta técnica constituye la base de la forma en la que la mayor parte de la reflexología se practica en la actualidad por todo el mundo.

Fue desarrollada y practicada por primera vez en América, a principios de los años treinta, por Eunice Ingham, considerada por muchos como la «madre de la reflexología», que estableció que los pies constituyen los principales objetivos de la reflexología debido a su especial sensibilidad, y desarrolló sobre ellos mapas de todo el cuerpo (véanse páginas 40-49) basados en sus investigaciones sobre la práctica de esta técnica.

Desarrolló también una técnica para trabajar con los pulgares y el resto de los dedos conocida como «método Ingham de masaje de compresión». En este método se aplica la presión «caminando con los dedos», doblando y estirando el pulgar u otro dedo mientras se mantiene una presión constante en la zona del pie sobre la que se está trabajando.

Eunice Ingham presentó su trabajo a la comunidad no médica porque entendió que la reflexología podía ayudar al público en general. Sus técnicas resultaban sencillas de aplicar y las personas podían aprender a usarlas para ayudarse a sí mismos, a sus familiares y a sus amigos. Escribió dos interesantes libros sobre reflexología, Historias que los pies podrían contar (1938) e Historias que los pies han contado (1963).

Los reflexólogos que practican el método Ingham emplean polvos en lugar de crema, y una sesión suele durar unos sesenta minutos, aunque esto depende de la salud del cliente.

Este método se centra en la relajación y el equilibrio de los sistemas corporales, y el terapeuta trabaja con una presión que ajusta constantemente para que no resulte desagradable. La sesión es holística y el reflexólogo tiene en cuenta las consecuencias del estilo de vida del cliente sobre su salud. Por eso ajusta la secuencia del tratamiento para adecuarla a cada persona, y aunque se trabajan todos los puntos reflejos se insiste más sobre unos que sobre otros.

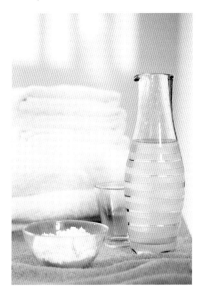

Se deben preparar los polvos, las toallas y el agua antes de la llegada del cliente y del comienzo del tratamiento.

Terapia zonal

La terapia zonal es la base de la reflexología moderna y en ella los reflexólogos aplican presión (o masajean) en zonas concretas de los pies o de las manos, estimulando así la circulación y los impulsos nerviosos para obtener salud en «zonas» del cuerpo.

El principio de las zonas de energía y la enfermedad y rejuvenecimiento de los canales energéticos es algo que se conoce desde hace siglos. Harry Bond Bressler, que investigó la posibilidad de tratar los órganos del cuerpo a través de puntos de presión, afirma en su libro Terapia zonal (1955) que «la terapia de presión era muy conocida en los países de Europa central y la practicaban las clases trabajadoras de esos países, así como aquellos que trataban las enfermedades de la realeza y las clases superiores». Esta forma de reflexología parece haber sido practicada desde el siglo XIV.

El doctor William Fitzgerald

El norteamericano William Fitzgerald está considerado el fundador de la terapia zonal. Durante su investigación sobre el alivio del dolor estableció que la presión aplicada a una parte del cuerpo podía tener un efecto anestésico en otra distinta del lugar de aplicación. Por ejemplo, colocar pinzas de madera para la ropa en los dedos producía un efecto anestésico en los oídos, la nariz, la cara, la mandíbula, los hombros, los brazos y las manos. Con este método fue capaz de realizar operaciones de cirugía menor utilizando únicamente terapia zonal, sin anestesia.

En 1917, el doctor Fitzgerald publicó un libro sobre terapia zonal en el que dividió el cuerpo en diez secciones longitudinales, y a continuación hizo un mapa de estas zonas longitudinales del cuerpo, con cinco a cada lado (véase página 18). La reflexología moderna está basada en esta idea de la terapia zonal. Presionando los dedos de los pies, por ejemplo, los reflexólogos pueden aliviar el dolor asociado a la sinusitis, limpiando los senos paranasales y fortaleciéndolos para evitar futuros accesos. Esta presión, aplicada a cualquiera de las diez zonas, produce una señal que circula por el sistema nervioso hasta el cerebro, que a su vez estimula los órganos internos para regular y mejorar su funcionamiento.

La aplicación de presión a una zona puede aliviar el dolor. Las raíces de esta forma de tratamiento se remontan a la Edad Media.

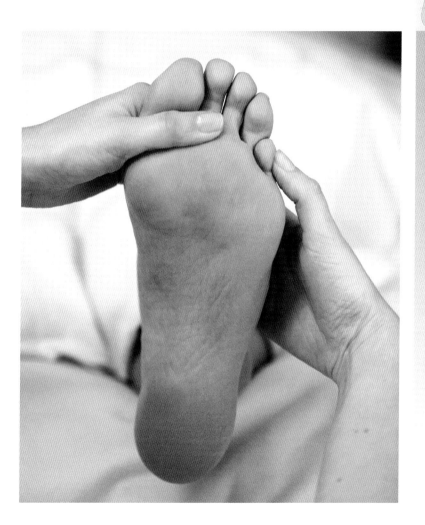

El mapa de la terapia zonal

El cuerpo está dividido en diez zonas longitudinales, que proporcionan una secuencia numérica simple. Cada dedo del pie se localiza en una de estas zonas, por lo que hay cinco de ellas en cada pie: el pulgar está en la zona uno y el meñique en la zona cinco, y el resto de los dedos representan las demás de forma secuencial. Las zonas están distribuidas a lo largo del cuerpo como si fueran rodajas, y cuando trabajamos en los pies estamos automáticamente trabajando todo el cuerpo humano.

El principio es que, en estas zonas, la energía circula hacia arriba y hacia abajo entre todas las partes del cuerpo que las componen. Esta conexión energética debe fluir libremente para que todas las partes del cuerpo —órganos, músculos, nervios, glándulas y torrente sanguíneo— trabajen en armonía y al máximo nivel, dando como resultado una buena salud. Si existe un bloqueo en la energía natural del organismo, éste producirá un efecto en cualquier parte del cuerpo que se encuentre en esa zona concreta.

Equilibrar las zonas

Si un reflexólogo encuentra sensibilidad en un punto de los pies o de las manos, eso indica que existe un desequilibrio en el conjunto de esa zona. Por ejemplo, si una persona sufre conjuntivitis en el ojo derecho, la terapia zonal sugeriría que eso debe producir un desequilibrio energético en el riñón derecho y en cualquier otra estructura del cuerpo que se encuentre en esa zona, haciéndoles que no funcionen con la eficacia que debieran.

Cada órgano y cada parte del cuerpo están representados en las manos y en los pies. Masajear o presionar las distintas áreas puede estimular el flujo de energía, sangre, nutrientes e impulsos nerviosos a la zona corporal correspondiente, aliviando así las enfermedades de esa zona. Los puntos reflejos en los pies y las manos son efectivos porque están situados al final de las zonas y son, por tanto, más sensibles que otras partes del cuerpo.

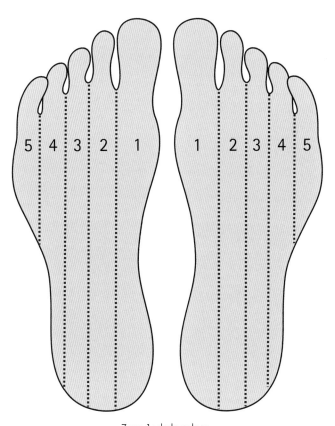

Zona 1: dedo pulgar
Zona 2: dedo índice
Zona 3: dedo corazón
Zona 4: dedo anular
Zona 5: dedo meñique

Reflexología y energía

Como hemos visto, la reflexología se basa en las energías positivas que la terapia zonal libera por el cuerpo. No tenemos capacidad para ver estos flujos de energía por nuestro cuerpo, pero eso no significa que no existan. Podemos apreciar su efecto cuando abrazamos a nuestro hijo o a una persona querida.

Sin embargo, resulta útil entender los efectos de la energía negativa sobre las estructuras más básicas del cuerpo. Los canales de energía recorren todo el cuerpo y crean homeostasis, que es el estado natural de equilibrio del cuerpo. Los bloqueos energéticos han sido atribuidos a zonas del cuerpo que no funcionan bien o que están enfermas.

Campos electromagnéticos

Una idea que desarrolló el doctor Jean-Claude Mainguy defiende que los sistemas de todos los tipos de vida están regidos por los campos electromagnéticos, que pueden encontrarse en el interior de una célula o fuera de ella.

Los campos electromagnéticos de teléfonos móviles y pantallas de ordenador pueden tener un efecto negativo sobre nuestra salud.

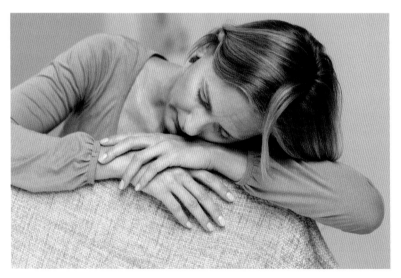

REORGANIZACIÓN
DE LAS ENERGÍAS CORPORALES

Alrededor de cada ser vivo existe un campo electromagnético único. Los seres humanos poseemos un cuerpo de fuerza vital, además de un cuerpo físico, y absorbemos esta fuerza vital a través de los alimentos frescos, la respiración profunda, el tacto y por los pies; la fuerza vital es un código invisible del cuerpo en su conjunto. Un cliente puede recibir un tratamiento de reflexología que suponga una sanación muy profunda del cuerpo mientras está siendo resintonizado a una energía más ordenada por la intención sanadora del reflexólogo. La reorganización de las energías corporales mediante la reflexología y la intención de sanar representa una poderosa herramienta de sanación.

Imagina que eres como una radio, transmitiendo y recibiendo energía, y que puedes verte afectado por los campos electromagnéticos de baja energía. A menudo estamos expuestos a la energía electromagnética, que afecta al flujo energético del cuerpo. Algunas personas padecen síntomas de sensibilidad a ella, entre los que pueden incluirse náuseas, trastornos del sueño, mareo, tensión, fatiga, cefaleas y dolores musculares.

La Agencia de Protección de la Salud del Reino Unido está poco a poco reconociendo que las personas pueden padecer electrosensibilidad cuando se exponen a los campos electromagnéticos de los teléfonos móviles, los postes de electricidad y las pantallas de ordenador. La terapia zonal y la reflexología se basan en el desbloqueo de los canales energéticos del cuerpo para restaurar su equilibrio natural.

Estar sano consiste en equilibrar determinados factores de nuestra vida. Aquello a lo que exponemos al cuerpo, lo que introducimos en él y lo que ponemos sobre él pueden afectar a nuestra salud. Este libro pretende mostrarte cómo la reflexología y una aproximación holística a la salud pueden trabajar para crear la mejor ecología corporal y lograr un individuo más saludable.

Rejuvenecimiento y bienestar

Los pies están en el punto más alejado del corazón y la circulación tiende a estancarse en estas extremidades, especialmente si los músculos de las pantorrillas no bombean la sangre adecuadamente hacia arriba. Es importante ayudar a que la sangre fluya de vuelta por las piernas hasta el corazón para evitar enfermedades.

En la parte inferior de los pies pueden también formarse acumulaciones de materiales de desecho, como los cristales de ácido úrico y calcio, porque la gravedad tira de estas toxinas hacia abajo. El propósito de la reflexología no es sólo estimular la circulación del cuerpo, sino también dispersar estos cristales.

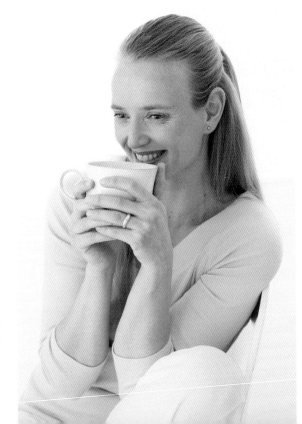

La reflexología crea una sensación de equilibrio y bienestar.

Reducir los niveles de estrés

Se ha comprobado que el setenta y cinco por ciento de las enfermedades está relacionado con el estrés. Éste se infiltra en nuestras vidas y causa problemas que no somos capaces de solucionar; pone en peligro nuestro sistema inmune y nos hace más susceptibles de padecer enfermedades.

La reflexología reduce el estrés creando una profunda relajación y una sensación de equilibrio y bienestar. Ayuda al sistema nervioso a calmarse y a funcionar con más normalidad. Al aplicar reflexología estimulamos más de siete mil nervios de los pies, lo que puede favorecer la apertura y despeje de los canales neurales, ayudando al cuerpo a volver a sus ritmos naturales.

Crear bienestar

El término «homeostasis» hace referencia a un estado de equilibrio en el cuerpo y la mente. Nuestra salud depende de que las miles de partes de nuestro cuerpo y nuestra mente trabajen juntas en armonía. Demasiada tensión en una zona concreta puede hacer que todo nuestro sistema se desequilibre. Es difícil saber qué hacer cuando nos sentimos descentrados, desequilibrados o indispuestos, pero la reflexología puede ayudar a crear la necesaria sensación de equilibrio y bienestar.

LOS BENEFICIOS DE LA REFLEXOLOGÍA

- Estimula al cuerpo para que cure cualquier trastorno existente.
- Alivia los efectos del estrés.
- Mejora el sistema inmunológico.
- Alivia el dolor.
- Estimula una mejor circulación.
- Mejora los movimientos intestinales.
- Elimina los productos de desecho del cuerpo.
- Limpia el cuerpo de toxinas.
- Mejora la estimulación nerviosa.
- Fomenta una relajación general.
- Crea unos lazos más fuertes con los niños.
- Favorece la interacción humana básica con las manos.
- Ayuda a la recuperación postoperatoria reduciendo el dolor y acelerando la curación.

La eficacia de la reflexología

Numerosos e interesantes trabajos de investigación han estudiado la reflexología y su eficacia para una amplia variedad de trastornos médicos. En general, los resultados son muy positivos y demuestran que la reflexología puede ayudar tanto física como emocionalmente. He aquí algunos resultados interesantes.

La reflexología es eficaz para aliviar los dolores de cabeza nerviosos y las migrañas.

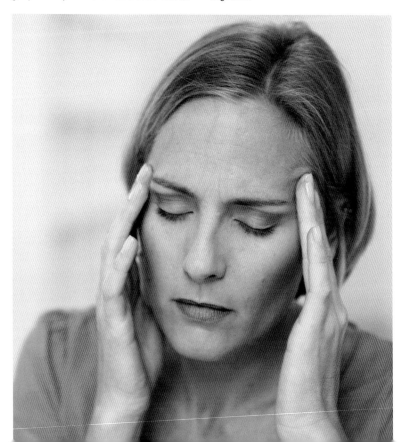

¿SABÍAS QUE...?

- Doscientos pacientes que presentaban dolores de cabeza (migrañas o cefaleas producto de la tensión nerviosa) como problema principal fueron tratados por setenta y ocho reflexólogos durante tres meses.

  Resultado: el dieciséis por ciento informó de que se había curado, el sesenta y ciento por ciento dijo que la reflexología le había ayudado y el dieciocho por ciento no observó cambios. [Consejo del Comité Nacional de Salud, Dinamarca, 1995.]

- Cincuenta mujeres (con edades entre 20 y 51 años) que padecían dismenorrea, histeromiomas, inflamación pélvica, quistes, endometriosis, trastornos de la menstruación, infertilidad y «quistes de chocolate» fueron tratadas con reflexoterapia durante periodos que oscilaron entre diez sesiones y dos años.

  Resultado: el ochenta y cuatro por ciento observó que los síntomas habían desaparecido por completo y el dieciséis por ciento que los síntomas habían desaparecido casi por completo. [Informe de la Conferencia Internacional de Reflexología de Pekín, China, 1996.]

- Cuarenta y dos mujeres (con edades entre 20 y 60 años) participaron en un estudio para evaluar el impacto de la reflexología sobre el estreñimiento crónico.

  Resultado: la cantidad media de días entre movimientos de intestino se redujo de 4,4 a 1,8. [Asociación Danesa de Reflexología, 1992.]

- Treinta y dos casos de diabetes mellitus tipo II fueron distribuidos al azar en dos grupos, uno de los cuales fue tratado con un agente hipoglicémico occidental convencional y reflexología, y el otro sólo con el agente hipoglicémico.

  Resultado: después de tratamientos diarios durante treinta días, los niveles de glucosa en sangre en ayunas, el agregado plaquetario, la longitud y otros factores se redujeron de forma importante en el grupo de reflexología, mientras que no se observó ningún cambio en el grupo que sólo recibió el medicamento. [Primer Hospital Universitario, Universidad de Medicina de Pekín, China, 1993.]

Aproximación holística a la salud

Una aproximación holística a la salud implica considerar tu vida o tu estilo de vida como un conjunto (incluyendo la dieta y el ejercicio), de forma que no sólo tengas en cuenta los síntomas de tu enfermedad, sino que también descubras la causa. Por ejemplo, debes preguntarte qué preocupaciones o problemas tienes y cómo afectan a tu salud. A continuación reflexiona sobre lo siguiente: ¿Sigues una dieta saludable? ¿Padeces problemas digestivos? ¿Te ejercitas lo suficiente? ¿Tienes dolores y molestias? ¿Duermes bien? ¿Cómo se ve afectada tu actitud hacia vida en general? Todos estos factores podrían estar teniendo consecuencias sobre ti y contribuyendo a la raíz de tu problema.

Cuida tu hígado

El hígado representa un papel fundamental en la aproximación holística a la salud porque desintoxica el cuerpo, te ayuda a deshacer las grasas y produce energía y calor. Si el hígado no funciona bien puede ponerte en riesgo de padecer enfermedades de corazón al aumentar los niveles de colesterol, y un mal funcionamiento del hígado tendrá un efecto negativo sobre tu salud en general.

Evita los alimentos refinados, los productos con aditivos y el exceso de azúcar, porque entorpecen la capacidad del hígado para

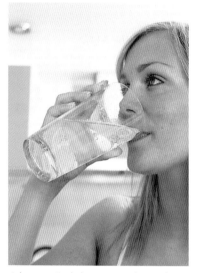

A la mayoría de las personas les resulta beneficioso beber agua a lo largo del día. Se recomienda tomar hasta dos litros.

metabolizar las hormonas. El hígado ayuda a asegurar el correcto funcionamiento de la glándula tiroidea, muy importante dado que un tiroides hipoactivo se asocia a la depresión, el aumento de peso y las sensaciones de cansancio y frío durante la mayor parte del tiempo. El hígado también desactiva y elimina de forma segura las hormonas viejas para que no vuelvan al torrente sanguíneo.

¿ERES ALÉRGICO A ALGÚN ALIMENTO?

Para averiguar si eres alérgico a algún alimento concreto, lo que puede estar contribuyendo a tu enfermedad, tómate el pulso en la muñeca durante treinta segundos y multiplica por dos el resultado. Tu pulso debe estar entre 52 y 70 pulsaciones por minuto. Toma el alimento al que sospechas que puedes ser alérgico y vuelve a tomarte el pulso. Si ha aumentado en 20 o más pulsaciones por minuto probablemente tengas alergia.

Aléjate de la mala salud

Haz ejercicio de forma regular; y eso no quiere decir que tengas que ir necesariamente al gimnasio. Caminar un kilómetro y medio al día te puede ayudar a aumentar los niveles de oxígeno en la sangre. Esto favorece la absorción de nutrientes y la eliminación de toxinas, lo que a su vez fortalece tu sistema inmunológico de forma que no seas tan propenso a coger resfriados y a tener problemas estomacales. El ejercicio afecta también a tus niveles de energía y te ayuda a sentirte más positivo, a reducir tu peso y a mantener un buen equilibrio de azúcar en la sangre; eso limita esas ansias que nos hacen a todos sentirnos culpables después de haber sucumbido a ellas. El ejercicio reduce también el riesgo de osteoporosis (adelgazamiento de los huesos) y enfermedades cardíacas.

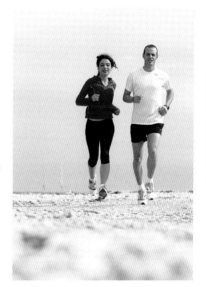

Intenta encontrar una forma de ejercicio que se adapte a ti y síguela. No desdeñes los beneficios de una caminata regular.

Construir un cuerpo más saludable

El conocimiento es poder, y estar bien informado te puede ayudar a hacer elecciones más saludables para tu estilo de vida. La base de la reflexología holística y la medicina natural es llegar a la raíz del problema. Al comprender el impacto que tu estilo de vida tiene en tu cuerpo estás capacitado para tomar decisiones más informadas. El objetivo de este libro es ayudarte a crear el entorno adecuado para estar más sano y feliz.

¿Qué contiene tu comida?

Todo lo que comemos tiene un efecto en cada una de nuestras células y en el desarrollo de las mismas. Piensa en lo que comiste la semana pasada y hazte las siguientes preguntas:
• ¿Qué valor nutricional dieron esos alimentos y esas bebidas a mi cuerpo?
• ¿Estoy nutriéndome y creando un entorno saludable en el que mi cuerpo pueda conseguir la salud óptima?

Los efectos de la comida

Consideremos ahora los efectos que tienen en nuestro cuerpo algunos de los alimentos habituales que comemos:
• **Margarina:** Contiene ácidos transgrasos, conocidos como «grasas hidrogenadas», que pueden empeorar los niveles de colesterol malo e impedir al cuerpo utilizar de forma adecuada los ácidos esenciales que necesitamos para mantener sano nuestro sistema nervioso.
• **Azúcar:** La mayoría de las formas concentradas carecen de vitaminas y nutrientes. El azúcar puede reducir tu capacidad para luchar contra las infecciones en un cincuenta por ciento. Todos los azúcares producen un

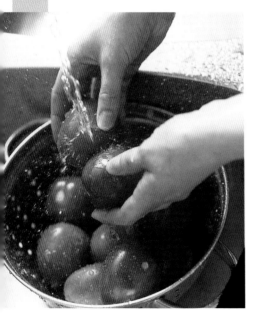

Los buenos alimentos son fuente de buena salud. Elige y lee las etiquetas para comprender lo que comes.

Deja que el alimento sea tu medicina y que la medicina sea tu alimento.

HIPÓCRATES (468-377 a.C.)

rápido aumento de los niveles de glucosa en la sangre, lo que puede perturbar el equilibrio de las hormonas y empeorar las enfermedades relacionadas con ellas.

• **Cafeína:** Se ha asociado a los niveles elevados de colesterol y al aumento del riesgo de osteoporosis, así como a la infertilidad y al incremento del riesgo de aborto. La cafeína puede empeorar los problemas inflamatorios de la piel, elevar la temperatura corporal, aumentar la incidencia de los dolores de cabeza, provocar insomnio y favorecer las palpitaciones cardíacas y la ansiedad. Para algunas personas, eliminar la cafeína y los productos asociados con ella (como el té y las bebidas de cola) podría suponer una enorme mejora de su salud.

• **Antihistamínicos:** Evítalos si estás intentando quedarte embarazada. Los antihistamínicos y los descongestionantes nasales secan las secreciones de todo el cuerpo, no sólo las de aquellos lugares donde deben actuar. Podrían dificultar el delicado equilibrio del cuerpo necesario para garantizar el entorno correcto que permita al espermatozoide alcanzar el huevo y fecundarlo. La vitamina C es una alternativa antihistamínica natural; calma la inflamación del cuerpo y favorece el sistema inmune.

Argumentos a favor de lo orgánico

Siempre deberías comprar productos orgánicos. La razón es sencilla: la carne no orgánica contiene altos niveles de antibióticos y hormonas de crecimiento. Los antibióticos eliminan las bacterias saludables del intestino que ayudan a producir vitamina B, muy importantes para el suministro de energía; entonces se multiplican las bacterias nocivas, lo que aumenta el riesgo de contraer infecciones y pone en peligro el sistema inmune. Las hormonas de crecimiento pueden perturbar el equilibrio hormonal del cuerpo. La leche, por ejemplo, contiene niveles altos de hormonas, en especial de estrógenos; en la actualidad, la infertilidad, el cáncer de mama, los miomas, el cáncer de ovario, de próstata y testicular, el bajo recuento espermático y la endometriosis se han relacionado con niveles excesivos de estrógenos.

Evita pesticidas y productos químicos

Los pesticidas son sustancias químicas o biológicas que se echan en las cosechas para protegerlas contra las plagas, entre las que se incluyen los roedores, los hongos, etc. Los productos químicos los utilizamos en nuestros hogares para controlar las plagas, además de en el entorno (en los cultivos, por ejemplo), especialmente si vivimos en una zona agrícola.

Se sabe que los pesticidas afectan a los niveles de testosterona, y eso podría explicar el aumento de defectos genitales y de testículos no descendidos en niños, así como el aumento de la infertilidad masculina. Y se cree que contribuyen a muchas enfermedades, incluyendo dolores de cabeza, cáncer, depresión, problemas de la piel, asma, fatiga, problemas en los ojos

Equilibra tus hormonas e impide la absorción de productos químicos eligiendo alimentos orgánicos.

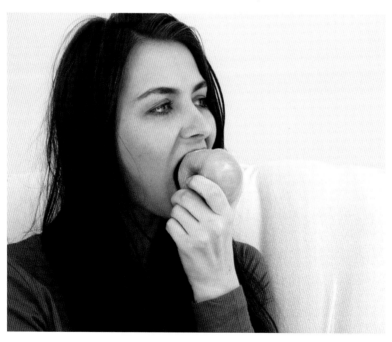

SÉ BUENO CON TU PIEL

La piel es el mayor de los órganos del cuerpo y uno de los principales órganos de desintoxicación; es una membrana bidireccional que permite el paso de las toxinas a través de sus capas. Nunca te pongas sobre la piel aquello que no te meterías en la boca.

- Evita los desodorantes para las axilas que contengan unos productos químicos denominados parabenos, que serán absorbidos por la piel. Los críticos afirman que existe un vínculo entre el uso de estos desodorantes y el desarrollo de cánceres en zonas concretas de la parte superior de las mamas.

- Lee la etiqueta de los antitranspirantes, porque algunos contienen aluminio, que ha sido asociado a la demencia y a la enfermedad de Alzheimer. Se pueden comprar productos naturales para la piel, incluidos antitranspirantes.

- Hay estudios que sugieren que el uso de tintes de pelo negros está asociado con el cáncer, porque el tinte penetra en la sangre y puede circular por el cuerpo. Por eso es preferible evitar este producto.

- Los herbolarios y las parafarmacias son los mejores para pedir consejo sobre las opciones más saludables.

y trastornos del sistema inmune. Además, los pesticidas son culpables de dificultades en la concepción, perturbaciones asociadas a las hormonas, abortos, niños nacidos muertos y defectos de nacimiento. Es mejor prevenir que curar, y comprar alimentos orgánicos es una buena forma de reducir la carga de pesticidas.

La importancia de la fibra

Incorpora gran cantidad de fibra a tu dieta, pues puede ayudar a prevenir la absorción de productos químicos al torrente sanguíneo. Entre las fuentes buenas de fibra se incluyen los granos integrales orgánicos, las lentejas, las ciruelas pasas, las judías verdes, las alubias, los frutos secos, las semillas, la fruta fresca y las verduras. Gran parte de los nutrientes de la fruta y las verduras se encuentran en la piel, por lo que para obtener el máximo beneficio lávalas bien pero no las peles. La mejor forma de tomar las verduras es cuando están crujientes, pues gran parte de la fibra se destruye al cocinarlas. Evita el arroz blanco, el pan y la pasta refinados, y no cocines los alimentos en exceso.

Hagamos frente al estrés

El estrés es toda aquella interferencia que perturba tu bienestar saludable mental y físico, o cualquier influencia que altera el equilibrio natural de tu cuerpo o tu mente. Es la respuesta fisiológica del cuerpo ante la amenaza o el peligro: el cuerpo se prepara para la acción inmediata, ya sea para escapar o para quedarse y luchar.

En épocas de estrés el cuerpo atraviesa una serie de cambios diseñados para aportar fuerza y velocidad..., pero que tienen unos

Encuentra maneras positivas de luchar contra el estrés para que éste no se haga con el control de tu vida. Adopta una actitud activa y enérgica.

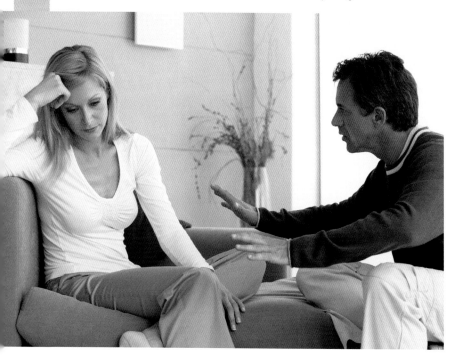

LOS DIEZ EFECTOS PRINCIPALES DEL ESTRÉS

El estrés tiene una serie de efectos negativos sobre el cuerpo, de los cuales los peores son los siguientes:

1 El cuerpo acude a las reservas de grasa para obtener energía. Estos depósitos grasos se quedan en los vasos sanguíneos y contribuyen a favorecer la arterioesclerosis (engrosamiento de las paredes arteriales). Los vasos sanguíneos se estrechan y corres el riesgo de sufrir una enfermedad coronaria.

2 El corazón late más deprisa, aumentando el flujo sanguíneo por el cuerpo, lo que puede dar lugar a un aumento de la tensión arterial y a dolores de cabeza. Todos los vasos sanguíneos están bajo presión.

3 El hígado segrega glucosa para que los músculos la empleen para producir energía. Cuando no es utilizada, la glucosa permanece en el torrente sanguíneo y puede ocasionar diabetes.

4 Las glándulas suprarrenales segregan una hormona esteroidea, la cortisona. En dosis altas esta hormona es tóxica para el cerebro y causa depresión y pérdida de memoria.

5 La sangre se desvía de la vejiga, y si ésta no está continuamente vaciándose puede producirse una cistitis.

6 El estrés hace bajar el sistema inmune, por lo que resulta más difícil luchar contra las infecciones y las bacterias tienen más oportunidades de atacarnos.

7 Los músculos del cuello y los hombros están tensos, lo que produce dolor. Esta tensión muscular puede limitar los impulsos nerviosos hacia diferentes partes del cuerpo. Los acúfenos (zumbidos de oídos), por ejemplo, son corrientes en épocas de estrés a causa de la compresión de las raíces nerviosas.

8 La sangre se retira del aparato digestivo porque no es esencial en tiempos de peligro, y eso hace que éste deje de funcionar correctamente, lo que puede empeorar cualquier trastorno digestivo.

9 El estrés afecta directamente al sistema hormonal y desequilibra las glándulas y las hormonas del cuerpo.

10 En tiempos de estrés se limita la respiración, por lo que llega menos oxígeno a las células y, consecuentemente, se produce una mayor acumulación de materias de desecho.

MECANISMOS PRÁCTICOS DE AYUDA

Cuando notes los síntomas del estrés, como por ejemplo palpitaciones, intestino irritable, insomnio, dolores de cabeza o pérdida del apetito, haz algo positivo. Puedes utilizar la reflexología en los pies o en las manos con mayor frecuencia, y ten en cuenta las siguientes medidas:

- Establece algunos límites y aprende a decir «no» cuando estás asumiendo demasiado.
- Si trabajas sentado ante una mesa o tienes un estilo de vida sedentario, levántate y haz algo de ejercicio de forma regular: sube y baja las escaleras caminando, o corriendo, en lugar de coger el ascensor, para que tus depósitos de glucosa y grasa sean utilizados por el movimiento físico. Si realizas treinta minutos de ejercicio aeróbico tres veces por semana puedes reducir el riesgo de enfermedad coronaria un cuarenta por ciento.
- Practica técnicas de respiración profunda a lo largo del día para calmar el cuerpo; por ejemplo, aspira durante cinco segundos, contén la respiración durante cinco segundos y espira durante cinco segundos. Imagina que la respiración llena cada una de las partes de tu cuerpo.

efectos devastadores si no estás físicamente activo. Por eso resulta lógico, cuando te sientas estresado, que camines, corras, te muevas o bailes para utilizar todas las grasas, hormonas y azúcares que el cuerpo ha liberado.

Técnicas de respiración

Puedes practicar la respiración profunda durante los tratamientos de reflexología. También puedes respirar profundamente cuando te enfrentes a una situación difícil: en casa, en el trabajo, en un avión, autobús o coche, en un teatro, cuando vayas a un sitio desconocido, al afrontar una situación estresante o siempre que tengas la necesidad de hacerte con el control de tus emociones.

Contener la respiración es también bueno para aliviar el estrés: inhala profundamente por la nariz con la boca cerrada; contén la respiración durante unos segundos y, a continuación, exhala lentamente por la boca. Relaja la lengua al inhalar y exhalar, de forma que caiga sobre la parte inferior de la boca junto a la línea de las encías.

Si necesitas salir de un estado mental negativo emplea afirmaciones positivas durante la respiración. Una afirmación es una forma de autosugestión por la cual visualizas un resultado positivo creando una afirmación de algo que deseas que pase en tu cuerpo, tus relaciones o tu vida. Un buen ejemplo sería el siguiente: «Voy a tomarme más tiempo para mí y para mis seres queridos». Tienes que hacer una imagen mental de este estado deseable y repetirte la afirmación a ti mismo cada mañana ante el espejo.

El estrés nutre un yo desmoralizado, y nos debemos a nosotros mismos y a nuestras familias el tratarnos con amabilidad, amor y respeto. Ser positivo ante todos los aspectos de la vida que pueden no sólo cambiar las cosas que nos rodean, sino también nuestro interior. Intenta repetirte estas afirmaciones a lo largo del día mientras realizas el ejercicio de respiración profunda.

Comienza cada día con una afirmación positiva para contrarrestar los efectos negativos y destructivos del estrés.

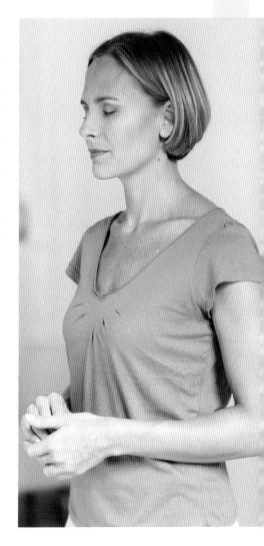

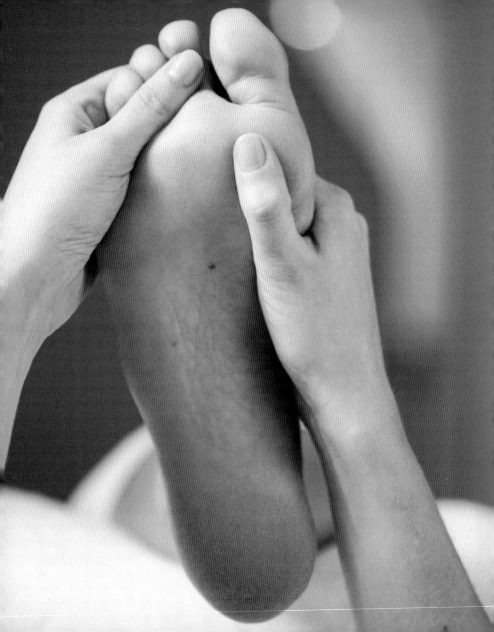

SEGUNDA PARTE

Cómo funciona la reflexología

El mapa de los pies

La reflexología es no invasiva, relajante, terapéutica y pone en marcha todos los mecanismos sanadores del cuerpo. Es una de las terapias complementarias más inteligentes porque, cuando comprendes su funcionamiento, puedes identificar zonas de tu cuerpo que no funcionan bien y puedes ayudar a mejorar la salud física y mental general de una persona.

Los mapas de reflexología originales de los pies fueron diseñados por Eunice Ingham (véase página 14) utilizando la evidencia empírica obtenida durante su trabajo de reflexología. Estos mapas no son una representación anatómica del cuerpo, y ésa es la razón de que unos difieran ligeramente de otros, dependiendo de su autor.

Posiciones relativas

Es importante ser consciente de la significativa relación existente entre los puntos reflejos de los pies y las partes del cuerpo con las que se corresponden, y los mapas de reflexología pueden ayudarte a ello. La posición de los puntos reflejos en las plantas de los pies refle-

En reflexología, todos los órganos vitales y otras partes del cuerpo están reflejados en el pie.

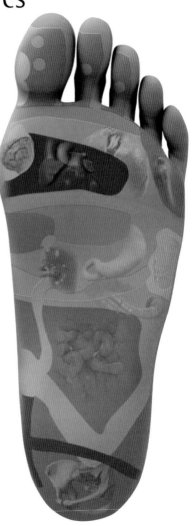

ja generalmente la posición correspondiente de los diferentes órganos y partes del cuerpo. Así, los pulgares de la parte superior de los pies representan la cabeza, y es allí donde aplicaremos técnicas de reflexología para ayudar a una persona que sufra jaquecas.

De igual forma, el reflejo espinal está situado a lo largo del borde interior de cada uno de los pies, lo que se conoce también como la vista media del pie. Generalmente observarás que el borde interior del pie puede tener más sensibilidad. Los órganos reproductores se encuentran también en esta zona medial.

El lado derecho del cuerpo se refleja en el pie derecho, mientras que el lado izquierdo lo hace en el pie izquierdo. La mejor forma de utilizar estos mapas es familiarizarnos con los sistemas corporales y sus zonas reflejas, lo que podemos hacer observando nuestros propios pies. Una vez que estemos preparados para dar un tratamiento podemos utilizar las secuencias sencillas descritas en las siguientes partes de este libro. Elige una secuencia que resulte apropiada para ti, para tu amigo o tu familiar, y disfruta dando el tratamiento tanto como ellos disfrutarán de recibirlo.

LA LECTURA DE LOS PUNTOS REFLEJOS

Existen diversas razones por las que un reflejo concreto puede estar sensible o desequilibrado, y entre ellas se encuentran el desequilibrio de energía en la zona, o la congestión energética en la zona del cuerpo relacionada con él.

A menudo indica un problema físico existente, del que la persona puede ser consciente y para el que puede desear ayuda reflexológica. La reflexología puede también detectar los efectos de la medicación sobre diferentes partes del cuerpo, como por ejemplo en los puntos reflejos del hígado o del riñón. Sólo tienes que aprender a «leer» los puntos reflejos para poder identificar el problema.

Los pies: un espejo del cuerpo

Todos los órganos y partes del cuerpo suelen estar distribuidos en el mismo orden en los diferentes mapas reflexológicos. Se establecen unas líneas directrices cruzando los pies para ayudarte a asociar zonas específicas del cuerpo con zonas de los pies; los órganos de la respiración, por ejemplo, se encuentran entre la línea del hombro y la del diafragma. Todos los puntos de reflexología se localizan entre estas líneas directrices. Las principales son:

ZONAS TRANSVERSALES: VISTA PLANTAR

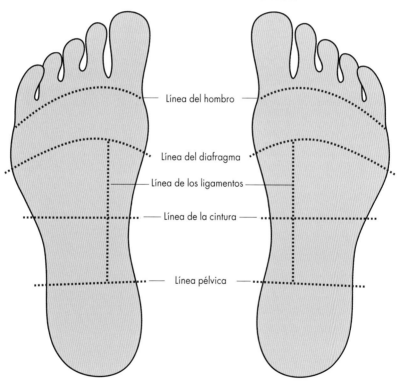

Línea del hombro

Línea del diafragma

Línea de los ligamentos

Línea de la cintura

Línea pélvica

- **Línea del hombro:** Esta zona transversal se sitúa justo debajo de las bases de los dedos; por encima de ella podemos encontrar los puntos reflejos de la cabeza, el occipital, la pituitaria, el oído interno, la mandíbula, los senos paranasales, el ojo, la trompa de Eustaquio, el oído externo, la garganta y el hombro.
- **Línea del diafragma (o plexo solar):** Se sitúa bajo la base del metatarso. Presenta la característica distintiva de que el color de la piel de la zona metatarsiana cambia; es más oscura alrededor del metatarso (línea del diafragma) y más clara por debajo. Entre la línea del hombro y la del diafragma podemos encontrar los puntos reflejos de los pulmones, el tiroides, el esófago, la hernia de hiato, el páncreas y la vesícula biliar.
- **Línea de la cintura:** La encontramos pasando el dedo a lo largo del lateral del pie; cuando percibimos una pequeña protuberancia ósea en la zona central trazamos una línea que cruce el pie (esta zona suele ser la más estrecha). Entre la línea del diafragma y la de la cintura encontramos los puntos reflejos de los riñones y las suprarrenales, el estómago, el hígado, el bazo, el colon transverso, el pliegue hepático y parte del intestino delgado.

- **Línea pélvica (o del talón):** Se encuentra dibujando una línea imaginaria que una los huesos del tobillo, a ambos lados del pie, y cruce la base del talón. Entre la línea de la cintura y la línea pélvica encontramos el colon ascendente y descendente, parte del intestino delgado y la vejiga. La zona ciática recorre transversalmente el centro de la línea pélvica.
- **Línea de los ligamentos:** Es la única que recorre el pie longitudinal y no transversalmente.

Vistas de los pies

A lo largo de este libro nos referiremos a las diferentes vistas del pie de la siguiente forma:
- **Vista dorsal:** La vista de la parte superior del pie cuando lo miramos desde arriba.
- **Vista plantar:** La vista de la planta o parte inferior del pie, lo que posamos sobre el suelo.
- **Vista media:** El borde interior del pie, desde el pulgar hasta el talón.
- **Vista lateral:** El borde exterior del pie, desde el meñique hasta el talón.

Familiarizarte con las diversas vistas de los pies te resultará útil cuando llegues a las técnicas que describimos en las partes 4, 5 y 6, en las que en ocasiones trabajarás primero una y luego otra (la vista media, por ejemplo, y luego la lateral).

Mapa plantar del pie

Cerebro

Oído interno

Punto del ojo

Reflejo de la trompa de Eustaquio

Oído externo

Senos paranasales (dedos)

Cabeza
Hipotálamo
Glándula pituitaria
Occipital
Cuello
Glándulas paratiroides

Ojo, zona general del oído

Glándula tiroides

Esófago

Pulmón

Plexo solar

Páncreas
Vesícula biliar

Diafragma

Punto de la hernia de hiato

Estómago

Pliegue hepático

Colon transverso
Glándula suprarrenal

Hígado

Riñón

Colon ascendente

Intestino delgado

Uréter

Este mapa muestra la planta o parte inferior del pie, lo que posamos sobre el suelo. Es el mapa reflexológico que contiene la mayoría de los puntos reflejos, desde el cerebro (en la punta del pulgar) hasta la zona ciática (en el talón).

Válvula ileocecal

Apéndice

Zona ciática

PIE DERECHO

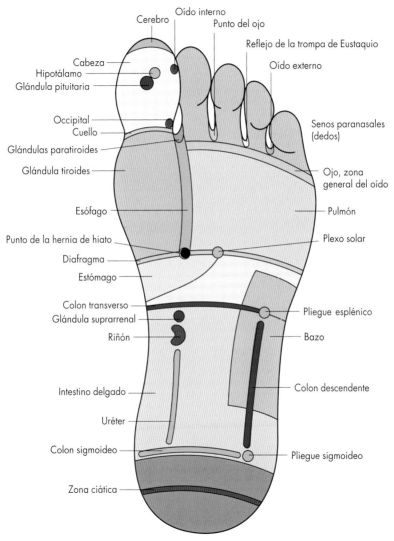

Cerebro
Oído interno
Punto del ojo
Reflejo de la trompa de Eustaquio
Oído externo
Cabeza
Hipotálamo
Glándula pituitaria
Occipital
Cuello
Glándulas paratiroides
Glándula tiroides
Senos paranasales (dedos)
Ojo, zona general del oído
Esófago
Pulmón
Punto de la hernia de hiato
Plexo solar
Diafragma
Estómago
Colon transverso
Glándula suprarrenal
Pliegue esplénico
Riñón
Bazo
Intestino delgado
Colon descendente
Uréter
Colon sigmoideo
Pliegue sigmoideo
Zona ciática

PIE IZQUIERDO

Mapa dorsal del pie

Este mapa muestra la parte superior del pie tal y como se ve al mirarlo desde arriba. Incluye los puntos reflejos de los dientes, la mandíbula, la garganta y la zona linfática superior (sobre los dedos o entre ellos), y los del pecho y el hombro (sobre el pie delante del meñique).

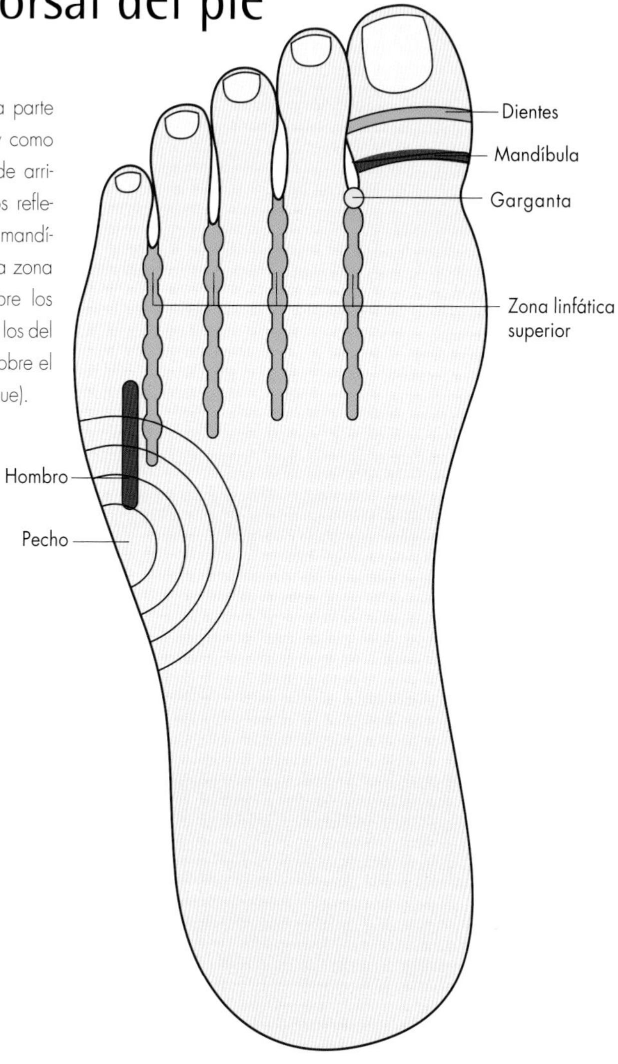

Dientes

Mandíbula

Garganta

Zona linfática superior

Hombro

Pecho

PIE IZQUIERDO

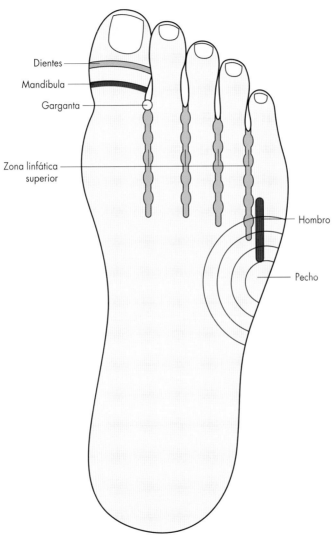

Dientes

Mandíbula

Garganta

Zona linfática
superior

Hombro

Pecho

PIE DERECHO

Mapa medial del pie

Este mapa muestra el lado interior del pie, desde el pulgar hasta el talón. Contiene los puntos reflejos de las vértebras cervicales, torácicas y lumbares, la vejiga y el útero (en las mujeres) y la próstata (en los hombres).

PIE IZQUIERDO

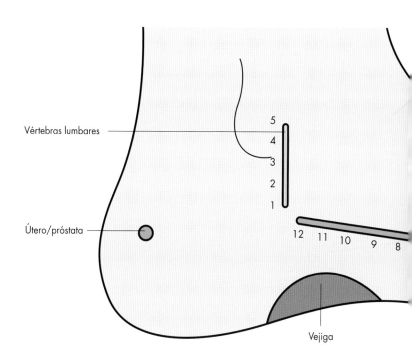

Vértebras lumbares

5
4
3
2
1

Útero/próstata

12   11   10   9   8

Vejiga

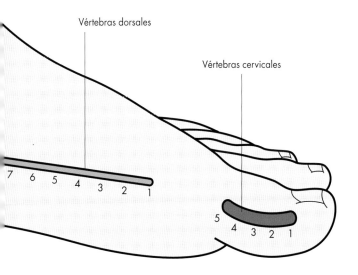

Vértebras dorsales

Vértebras cervicales

7 6 5 4 3 2 1

5
4 3 2 1

Mapa lateral del pie

Este mapa muestra el lado exterior del pie, desde el meñique hasta el talón. Contiene los puntos reflejos de la muñeca, el codo y el hombro,
la rodilla, la cadera y el sacro, y los ovarios (en
las mujeres) y los testículos (en los hombres).

PIE DERECHO

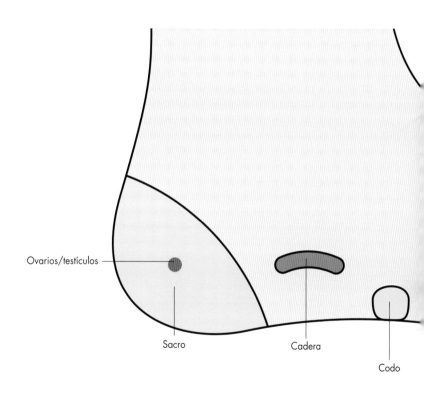

Ovarios/testículos

Sacro

Cadera

Codo

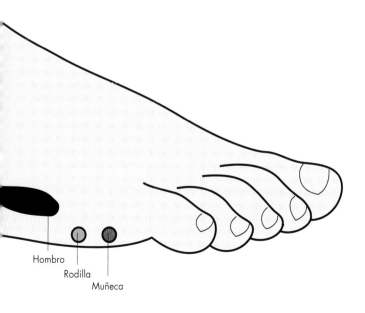

Hombro
Rodilla
Muñeca

La reflexología para leer los pies

Un reflexólogo entrenado es capaz de utilizar una secuencia de reflexología en los pies para encontrar los puntos reflejos o las zonas que están sensibles o desequilibradas. Éstas se corresponden con partes concretas del cuerpo e indican que existe un problema en ellas.

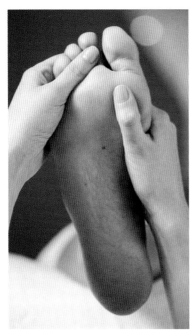

Utiliza la reflexología en los pies para determinar el estado de salud de un cliente.

Cristales en los puntos reflejos

Un reflexólogo descubre las zonas congestionadas al encontrar cristales en los pies. Estos cristales están compuestos de ácido úrico o calcio y se forman en las terminaciones nerviosas de los pies. Si, por ejemplo, los pulmones se debilitan, su actividad muscular normal se ralentiza y las extremidades de sus terminaciones nerviosas se bloquean. Este bloqueo puede ser pequeño, pero suficiente para reducir la circulación hacia los pulmones, lo que hace que no obtengan un aporte abundante de sangre fresca, oxígeno y nutrientes, y que no se eliminen sus toxinas.

Al aplicar presión a estos cristales, el reflexólogo los rompe para que puedan disolverse y ser arrastrados por la sangre. Cuantos más cristales se encuentren, más se debe trabajar sobre ellos para que la reflexología pueda deshacerlos. La sensibilidad en un punto reflejo nos alerta de una zona débil en el cuerpo y, si tratamos y corregimos el desequilibrio con la reflexología, a menudo podemos evitar la enfermedad.

Es importante utilizar la presión adecuada (véase página 95), porque si aplicamos demasiada podemos provocar dolor y obtener una lectura equivocada. Emplea los mapas (véanse páginas 40-49) para establecer las partes del cuerpo que se relacionan con una

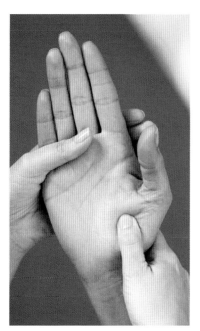

La reflexología en la mano puede delatar problemas tanto pasados como futuros.

zona refleja sensible. A continuación trabaja sobre ella varias veces, dando pasos pequeños al cruzarla y volviendo de nuevo a ella al final del tratamiento. De esta forma te asegurarás de estar eliminando el mayor número posible de cristales.

PROBLEMAS PASADOS, PRESENTES Y FUTUROS

La reflexología es como una máquina del tiempo: puede detectar tanto problemas actuales como el recuerdo de un antiguo problema que pasó hace mucho tiempo. ¿Creerías posible que en una persona que sufrió una histerectomía hace veinte años el punto reflejo esté sensible ahora? Eso se debe a que el cuerpo recuerda las heridas y las operaciones, tal y como hacemos nosotros. También puedes detectar una enfermedad pasada ya solucionada, como por ejemplo un asma de la infancia. Por último, los puntos reflejos de los pies y de las manos pueden resaltar cualquier zona de debilidad o vulnerabilidad capaz de dar problemas en el futuro. De esta forma podemos utilizar la reflexología como terapia preventiva, que se centra en el tratamiento, la dieta, el estilo de vida y el bienestar emocional, para crear un buen estado de salud.

Reflejos cruzados

Si los pies están demasiado sensibles, hinchados o dañados para que puedan ser tratados, es preferible utilizar un reflejo cruzado. Los reflejos cruzados trabajan según la teoría de la «terapia zonal» del doctor William Fitzgerald (véase página 16).

Existen unas zonas de energía que recorren el cuerpo de arriba abajo, con canales correspondientes que van desde los dedos de los pies y las piernas hasta la cabeza, y desde los dedos de las manos y los brazos hasta la cabeza.

Los reflejos cruzados poseen un efecto espejo sobre el cuerpo, de manera que el tratamiento en los pies puede afectar a la zona de la mano y el brazo, y viceversa.

Como ejemplo podemos pensar en un cliente que se ha torcido un tobillo, por lo que la presión se está acumulando en la zona de la torcedura. Es evidente que el tobillo está demasiado dañado como para trabajar en él, por lo que deberemos aplicar masaje reflexológico en la muñeca para prevenir el dolor, la inflamación y cualquier otra complicación posible.

Para una pierna rota debemos seleccionar la zona correspondiente del brazo y trabajar sobre ella para favorecer la circulación de la pierna dañada y acelerar el proceso de curación.

Principales reflejos cruzados

Cuando comprendemos la teoría de los reflejos cruzados podemos tratar zonas del cuerpo en las que normalmente no trabajaríamos. Además, podemos trabajar sobre nuestras propias manos como un tratamiento eficaz o como deberes entre sesiones de reflexología. Los principales reflejos cruzados son los siguientes:

- Dedos de las manos/dedos de los pies.
- Pie/mano.
- Planta del pie/palma de la mano.
- Parte superior del pie/dorso de la mano.
- Tobillo/muñeca.
- Pantorrilla/parte interior del antebrazo.
- Espinilla/parte exterior del antebrazo.
- Rodilla/codo.
- Muslo/brazo.
- Cadera/hombro.

Si estamos tratando a una persona con una pierna rota elegimos el reflejo cruzado situado en el antebrazo. Sujeta el brazo y masajea suavemente la zona de la parte que se relaciona con la lesión.

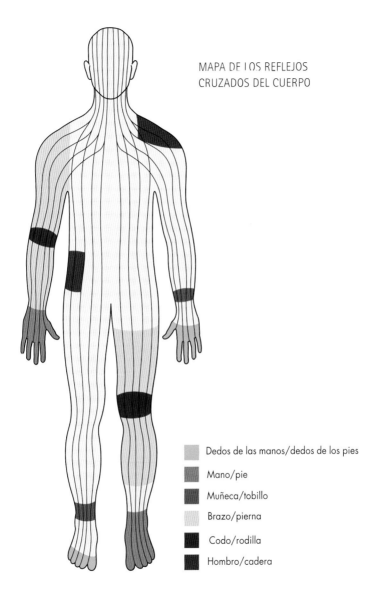

MAPA DE LOS REFLEJOS
CRUZADOS DEL CUERPO

Dedos de las manos/dedos de los pies

Mano/pie

Muñeca/tobillo

Brazo/pierna

Codo/rodilla

Hombro/cadera

Anatomía del pie

Los pies pueden revelar un montón de historias a un reflexólogo. Su estructura, además de sus puntos reflejos, son capaces de mostrar las debilidades y fortalezas emocionales y físicas. Los pies soportan el peso de nuestro cuerpo, y si permitimos que los músculos del cuerpo se debiliten, eso puede afectar al tejido muscular de los pies. Cualquier deterioro o cambio en las funciones del cuerpo puede desplazar nuestro centro de gravedad. Un ejemplo de ello es la forma en la que se desarrollan los problemas de espalda, rodillas y pies durante el embarazo, cuando el centro de gravedad

del cuerpo y la disposición del peso cambian a lo largo de los nueve meses.

El pie medio contiene 26 huesos, 100 ligamentos, 20 músculos y una red de nervios y vasos sanguíneos. El tejido conectivo, los vasos sanguíneos y los nervios unen los huesos, y todo ello se cubre con capas de piel. El pie tiene dos funciones (el soporte del peso y la propulsión) que requieren un elevado grado de estabilidad. Además de eso, el pie debe ser flexible para que pueda adaptarse a superficies desiguales. Los problemas que afecten a la estructura del pie pueden afectar a la postura.

LA REFLEXOLOGÍA Y LA CIRCULACIÓN DEL PIE

En el nivel más básico, la reflexología mejora la circulación. El estrés, la tensión nerviosa, las malas posturas y los zapatos que no se adaptan bien restringen el flujo sanguíneo y crean unos aparatos circulatorios y linfáticos aletargados. Esto podría significar que una infección como el pie de atleta o una úlcera en el pie o en la pierna tarden semanas en curar.

Cuando el flujo sanguíneo o la circulación linfática son deficientes, la sangre oxigenada, los nutrientes y los glóbulos blancos tienen dificultades para llegar a diversas zonas de los pies y luchar contra la infección, fagocitar los gérmenes y eliminar las toxinas y las materias de desecho. La práctica regular de la reflexología puede ayudar a tener unos pies sanos, así como a mejorar la circulación del cuerpo en general.

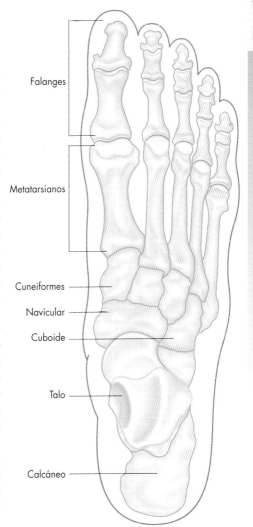

Los huesos de los pies

La parte delantera del pie está formada por cinco metatarsianos y las falanges (los dedos).

• El primer metatarsiano soporta la mayor parte del peso y desempeña la parte de la impulsión del cuerpo. Los metatarsianos segundo, tercero y cuarto son los más estables.

• Los sesamoides son dos huesos cercanos a la cabeza del primer metatarsiano, en la superficie plantar. Se desarrollan dentro de un tendón, en el punto donde éste pasa sobre una prominencia ósea. Se mantienen en su sitio gracias a sus tendones y están sostenidos por ligamentos.

• Los huesos del tarso están casi todos en la zona media del pie. Cinco de los siete huesos tarsianos se encuentran en este lugar (el navicular, el cuboide y los tres cuneiformes). Se unen a la parte delantera del pie en las cinco articulaciones tarsometatarsianas.

• El talo y el calcáneo componen la parte posterior del pie. El calcáneo es el mayor de los huesos tarsianos y forma el talón. El talo está sobre él y forma el pivote del tobillo.

Falanges

Metatarsianos

Cuneiformes

Navicular

Cuboide

Talo

Calcáneo

Arcos del pie

Los tres arcos del pie se mantienen gracias a las formas de los huesos, los músculos, los tendones y los ligamentos.

• **El arco transverso,** en la parte inferior del pie, está compuesto por los cuneiformes, el cuboide y las cinco bases metatarsianas. Colabora con el equilibrio.

• **El arco longitudinal lateral** es más bajo y plano que el arco medial; está compuesto por el calcáneo, el cuboide y el cuarto y quinto metatarsianos.

• **El arco longitudinal medial** es el más alto y el más importante; está compuesto por el calcáneo, el talo, el navicular, los cuneiformes y los tres primeros metatarsianos.

ARCOS DEL PIE

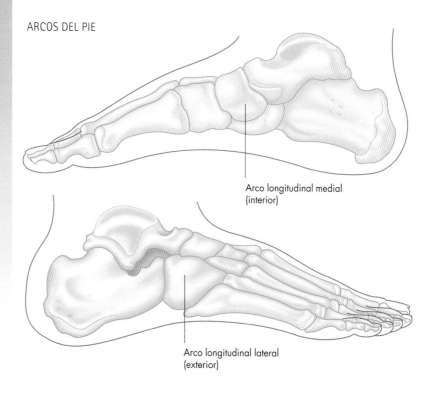

Arco longitudinal medial
(interior)

Arco longitudinal lateral
(exterior)

Arcos saludables

Los problemas de los pies pueden desplazar el centro de gravedad de la persona, lo que afecta al conjunto de la columna vertebral. Los trastornos de esta zona, tales como los juanetes, no sólo afectan a los tobillos, las rodillas y las caderas, sino que la sobrecompensación de la postura puede provocar dolores de cabeza y acúfenos (zumbidos de oídos). La estructura de los pies constituye la base de la columna vertebral y mantiene el alineamiento espinal saludable y trabajando bien. Un pie sano tiene arcos sanos, con importantes funciones para el cuerpo:

• Soportar su peso y distribuirlo por los pies.
• Absorber los golpes cuando corremos o hacemos ejercicio.
• Hacer de palanca para impulsar al cuerpo hacia delante.
• Equilibrar el cuerpo y mantener todas las vértebras alineadas.

Arcos elevados (pies cavos)

Los pies cavos suelen ser hereditarios, lo que significa que si tu madre o tu padre los tenían tú también puedes haber nacido con ellos; algunas personas con espina bífida también sufren de pies cavos. Eso supone que los dedos no hacen un contacto correcto con el suelo cuando estamos de pie, lo que podría desarrollar un pie en garra; en general, el pie suele carecer de capacidad de maniobra y se siente agarrotado. Los callos y las callosidades son un problema corriente debido a la presión ejercida en zonas de los dedos y de la parte delantera de los pies. Este trastorno puede ser corregido mediante cirugía.

Pies planos

Algunas personas nacen con pies planos, lo que significa que carecen de arcos; otras personas los desarrollan como resultado de lesiones ambulatorias, de una forma incorrecta de caminar o debido a la obesidad. Los problemas resultantes pueden recaer sobre todo el cuerpo: los ligamentos de los pies están sobrecargados y se colapsan, lo que afecta a todos los huesos de los pies y los tobillos, las plantas de los pies dejan de tener un efecto amortiguador para el cuerpo, lo que puede dar lugar a dolor de pies, quemazón en las plantas, fatiga general y dolor en la columna vertebral. Los arcos protegen normalmente los siete mil nervios de los pies, así como los vasos sanguíneos, por lo que ahora todo el peso del cuerpo presiona sobre ellos. Lo mejor que se puede hacer cuando se tienen pies planos es consultar con un podólogo, que recetará unas plantillas a la medida para llevar en los zapatos y sugerirá unos ejercicios para fortalecer los músculos.

Anatomía del cuerpo

Esta sección del libro te proporciona una idea básica de la forma en la que trabaja el cuerpo. Para apreciar los efectos de la reflexología necesitas tener algún conocimiento de la estructura del cuerpo y de cómo trabajan los sistemas corporales. Debes convertirte en un detective de la salud. Hazte preguntas como: ¿Qué sucedió antes de que mi cuerpo reaccionara de esta forma? ¿Qué he hecho recientemente que haya podido afectarme? ¿Qué he comido y bebido? ¿Con qué cosas he estado en contacto o qué productos he puesto sobre mi cuerpo?

Visión general del cuerpo

El cuerpo está formado por niveles de estructuras, todas ellas asociadas entre sí:

• **El nivel químico** es el más bajo e incluye todas las sustancias químicas esenciales para el mantenimiento de la vida; los productos químicos se unen para formar el siguiente nivel organizativo.

• **El nivel celular** comprende las unidades estructurales y funcionales básicas del cuerpo.

• **El nivel de los tejidos** está formado por grupos de células similares y el material intercelular que realiza una función concreta; cuando las células individuales se juntan forman un tejido (como por ejemplo el tejido muscular, el tejido conectivo o el tejido nervioso); cada célula de un tejido tiene una función específica.

• **El nivel de los órganos** se encuentra en muchos lugares del cuerpo, donde diferentes tipos de tejidos se unen para formar un nivel organizativo superior y llevar a cabo una función específica; los órganos suelen tener formas reconocibles: el corazón, el riñón o el cerebro son órganos.

• **El nivel de los sistemas** está formado por una asociación de órganos con funciones comunes; por ejemplo, el aparato digestivo (que descompone y digiere los alimentos) está compuesto por la boca, las glándulas salivares, la faringe (garganta), el esófago, el estómago, el intestino delgado, el intestino grueso y el recto, además del hígado, la vesícula biliar y el páncreas.

• **El conjunto del organismo** comprende todas las partes del cuerpo interactuando unas con otras para formar un individuo vivo.

Tu aspecto y cómo te sientes, así como tu estado de salud, dependen de todo lo que introduces en tu cuerpo y pones sobre él. En ocasiones puede no existir una causa evidente para un problema. Por ejemplo, si una persona tiene una alergia severa a los cacahuetes, se producirá una reacción inmediata y los niveles químicos del cuerpo se verán afectados cuando la persona se enfrente

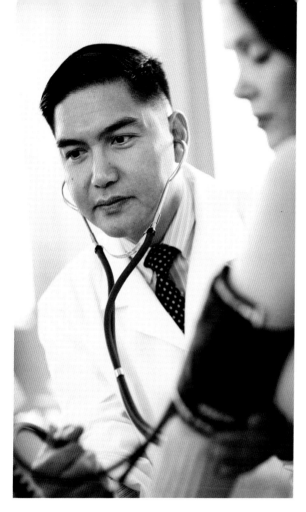

Un detective de la salud abordará tu salud de forma holística.

al alérgeno. Sin embargo, una pérdida de pelo podría ser producida por una reacción menos evidente al cloro de una piscina. Siempre debemos intentar descubrir lo que está afectando a todos los niveles del cuerpo. Comprender la anatomía y la fisiología del cuerpo te ayudará a tomar decisiones para crear y mantener una buena salud.

Las células del cuerpo

Las células son los ladrillos fundamentales de la vida. El cuerpo humano está formado por células, que a su vez componen los fluidos, los tejidos y los órganos. La sangre está compuesta por un tejido conectivo formado por plasma y diferentes tipos de células.

Las células viven independientemente unas de otras y pueden reproducirse. Cada célula posee una estructura y una función di-

UNA CÉLULA SIMPLE

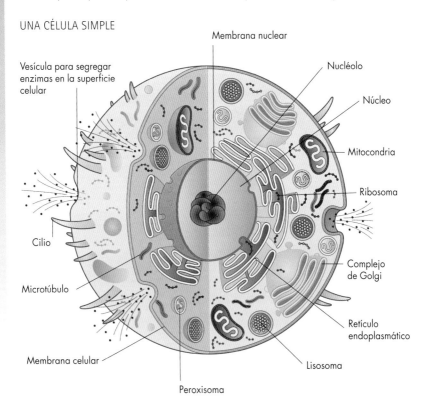

Membrana nuclear

Nucléolo

Núcleo

Mitocondria

Ribosoma

Vesícula para segregar enzimas en la superficie celular

Complejo de Golgi

Cilio

Retículo endoplasmático

Microtúbulo

Membrana celular

Lisosoma

Peroxisoma

ferentes. Por ejemplo, una célula espermática tiene una cola en forma de látigo para impulsarse por el cuello uterino. El ADN (ácido desoxirribonucleico) es el material con el que se forman los cromosomas del núcleo de una célula y rige el crecimiento celular y los rasgos hereditarios. Hay determinadas enfermedades que se transmiten a lo largo de las generaciones dentro de las células, por lo que estudiar el historial familiar puede ofrecerte una indicación de las enfermedades a las que puedes tener predisposición.

Estructura celular

Todos los organismos vivos de la Tierra pueden dividirse en células. Éstas contienen unas partes más pequeñas, entre las que se incluyen las proteínas y los orgánulos, y unas partes mayores denominadas tejidos y sistemas. Las células son pequeños compartimentos que contienen todo el equipo biológico necesario para mantener un organismo con vida en la Tierra.

Cada célula está rodeada por una membrana celular, que funciona como un filtro y permite la entrada y salida de algunas sustancias mientras bloquea el paso de otras. Por ejemplo, la membrana celular deja pasar el oxígeno y los nutrientes de la sangre que le proporcionan energía, y luego expul-

---

LA REFLEXOLOGÍA Y LAS CÉLULAS

La reflexología puede ayudarte aumentando la circulación para el transporte de energía a todas las células del cuerpo y la eliminación de los productos de desecho, con lo que colabora en la prevención de enfermedades. Recuerda que todo lo que haces en la vida tiene un efecto en las células de tu cuerpo.

---

sa los productos de desecho y el dióxido de carbono hacia el torrente sanguíneo para que sean excretados del cuerpo. El núcleo de la célula rige todas sus funciones, mientras que el citoplasma es el material celular en el que están suspendidos los orgánulos.

Las mitocondrias son las centrales de energía de las células, el lugar donde se descomponen los nutrientes para liberar la energía necesaria para la reparación de la célula, los mecanismos de defensa y otros procesos que mantienen el cuerpo.

La piel

La piel cubre y protege el contenido del cuerpo, además de mantenerlo todo unido. Recoge la información sensorial del entorno a través de las terminaciones nerviosas cercanas a la superficie y desempeña un papel activo en la protección contra las enfermedades. También ayuda a mantener el cuerpo a la temperatura adecuada.

La piel puede desarrollar tumores o verse afectada por un aporte sanguíneo inadecuado. Puede ser infectada por bacterias, parásitos, virus y hongos, y puede irritarse con productos químicos u otras sustancias con las que entra en contacto.

Estructura de la piel

La epidermis es la capa exterior de la piel y está formada por estratos de células, con una capa basal que forma constantemente células nuevas mediante división celular. Estas células nuevas se mueven hacia la superficie (proceso que dura entre uno y dos meses), y cuando la alcanzan la capa exterior formada por células planas y muertas se desgasta. La epidermis tiene un grosor variable, mayor en las plantas de los pies y las palmas de las manos (1,5 mm) y menor en los párpados (0,05 mm).

La dermis es la capa inmediatamente inferior y está totalmente compuesta por células vivas. La forman haces de fibras resistentes que dan a la piel su elasticidad y fuerza. Su función más importante es la respiratoria. También contiene vasos sanguíneos que aportan nutrientes vitales a estas zonas. Las terminaciones nerviosas de la dermis te protegen informando al cerebro si la piel entra en contacto con demasiado calor, frío, presión o dolor.

La piel contiene glándulas sebáceas que producen una sustancia oleosa, conocida

LA REFLEXOLOGÍA Y LA PIEL

La reflexología puede ayudar a revitalizar el estado de la piel estimulando un aporte sanguíneo y nervioso adecuado que llegue a todas sus partes. También puede reducir la incidencia de problemas relacionados con la piel, tales como el acné, al estabilizar la producción de sebo y mantener los niveles bacterianos bajo control.

como sebo, que ayuda a impermeabilizar la piel e impedir que se seque. El manto ácido de la superficie de la piel está compuesto de sebo y sudor, y crea una capa protectora contra las bacterias y previene la infección y la enfermedad.

División celular

Las células del cuerpo son capaces de detectar la aglomeración. Esto se denomina «densidad celular». Cuando la densidad celular disminuye tiene lugar la división celular para fabricar nuevas células; cuando aumenta, se ralentiza el ritmo de división celular. Este proceso suele estar estrictamente controlado en el cuerpo, pero en ocasiones falla el mecanismo de control y la división celular continúa a un ritmo elevado. Así es como se forman los tumores cancerígenos. La división celular es importante para la reparación de la piel tras un corte o cualquier otra herida. Sobre la superficie del corte se estimula la división y células nuevas rellenan el hueco.

LA PIEL

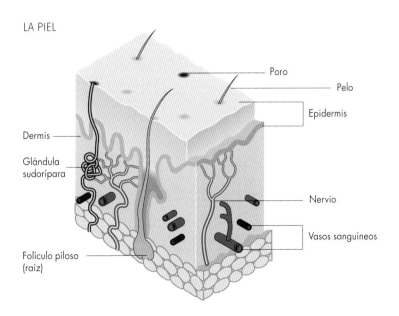

Poro

Pelo

Epidermis

Dermis

Glándula sudorípara

Nervio

Vasos sanguíneos

Folículo piloso (raíz)

El esqueleto

Los huesos que forman el esqueleto son muy duros y ligeros. Están expuestos a sufrir fracturas y deformidades posturales, que pueden ser producidas por el entorno, factores congénitos o enfermedades. Los huesos proporcionan protección a los órganos internos y sostienen la estructura del cuerpo. También almacenan la mayor parte del calcio, el magnesio, el fósforo y el resto de minerales que el cuerpo necesita. Los huesos del esqueleto están muy vivos, y crecen y cambian constantemente, igual que las demás partes del cuerpo.

Estructura esquelética

El cuerpo de un bebé tiene unos trescientos huesos en el momento del nacimiento; a medida que el niño va creciendo, los huesos van haciéndose mayores y algunos se sueldan para formar doscientos seis huesos adultos. El cartílago, un material especial suave y flexible, va siendo lentamente reemplazado por el hueso con la ayuda del calcio que absorben los intestinos. Este proceso se completa alrededor de los veintidós años, y a partir de ese momento ya no se produce ningún crecimiento en su longitud.

Más de la mitad de los huesos del esqueleto humano se encuentran en las manos y los pies; cada mano tiene veintisiete. Algunos huesos (como el fémur) son muy grandes, mientras que el menor (el estribo del oído) tiene el tamaño de medio grano de arroz. La fuerza o el tamaño de un hueso vienen determinados por su función.

El esqueleto consta de dos partes:
• El esqueleto axial, formado por el cráneo, la columna vertebral, el esternón y las costillas, sostiene la cabeza, el cuello y el torso.
• El esqueleto apendicular, formado por la cintura escapular, las extremidades superiores e inferiores y la cintura pélvica, sostiene y une las extremidades al resto del cuerpo.

LA REFLEXOLOGÍA Y EL ESQUELETO

La reflexología puede favorecer la distribución y absorción de vitamina D y minerales por parte de los huesos para conseguir un esqueleto saludable. Del mismo modo, puede calmar el dolor articular asociado con la artritis, mejorar la movilidad y ayudar a curar fracturas.

La columna vertebral

La columna vertebral nos permite girarnos y doblarnos, y mantiene el cuerpo erguido. También protege la médula espinal, un gran haz de nervios que envía información del cerebro al resto del cuerpo. Es el soporte central del organismo y está formada por unos huesos irregulares independientes denominados «vértebras». Estas vértebras constan de un hueso esponjoso rodeado por una capa de hueso compacto. Entre cada una de las vértebras existe una capa de cartílago (el «disco») que evita que rocen entre sí.

La columna está formada por veintiséis vértebras: siete cervicales, doce dorsales y cinco grandes vértebras lumbares que soportan el peso del cuerpo. Tenemos también cinco huesos soldados en la pelvis denominados vértebras sacras o sacro, así como las vértebras coccígeas, cuatro huesos que forman el coxis. Aunque cada vértebra puede moverse sólo un poco, el conjunto de la columna es muy flexible. Una columna sana está curvada, lo que le permite equilibrar al cuerpo humano sobre sólo dos piernas.

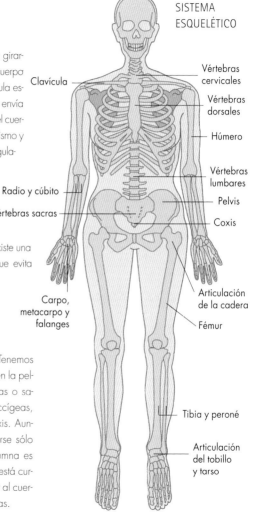

SISTEMA ESQUELÉTICO

Clavícula

Vértebras cervicales

Vértebras dorsales

Húmero

Vértebras lumbares

Radio y cúbito

Vértebras sacras

Pelvis

Coxis

Carpo, metacarpo y falanges

Articulación de la cadera

Fémur

Tibia y peroné

Articulación del tobillo y tarso

El aparato circulatorio

El aparato circulatorio es el responsable del transporte de materiales por todo el cuerpo. Transporta nutrientes, agua y oxígeno a los miles de millones de células corporales y retira desechos como el dióxido de carbono. La sangre es el combustible del cuerpo, y el aparato circulatorio el encargado de repartirla; es como un sistema postal que recorre todo el organismo entregando nutrientes esenciales y oxígeno para accionar las células y retirando la basura.

Componentes

El aparato circulatorio está formado por músculos y vasos que ayudan a controlar el flujo de la sangre en el cuerpo. Las partes principales de este aparato son el corazón, las arterias, las venas y los capilares.

El corazón es un músculo especial que funciona como motor del aparato circulatorio, bombeando sangre por todo el cuerpo. Suele localizarse en el centro del pecho, ligeramente a la izquierda, y tiene el tamaño de un puño. El lado derecho del corazón recibe sangre del cuerpo y la bombea a los pulmones, un proceso conocido como circulación pulmonar. El lado izquierdo hace exactamente lo contrario: recibe sangre de los pulmones y la bombea hacia el cuerpo, un proceso conocido como circulación sistémica.

Las arterias y las venas constituyen las cañerías del aparato circulatorio y transportan la sangre por todo el organismo. Las arterias son los vasos sanguíneos que llevan la sangre rica en oxígeno desde el corazón, mientras que las venas conducen la sangre de vuelta a él. Los capilares son vasos diminutos, más delgados que los pelos humanos, que conectan las arterias con las venas. El oxígeno, los nutrientes y los productos de desecho entran y salen de la sangre a través de sus paredes.

LA REFLEXOLOGÍA Y LA CIRCULACIÓN

La reflexología puede favorecer el aumento de la circulación, impidiendo un flujo sanguíneo lento que puede producir coágulos. El aspecto de relajación del tratamiento reflexológico puede ayudar a prevenir la tensión arterial elevada, las anginas de pecho, los infartos y las apoplejías.

Latido cardíaco y pulso

Cuando somos jóvenes, nuestro latido cardía-
co es más rápido, pero a medida que vamos
envejeciendo se va ralentizando. ¿Alguna
vez has pensado cómo sube la sangre
por las piernas hacia el corazón para
oxigenarse? Lo hace gracias a la acción muscular: la acción de los músculos de la pantorrilla cuando te mueves
mantiene la sangre fluyendo. Por eso el
ejercicio permite que la sangre circule
por todo el cuerpo, desde los dedos
de las manos y los pies hasta el corazón, y vuelta.

Tómate el pulso colocando dos
dedos en los puntos del cuello o
las muñecas. Las pulsaciones
que notas están producidas por
la sangre al pararse y ponerse
en movimiento por las arterias. De niño, tu pulso en re-
poso estaría entre 90 y 120
pulsaciones por minuto; en
un adulto saludable baja a
un promedio de 72 pulsaciones por minuto.
Tu cuerpo tiene aproximadamente cinco litros
y medio de sangre circulando por él tres veces cada minuto. En un día, la sangre recorre un total de diecinueve mil trescientos kiló-
metros.

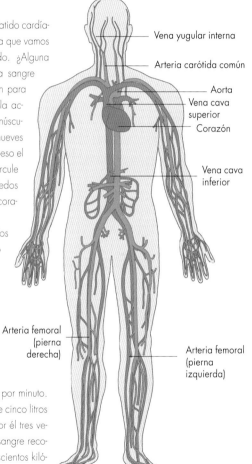

Vena yugular interna

Arteria carótida común

Aorta
Vena cava
superior
Corazón

Vena cava
inferior

Arteria femoral
(pierna
derecha)

Arteria femoral
(pierna
izquierda)

El aparato digestivo

El aparato digestivo está formado por una serie de órganos huecos que componen un tubo largo y retorcido que va desde la boca hasta el ano, y es el responsable de la ingestión, la digestión y la excreción. La digestión es el proceso por el cual los alimentos y las bebidas se descomponen en sus partes más pequeñas, de modo que el cuerpo pueda utilizarlos con el fin de nutrir las células y obtener energía.

Cuando comemos, la mayoría de los alimentos no se encuentran en un estado que el cuerpo pueda utilizar para nutrirse. Nuestra comida y bebida deben transformarse en moléculas más pequeñas antes de ser absorbidas por la sangre y transportadas a todas las células del cuerpo. El aparato digestivo contiene un cierto número de órganos responsables de transformar químicamente la comida para permitir que los tejidos del cuerpo puedan absorberla. El proceso implica descomponer los alimentos en sustancias solubles simples que sean absorbibles. Pregúntate a ti mismo cada vez que comas: «¿Qué valor nutricional tiene este alimento para mi cuerpo?».

Componentes

La serie de estructuras que transforman los alimentos que ingerimos en sustancias que pueden ser utilizadas por el cuerpo para crecer,

LA REFLEXOLOGÍA Y LA DIGESTIÓN

Tras un tratamiento reflexológico es corriente tener un movimiento intestinal que limpia el colon. En ocasiones, estos desechos pueden ser responsables de elevar los niveles de colesterol y estrógenos en el cuerpo. Una retirada eficaz de estos productos de desecho proporciona una salud mejor y un mayor bienestar, así como una absorción adecuada del alimento de la comida.

reparase y obtener energía incluye la boca, las glándulas salivares, el esófago, el estómago, el hígado, la vesícula biliar, el páncreas, el intestino delgado, el intestino grueso y el ano. Tras la digestión, las paredes intestinales absorben las moléculas de los nutrientes, que son repartidas por todo el cuerpo. La comida que no es digerida se convierte en materia de desecho y se excreta como heces.

La digestión incorpora procesos tanto físicos como químicos. Los procesos físicos in-

EL APARATO DIGESTIVO

cluyen la masticación, la acción de batido del estómago y la actividad peristáltica intestinal (contracciones musculares ondulantes que empujan la comida por el tracto digestivo). Las tres reacciones químicas que tienen lugar son la conversión de los carbohidratos en azúcares simples, como la glucosa, la descomposición de las proteínas en aminoácidos y la conversión de las grasas en ácidos grasos. Estos procesos son realizados por enzimas específicas.

Un aparato digestivo saludable es síntoma de buena salud. Si el aparato digestivo no funciona bien puede dar lugar a deficiencias vitamínicas y nutricionales, porque las células y otras partes del cuerpo no pueden recibir la energía que necesitan para funcionar correctamente. Las deficiencias pueden manifestarse de formas diversas, tales como un sistema inmune pobre, infertilidad, depresión o el ataque de determinadas enfermedades.

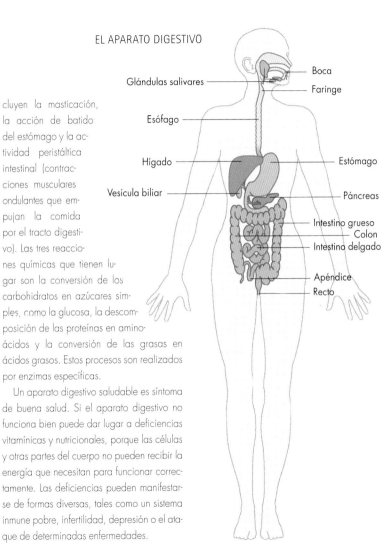

Glándulas salivares
Boca
Faringe
Esófago
Hígado
Estómago
Vesícula biliar
Páncreas
Intestino grueso
Colon
Intestino delgado
Apéndice
Recto

El sistema nervioso

El sistema nervioso coordina las actividades de los músculos por todo el cuerpo, controla los órganos, envía mensajes a y desde los sentidos e inicia las acciones. La comunicación entre los miles de millones de células nerviosas tiene lugar mediante señales químicas y eléctricas, y ésa es la razón de que las drogas, el alcohol y las frecuencias electromagnéticas puedan afectarnos.

El sistema nervioso envía mensajes a y desde el cerebro, y de este modo el cuerpo reacciona y se protege.

Componentes

El sistema nervioso del cuerpo humano consta de dos partes principales, denominadas «sistema nervioso central» y «sistema nervioso periférico».

El sistema nervioso central está formado por el cerebro y la médula espinal, mientras que los nervios periféricos conectan el sistema nervioso central al resto del cuerpo. El sistema nervioso periférico está compuesto por las siguientes secciones:

• **El sistema somático o sección sensorial**, formado por las fibras nerviosas sensoriales que envían información acerca de sensaciones del interior del cuerpo y sucesos que tienen lugar en el mundo exterior.

• **El sistema autónomo**, responsable de las actividades inconscientes del cuerpo, tales como la digestión y la respiración. Está compuesto por los sistemas parasimpático y simpático.

El sistema simpático prepara el cuerpo para el estrés, que es la primitiva respuesta de «lucha o huida». Cuando se activa este sistema puedes sentir que el corazón late velozmente o que la respiración es más rápida, y el aparato digestivo puede acelerarse. El sistema parasimpático se centra en mantener y crear la homeostasis, el estado natural de equilibrio del cuerpo. El objetivo de la reflexología es poner en marcha la respuesta del sistema nervioso parasimpático.

La zona del hipotálamo, en la base del cerebro, conecta los sistemas autónomo y endocrino (véase página 72). Trabaja con la glándula pituitaria para regular la temperatura del cuerpo, la ingesta de alimentos y el equilibrio agua/sal, la presión sanguínea, el flujo sanguíneo, el ciclo de sueño y vigilia, el comportamiento sexual y las actividades de las hormonas.

LA REFLEXOLOGÍA Y LOS NERVIOS

La reflexología favorece la apertura de canales neurales, lo que ayuda a controlar los niveles de estrés y tiene un efecto analgésico, reduciendo el dolor al liberar endorfinas (analgésicos naturales) al sistema.

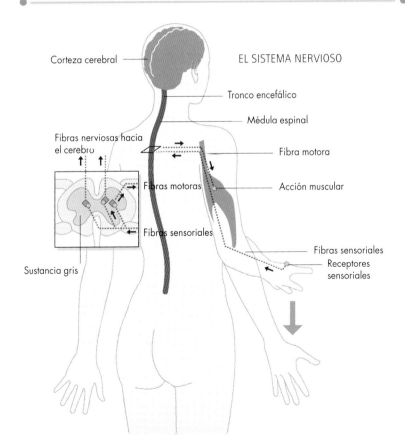

EL SISTEMA NERVIOSO

Corteza cerebral

Tronco encefálico

Médula espinal

Fibras nerviosas hacia el cerebro

Fibra motora

Fibras motoras

Acción muscular

Fibras sensoriales

Sustancia gris

Fibras sensoriales

Receptores sensoriales

El sistema endocrino

El sistema endocrino está formado por glándulas que segregan hormonas directamente al torrente sanguíneo. Las hormonas son los mensajeros químicos internos del cuerpo y transportan información para controlar el ritmo de funcionamiento del cuerpo y el trabajo de las glándulas y órganos. Controlan también nuestro comportamiento.

Cada glándula produce una hormona específica que realiza una tarea concreta. Entre ellas se incluyen la regulación del metabolismo, los niveles de azúcar en la sangre, nuestra respuesta ante el estrés y el momento de la ovulación.

Componentes

Entre las principales glándulas y funciones del sistema endocrino se incluyen:

• **La glándula pituitaria:** Está conectada con el hipotálamo (véase página 71); entre sus funciones se encuentran la regulación de la altura y el crecimiento, el control de la corteza suprarrenal, la regulación de la presión sanguínea, el control del desarrollo sexual, el control de la ovulación, la estimulación de la producción de esperma y la producción de estrógenos y testosterona; regula también la producción de leche materna y da comienzo al parto.

• **La glándula tiroides:** Controla los niveles de energía, el peso y la absorción de calcio por parte de los huesos.
• **Las glándulas paratiroides:** Mantienen los huesos sanos.
• **Las glándulas suprarrenales:** Regulan la presión sanguínea y el nivel de sales en el cuerpo, en especial el cloruro de sodio y el potasio. Proporcionan también hidrocortisona, que ayuda a reducir la inflamación y el dolor,

LA REFLEXOLOGÍA Y LAS HORMONAS

La reflexología puede ayudar en la distribución y el equilibrio de las hormonas en el cuerpo. El tratamiento trabaja de forma no invasiva en las glándulas endocrinas para ayudar a regular su producción. Un tratamiento eficaz puede favorecer el aumento de los niveles de energía, estabilizar el estado de ánimo, ayudar a controlar los hábitos alimenticios y aliviar los procesos menstruales o menopáusicos.

GLÁNDULAS ENDOCRINAS

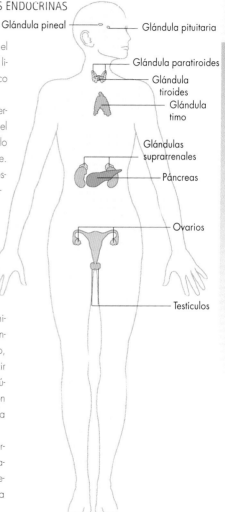

Glándula pineal

Glándula pituitaria

Glándula paratiroides

Glándula tiroides

Glándula timo

Glándulas suprarrenales

Páncreas

Ovarios

Testículos

y la hormona androgénica, que estimula el desarrollo de las características masculinas; liberan adrenalina en respuesta al estrés físico y emocional.

• **El páncreas:** Contiene los islotes de Langerhans, que producen insulina para controlar el empleo de glucosa por parte del cuerpo, lo que regula los niveles de azúcar en la sangre.

• **Los ovarios:** Producen estrógenos y progesterona, que afectan al desarrollo sexual femenino y a la reproducción.

• **Los testículos:** Producen testosterona, responsable de las características sexuales masculinas y la reproducción.

La mejor manera de apreciar el sistema endocrino es comprender que todas las glándulas trabajan como una unidad. Si una de ellas no funciona correctamente, eso afectará a las demás. Por ejemplo, una alimentación irregular puede producir fluctuaciones extremas en los niveles de azúcar en la sangre, que han sido asociados con la diabetes, los desequilibrios anímicos y la disfunción tiroidea.

Cuida tu sistema endocrino haciendo ejercicio de forma regular, comiendo adecuadamente y utilizando la reflexología y otros mecanismos para manejar el estrés de manera positiva.

El sistema linfático

El sistema linfático está entrelazado con el aparato circulatorio sanguíneo y es un sistema de vasos que drenan un líquido incoloro, denominado linfa, por todo el cuerpo y lo devuelven al torrente sanguíneo. Tiene un papel fundamental en el sistema inmune y nos defiende contra las enfermedades y las infecciones; es el sistema de seguridad del cuerpo, al que vigila constantemente.

Componentes

El sistema linfático está formado por unos tubos delgados que recorren todo el cuerpo transportando linfa. En general, esta linfa es movida por el ejercicio y la respiración profunda, y una obstrucción del flujo linfático da como resultado un edema, inflamación de los tejidos debida a la acumulación de un exceso de fluido. La linfa circula alrededor del cuerpo y contiene glóbulos blancos. El plasma sale de los capilares (véase página 66) y baña los tejidos corporales, luego se drena por los vasos linfáticos y se vacía de nuevo en la circulación sanguínea.

Los nódulos linfáticos están repartidos por el cuerpo y contienen glóbulos blancos limpiadores que ingieren bacterias, además de otras materias extrañas y basura. Estos nódulos filtran la linfa destruyendo microorganismos perjudiciales, células tumorales, células de tejidos dañados o muertos y toxinas. La linfa de la mayoría de los tejidos y órganos atraviesa los nódulos linfáticos para filtrarse antes de volver de nuevo al torrente sanguíneo. La inflamación de los nódulos linfáticos suele indicar una enfermedad. Estos nódulos están situados en las axilas, el cuello, las ingles, el abdomen, la pelvis y el pecho.

El sistema linfático incluye también el bazo, las amígdalas, las adenoides y la glándula timo. La tarea del bazo consiste en filtrar la sangre para retirar las células sanguíneas viejas y gastadas y destruirlas; a continuación son reemplazadas por nuevos glóbulos rojos

LA REFLEXOLOGÍA Y LA LINFA

Una práctica regular de la reflexología puede ayudar a impulsar el sistema linfático, lo que hará que el cuerpo tenga una mayor capacidad para luchar contra las enfermedades. Favorece la duración menor de los catarros y te ayuda a mantenerte sano durante más tiempo.

SISTEMA LINFÁTICO

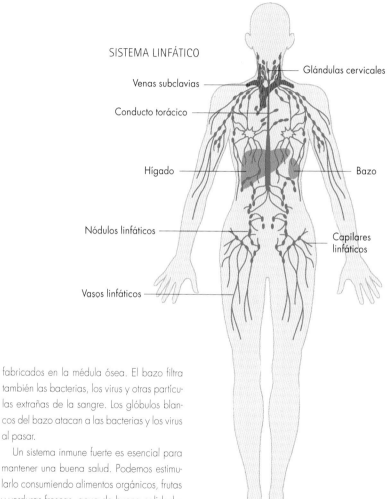

Venas subclavias

Conducto torácico

Hígado

Nódulos linfáticos

Vasos linfáticos

Glándulas cervicales

Bazo

Capilares linfáticos

fabricados en la médula ósea. El bazo filtra también las bacterias, los virus y otras partículas extrañas de la sangre. Los glóbulos blancos del bazo atacan a las bacterias y los virus al pasar.

Un sistema inmune fuerte es esencial para mantener una buena salud. Podemos estimularlo consumiendo alimentos orgánicos, frutas y verduras frescas, agua de buena calidad y haciendo ejercicio suave.

El aparato respiratorio

Las células del cuerpo necesitan oxígeno para funcionar correctamente, por lo que el sistema respiratorio constituye el equipamiento de respiración del cuerpo. Está formado por los pulmones, las vías aéreas, los vasos pulmonares y los músculos respiratorios. La hemoglobina (un compuesto para el transporte de oxígeno) de los glóbulos rojos toma constantemente el oxígeno disuelto en la sangre y se une a él para transportarlo por todo el cuerpo. El sistema respiratorio retira el dióxido de carbono, un producto de desecho de los tejidos corporales.

Componentes

La respiración exterior comienza en la nariz y la boca. La nariz humedece y calienta el aire que entra por sus agujeros. Este calentamiento del aire es muy importante para las personas que padecen asma, pues salir al aire frío puede provocar un ataque. Al respirar por la nariz en lugar de por la boca pueden evitar este tipo de ataques porque, como la nariz calienta el aire, impide la entrada repentina de aire frío a los pulmones.

La tráquea se extiende desde el cuello hacia el tórax (cavidad del pecho), donde se divide en los bronquios principales derecho e izquierdo (vías aéreas), que penetran en los pulmones derecho e izquierdo. El pulmón iz-

LA REFLEXOLOGÍA Y LOS PULMONES

La reflexología puede ayudar a mejorar la función del diafragma y los pulmones aumentando la cantidad de aire que aspiramos y de productos de desecho que espiramos. También contribuye a la distribución de oxígeno por el cuerpo. La reflexología puede facilitar la recuperación de trastornos respiratorios como el asma, la bronquitis, el enfisema, la gripe y los catarros comunes. Una buena pista es que una persona relajada hace respiraciones profundas, mientras que una persona nerviosa hace respiraciones superficiales. Si hacemos respiraciones profundas mientras trabajamos en el punto reflejo del plexo solar de la mano podemos favorecer la relajación.

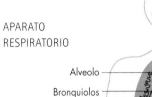

APARATO RESPIRATORIO

Tráquea

Alveolo

Bronquiolos

Pulmón derecho

Bronquios

Pulmón izquierdo

quierdo es más pequeño porque tiene que dejar espacio al corazón. Cada uno de los pulmones está encerrado en la caja torácica y apoyado por abajo sobre el diafragma. Los bronquios son las ramas del tubo respiratorio que transportan el aire hacia dentro y hacia fuera de los pulmones; se dividen en bronquios menores y bronquiolos (las vías finales y más pequeñas), y terminan en pequeños alveolos (bolsas de aire) donde tiene lugar el intercambio gaseoso.

Este intercambio gaseoso depende de la simple difusión, que proporciona el oxígeno adecuado y se libra de suficiente dióxido de carbono. La respiración se lleva a cabo aumentando el tamaño de la caja torácica: las capas pleurales que rodean los pulmones se deslizan una sobre otra y la presión en el pulmón disminuye, lo que absorbe el aire. Al espirar se realiza el movimiento contrario. El músculo principal de la respiración es el diafragma.

El aparato urinario

El cuerpo está compuesto aproximadamente por un sesenta y cinco por ciento de agua, que constituye nuestro nutriente más importante. Determinados tejidos (como los glóbulos blancos, los músculos esqueléticos y la piel) contienen la mayor cantidad de este elemento. Perdemos alrededor de litro y medio de agua al día a través de los intestinos, la piel, la respiración, el sudor y en forma de orina.

El agua es la solución que necesitan muchas reacciones químicas para poder realizarse. También ayuda a proveer de nutrientes y hormonas a las células corporales y distribuye el calor por todo el cuerpo. Durante nuestras actividades diarias estamos expuestos a sustancias perjudiciales, y los riñones utilizan el agua para diluirlas y que podamos seguir estando sanos. Necesitamos beber alrededor de dos litros de agua al día para mantener el funcionamiento saludable de los riñones.

Componentes

El aparato urinario está formado por los riñones, en los que se forma la orina para eliminar el material de desecho y la sangre; los uréteres, que transportan la orina desde los riñones; la vejiga, que almacena la orina hasta que pueda ser eliminada, y la uretra, por la que la vejiga se vacía al exterior. Este aparato utiliza una combinación de filtración y ex-

---

LA REFLEXOLOGÍA Y LOS RIÑONES

La reflexología colabora con el aparato urinario en la distribución de agua por todo el cuerpo al mejorar su circulación. El tratamiento puede también ayudar al funcionamiento de los riñones y a la eliminación de desechos y sodio. Puede ser eficaz para reducir la retención de líquidos y combatir las infecciones del tracto urinario.

---

creción para eliminar los productos de desecho perjudiciales, tales como el alcohol y la urea, de nuestro cuerpo.

Bajo la influencia de las hormonas, los riñones producen orina y mantienen equilibrada la química interna del cuerpo. Excretan el exceso de sodio, que se relaciona con la tensión arterial elevada; cuando sube el nivel de sodio en el cuerpo, los fluidos se vuelven menos concentrados al retener más agua, y puede provocar retención de líquidos y edema.

Los uréteres transportan la orina del riñón a la vejiga. La ureteritis es una inflamación del uréter que puede estar provocada por un bloqueo debido a una piedra o por la propagación de una enfermedad de la vejiga. La vejiga es un órgano musculoso y hueco que recoge y almacena la orina. La uretra es un tubo delgado que va de la vejiga al exterior del cuerpo. La uretra masculina es mucho más larga que la femenina (recorre toda la longitud del pene) y atraviesa la glándula prostática.

Remedios naturales

La infusión de manzanilla es un diurético natural que ayuda a reducir la retención de líquidos. La infusión de diente de león limpia la sangre y es también diurética, lo que la convierte en la ideal para tomar durante un programa de desintoxicación. La sal en la dieta se ha relacionado con la tensión arterial elevada; una buena alternativa es la sal marina Solo, que contiene un cuarenta y seis por ciento menos de sodio que la sal corriente.

APARATO URINARIO

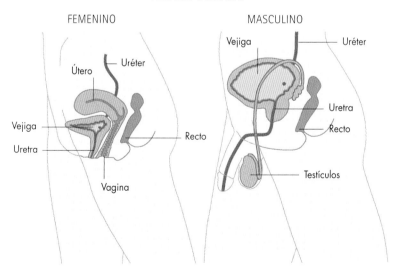

FEMENINO

Útero
Uréter
Vejiga
Uretra
Recto
Vagina

MASCULINO

Vejiga
Uréter
Uretra
Recto
Testículos

El aparato reproductor

La función biológica fundamental de los seres humanos es producir bebés para que la especie pueda continuar. Lo hacemos mediante la fusión de una célula espermática masculina y un óvulo femenino. Esta fusión puede ser el resultado de una relación sexual, de la reproducción asistida o de la fecundación in vitro, y se conoce como fecundación.

Aparato reproductor masculino

Los órganos del aparato reproductor masculino son fundamentalmente aquellos que permiten que el esperma del hombre se reproduzca con el óvulo de la mujer. El esperma y las hormonas sexuales masculinas se producen en los testículos, un par de glándulas ovoides suspendidas en una bolsa denominada escroto. Durante la erección, el esperma pasa por el conducto deferente hasta la vesícula seminal. La próstata está situada en la base (debajo) de la vejiga y rodea la uretra. Tiene el aspecto de una rosquilla. Su función es la de producir unas secreciones lechosas que forman parte del fluido seminal. Estas secreciones aumentan el volumen del semen, que se eyacula del pene erecto.

Aparato reproductor femenino

Este aparato incluye todos los órganos que permiten a la mujer ovular, mantener relaciones sexuales, nutrir y desarrollar un óvulo fecundado, guardarlo hasta que se haya convertido en un feto completamente desarrollado y parir. Los órganos reproductores de una mujer se encuentran en la cavidad pélvica a excepción de la vulva, que comprende los órganos genitales exteriores. Los ovarios son dos

LA REFLEXOLOGÍA Y EL SISTEMA REPRODUCTOR

El proceso reproductor humano es complejo, aunque fascinante. Con el fin de lograr el embarazo, el proceso de evolución y fertilización debe hallarse en equilibrio; sin embargo, para muchas parejas que desean tener un hijo esto no funciona en ocasiones. La reflexología y el enfoque holístico de la salud pueden equilibrar las hormonas, crear un esperma saludable y facilitar asimismo una ovulación regular.

glándulas con forma de huevo que segregan las hormonas sexuales femeninas, incluidos los estrógenos y la progesterona, que controlan el ciclo reproductor femenino. Cada mes una mujer en edad fértil debe liberar un óvulo de uno de los ovarios. Este óvulo es transportado por la trompa de Falopio hasta el útero. El útero es un órgano muscular hueco de la cavidad pélvica, situado detrás y por encima de la vejiga y delante del recto. Proporciona un entorno adecuado en el que el feto puede crecer. Si el óvulo es fecundado por un espermatozoide, comienza a dividirse y se implanta en la pared del útero para desarrollarse y convertirse en un embrión. En el parto el bebé es empujado por el cérvix, el estrecho canal que forma el cuello del útero. El aparato reproductor femenino comienza a funcionar en la pubertad, con el comienzo de la menstruación, y deja de hacerlo en la menopausia.

APARATO REPRODUCTOR

FEMENINO

Trompa de Falopio

Ovario

Útero

Cérvix

Vagina

MASCULINO

Vejiga

Vesícula seminal

Próstata

Uretra

Conducto deferente

Escroto

Extremo del pene

Orificio uretral

Epidídimo

Testículo

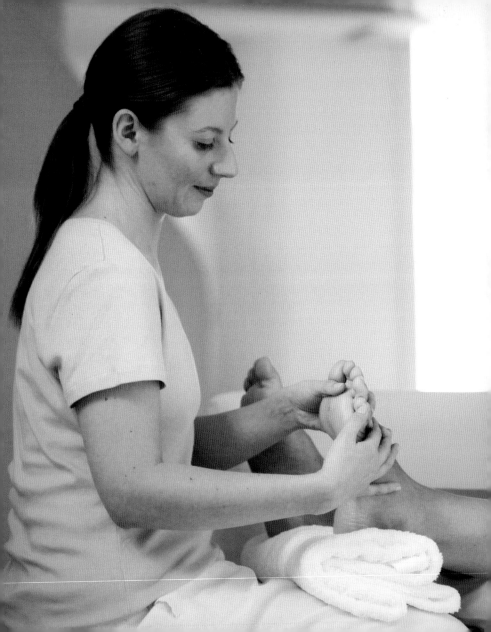

TERCERA PARTE

Preparación para la reflexología

Lo que revelan los pies

Nuestros pies revelan nuestro estado de salud, y a menudo los problemas que sufrimos en ellos están relacionados con problemas del cuerpo. La forma en la que vivimos nuestra vida, lo que comemos y bebemos, la manera de ejercitarnos y cómo nos sentimos pueden reflejarse en lo que un reflexólogo encuentra en los pies. Por ejemplo, unos pies tensos pueden indicar tensión en el cuerpo, mientras que unos pies débiles pueden señalar un tono muscular deficiente. Los pies fríos, azulados o enrojecidos pueden indicar mala circulación. Una persona con pies sudorosos (en especial si huelen) puede tener un problema hormonal. La hinchazón de los tobillos puede estar relacionada con una serie de problemas internos y debería ser examinada por un médico.

La falta de cuidados de los pies puede ocasionar callos, ampollas, uñas incarnadas y juanetes, capaces de afectar a la postura y al metabolismo. Por el contrario, algunos reflexólogos creen que un metabolismo deficiente y una mala postura pueden producir esos trastornos. Alrededor de dos tercios de la población sufre problemas en los pies. Es importante que seamos conscientes de algunas de las dolencias más corrientes para que podamos remitir a un paciente al podólogo.

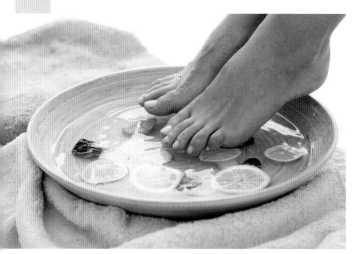

Tus pies pueden reflejar tu estado de salud y pueden revelar problemas físicos en otras partes del cuerpo.

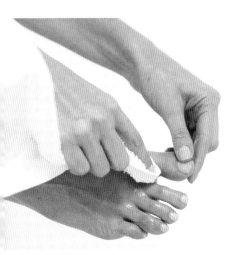

El secado exhaustivo entre los dedos es una forma práctica de evitar la infección fúngica conocida como pie de atleta.

El pie de atleta

Esta enfermedad fúngica afecta a la piel de la base de los dedos de los pies o entre ellos. La piel pica y duele, y en ocasiones se agrieta, se pela o se descama, en especial entre los dedos anular y meñique. También pueden presentarse zonas blancas y húmedas, y los pies pueden exhalar un olor distintivo y desagradable. Entre las causas que la producen están una inadecuada ventilación de los pies, andar descalzo en baños o duchas públicos donde se propaga la infección, no secar adecuadamente entre los dedos o utilizar una toalla o una alfombrilla de baño infectadas.

El pie de atleta se cura a veces sin necesidad de medicación, pero la mayoría de las infecciones fúngicas responden bien a los medicamentos antifúngicos prescritos por un podólogo. Los cuidados posteriores incluyen cambiarse los calcetines o las medias frecuentemente, secar cuidadosamente entre los dedos de los pies, evitar compartir toallas y llevar zapatos bien ventilados. Al aplicar reflexología, evitar la zona infectada, o si ésta está muy mal, tratar las manos en su lugar.

Papilomas

Un papiloma aparece como una zona elevada de la piel debida a un aumento del tamaño de las células de las que se compone el tejido. También conocido como «verruga plantar», se cree que es producido por un virus.

Algunos consejos para tratar un papiloma de forma natural son frotar un diente de ajo sobre él y taparlo con cinta aislante para impedir la entrada de oxígeno, o cubrirlo con un trozo pequeño del interior de una piel de plátano y sujetar éste para que no se caiga por la noche; repetir todas las noches durante dos o tres semanas para obtener un mejor resultado. Para prevenir la transmisión cuando trates a una persona que presenta un papiloma, cubre la zona contagiosa con esparadrapo o evítala, y remite al cliente a un podólogo.

Juanetes

Un juanete es una bolsa engrosada y rellena de líquido que recubre la articulación de la base del dedo pulgar (o en ocasiones del meñique) del pie. A menudo duele y está inflamada. La causa puede ser la presión o fricción persistente de un agente exterior, el desplazamiento de los pies debido a los zapatos de tacón, una debilidad articular heredada o una lesión en la articulación.

El tratamiento de los juanetes incluye llevar un calzado que se ajuste de forma adecua-

Los zapatos de tacón hacen que se acorte la musculatura de la pantorrilla, por lo que resultará doloroso llevar zapatos planos.

da, un parche protector para aliviar las molestias o la cirugía para eliminarlos.

Uñas incarnadas

Muchos jóvenes menores de treinta años están afectados por este doloroso problema del pulgar, en el que uno de los bordes de la uña o los dos penetran en la piel adyacente. La uña se introduce en el suave tejido de la piel, lo que puede dar lugar a sangrado, infección e inflamación. Suele ser producido por cortar la uña demasiado o por cortar los bordes hacia dentro. También puede ocasionarse por usar zapatos apretados y que ajusten mal, por herencia o por una mala higiene personal.

Si se hace crónico, el podólogo recortará una pequeña sección de la uña para aliviar la presión. Si el problema es agudo (la piel está roja, hinchada y probablemente infectada) puede ser necesario eliminar quirúrgicamente una parte de la uña o toda ella.

Callos

Un callo es una zona concentrada de piel dura y es el problema cutáneo más corriente de los pies. Tiene aspecto cónico y carece de raíz. A menudo se desarrolla como forma de protección: en el punto focal de presión la piel se endurece y engrosa. Un callo duro es un acúmulo de piel endurecida que suele formarse encima de los dedos y en la planta del pie, especialmente sobre la almohadilla; demuestra que la

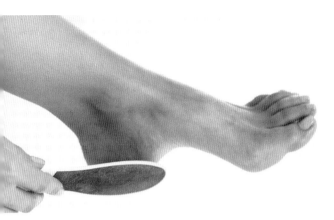

Frotar la piel dura debería constituir una parte habitual de la rutina del baño.

piel está siendo demasiado rozada y presionada. Los callos blandos se encuentran entre los dedos y a veces bajo las uñas; son producidos por una presión excesiva combinada con un exceso de sudor, y a veces son dolorosos.

Se pueden prevenir los callos llevando zapatos amplios. Un podólogo puede eliminar fácilmente los callos duros y colocar un parche o plantilla para aliviar la presión, lo que debería impedir que se reprodujeran. El tratamiento para los callos blandos es secar la piel aplicando alcohol quirúrgico cada día. Si el callo es doloroso puede ser eliminado por un podólogo o protegido por un pequeño parche de quita y pon.

Durezas

Una dureza es una zona de piel engrosada y a veces con aspecto córneo, amarilla o marrón oscuro y descolorido. A menudo aparece en los pulgares, sobre los dedos, en los talones o en la almohadilla del pie, pues ésos son los puntos que soportan el peso. Si se ve agravada por una presión persistente puede hacerse dolorosa. Las durezas en los pies son corrientes porque diariamente los sometemos a una gran cantidad de presión.

Son debidas a zapatos apretados o que ajusten mal, o a una presión o fricción prolongada y regular, como cuando corremos, estamos de pie mucho tiempo o tenemos un peso corporal inestable. El tratamiento incluye llevar zapatos que ajusten adecuadamente, pelar las zonas de piel engrosada o colocar una plantilla moldeada dentro del zapato. El uso de una piedra pómez y la hidratación de los pies dos veces al día pueden ayudarte a librarte de las durezas. Incluye la hidratación de los pies en tu rutina de baño.

Lo que revelan las uñas

¿Sabías que las uñas crecen más deprisa cuando los niveles hormonales fluctúan, como durante el embarazo o justo antes de la menstruación? Suelen crecer unos tres milímetros al mes, pero éste puede ralentizarse durante periodos de enfermedad grave. Cuando una uña comienza a crecer de nuevo es más delgada, por lo que aparece una línea que la atraviesa y que se conoce como línea de Beau. Está provocada por la interrupción en la formación de proteínas de la uña.

Las uñas están fundamentalmente compuestas por una proteína fibrosa denominada queratina, que también se encuentra en el pelo. Muchas veces las personas que padecen alopecia descubren que sus uñas se han hecho más delgadas o incluso se caen. Son las moléculas de grasa y agua que se encuentran entre las capas de queratina las que hacen que las uñas sean flexibles y brillantes.

El cuidado de las uñas

La higiene de las uñas es importante, por lo que si acudes a un pedicuro asegúrate de que eliges una consulta con instrumentos impecables. Las infecciones virales, como la hepatitis B y C y las verrugas, pueden transmitirse a través de un instrumental mal esterilizado.

Cuando te apliques esmalte, utiliza siempre una capa transparente de base primero para impedir que amarilleen. El zumo de limón es excelente para eliminar manchas de las uñas: mezcla el zumo de un limón con media taza de agua templada y déjalas en remojo unos veinte minutos.

Las manchas blancas de las uñas podrían ser señal de que se está consumiendo demasiada azúcar.

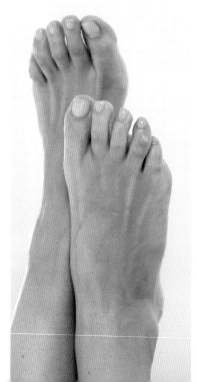

LAS UÑAS Y LA DIETA

Las uñas son un reflejo de la nutrición que entra en el cuerpo:

- Unas uñas rotas o agrietadas pueden indicar que necesitas beber más líquido. Intenta beber al menos ocho vasos de agua al día.
- Unas uñas secas y quebradizas pueden indicar una carencia de vitamina A y calcio en el cuerpo. La vitamina A se encuentra en el hígado, el queso, los huevos y el pescado azul (en especial las sardinas). El calcio se encuentra en la leche, el yogur, las sardinas, el atún en lata, los brotes de brécol morado y el queso.
- Unas uñas con los bordes excesivamente secos, muy redondeados y curvados, o unas uñas oscurecidas, pueden indicar una carencia de vitamina B_{12}. Los veganos tienen un riesgo mayor de padecerla porque esta vitamina sólo se encuentra en alimentos de origen animal, como la carne, el pescado y los huevos.

- Si el lecho de la uña está pálido puede ser señal de anemia, producida por una falta de glóbulos rojos en la sangre. El déficit de hierro es la causa más común. Aumenta la ingesta de carne magra, sardinas, hígado, pescado azul, albaricoques secos y verduras verdes de hoja.
- Unas uñas en forma de cuchara, cóncavas o con cavidades pueden indicar una dieta baja en hierro. Este trastorno se denomina coiloniquia y el médico puede realizar una prueba de hemoglobina para confirmar el nivel de hierro. Encontramos buenas fuentes de hierro en el hígado, el pescado azul, los albaricoques secos y las verduras verdes de hoja.

Los fundamentos del tratamiento

Los efectos de un tratamiento reflexológico se experimentan a menudo inmediatamente después de la sesión. Un cliente, por ejemplo, puede darse cuenta de que su dolor de cabeza ha desaparecido o de que su hombro congelado tiene mucha más movilidad. Pero pueden ser necesarios entre tres y cinco tratamientos para conseguir una mejoría completa (o considerable) en el trastorno o queja de un cliente.

En general, los trastornos que una persona lleva muchos años padeciendo tardarán más en mejorar. Eso significa que el reflexólogo y el cliente deben comprometerse a un plan de tratamiento que durará unos meses. El problema es que vivimos en una sociedad de prisas. La mayoría de las personas tienden a esperar resultados inmediatos, y una única sesión puede no corregir una dolencia que lleva años desarrollándose. Para todos los trastornos resulta recomendable un tratamiento a más largo plazo que oscile entre dos veces por semana y una vez al mes.

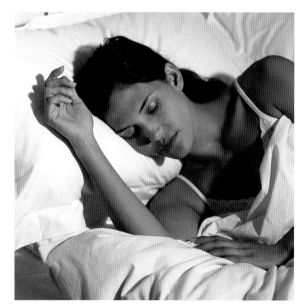

La reflexología es una terapia poderosa que puede ayudar a restaurar los patrones de sueño trastornados.

El entendimiento de las enfermedades

La reflexología estimula los propios procesos curativos del cuerpo y en ocasiones puede trastornar la ecología corporal al alterar su entorno interior. Eso a menudo provoca cambios en el cuerpo y en la mente como resultado del tratamiento. En general las personas comprueban que tras la reflexología duermen mejor y descubren una reducción de los síntomas que les estaban molestando.

Las reacciones al tratamiento varían igual que lo hacen unas personas de otras. Nuestras vidas, la dieta, el ejercicio, las emociones y la salud afectan a las reacciones que podemos experimentar tras un tratamiento reflexológico. También puedes utilizar con éxito la reflexología en la mayoría de las personas; sin embargo, es aconsejable no tratar a aquellas que presenten las siguientes contraindicaciones a la reflexología podal:

- Enfermedades contagiosas.
- Fiebre alta.
- Gangrena.
- Primer trimestre de embarazo.
- Trombosis venosa profunda.

Cada trastorno que sufrimos vive con nosotros y tiene su propio patrón durante el día. La enfermedad es catalizada por lo que hacemos: la taza de café que agrava un dolor de

PRECAUCIÓN

- Evita trabajar especialmente en las partes de los pies, tobillos y piernas donde observes venas varicosas, pues podrías dañarlas todavía más.
- Trabaja siempre rodeando las zonas con dermatitis o eccema; los clientes que padecen estas dolencias a menudo prefieren que utilices aceite en lugar de polvos.

cabeza, por ejemplo; saltarnos el desayuno, que dispara un síndrome de intestino irritable; la nueva crema de manos que activa la dermatitis. Sin embargo, la clave para entender la enfermedad es centrarnos en lo que hicimos antes de ser conscientes de la enfermedad o antes de que ésta empeorara.

La reflexología trabaja en los niveles emocionales y mentales. Es corriente que el tratamiento pueda liberar un bloqueo emocional, despertando sentimientos reprimidos, pero estas emociones suelen ser sólo temporales.

Reacciones a la reflexología

Las primeras sesiones de reflexología deben darse con toques ligeros, pues eso reduce cualquier posible reacción curativa que a algunas personas puede resultar desagradable.

Crisis curativas

La reflexología favorece los propios mecanismos curativos del cuerpo, por lo que debemos esperar algún tipo de respuesta. La mayoría de las personas experimentan una sensación de bienestar y se sienten con energía, rejuvenecidas o profundamente relajadas. Sin embargo, en ocasiones, la reflexología puede provocar una «crisis curativa» en la que los síntomas aparentan estar peor antes de mejorar. Se trata de un proceso de limpieza en el que el cuerpo se libera de las toxinas. Debes considerarla desde un punto de vista positivo; puede tratarse de un hito importante en el patrón de la enfermedad.

Aquellos clientes con una gran cantidad de impurezas en su sistema, o los que están atravesando una etapa difícil emocionalmente, son más propensos a experimentar una crisis curativa. De todas formas, ésta suele remitir en veinticuatro horas y puede aliviarse bebiendo dos litros de agua el día anterior, el día del tratamiento y el posterior. Esto favorece el lavado de las toxinas del cuerpo y reduce la intensidad de la crisis. A este tipo de

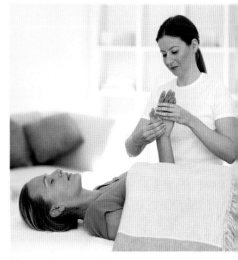

Un tratamiento suave tiene menos probabilidades de provocar una crisis curativa.

clientes les puede también resultar bastante doloroso el tratamiento en determinadas zonas, en cuyo caso se debe reducir la presión para evitar producir incomodidad.

Respuesta hipersensible

Las reacciones menos comunes durante un tratamiento son conocidas como «respuestas hipersensibles» y pueden incluir una repentina sudoración, una sensación de frío inusual,

REACCIONES POTENCIALES AL TRATAMIENTO

La siguiente lista te muestra las reacciones que una persona puede experimentar tras el tratamiento reflexológico:

- Un empeoramiento temporal de los síntomas.
- Una sensación de profunda relajación.
- Sueño más profundo de lo normal.
- Frío.
- Necesidad de dormir mucho.
- Un aumento de energía.
- Calor.
- Un aumento en la frecuencia urinaria o de defecación.
- Ligera diarrea.
- Emotividad o alteración.

- Reacciones cutáneas.
- Irritabilidad o desasosiego.
- Secreciones nasales.
- Un gran bienestar.
- Aumento de la sudoración en manos y pies.
- Náusea o mareos.
- Sed.

Es posible que algunos clientes sientan frío de repente mientras reciben tratamiento reflexológico. Puede resultar apropiado cubrirles con una manta antes de empezar la sesión. No te sorprendas si alguien se queda dormido durante el tratamiento; es perfectamente natural.

náuseas, mareos o angustia. En caso necesario puedes interrumpir el tratamiento en cualquier momento y abrir la ventana, dar al cliente un vaso de agua y en general atender a cualquier necesidad del cliente.

Normalmente, sin embargo, casi todo el mundo responde muy favorablemente al trata-miento y a menudo no puede creer el efecto tan positivo que la reflexología tiene sobre su salud, su bienestar emocional y sus relaciones interpersonales. Todas las reacciones que pueda experimentar tu cliente son una parte necesaria del proceso de curación y suelen remitir en veinticuatro horas.

Adaptemos el tratamiento

La reflexología es acumulativa, lo que significa que cuantos más tratamientos recibe una persona, mayor es el efecto sobre su cuerpo. La mayoría de los clientes reciben un programa completo de sesiones y la presión ejerci- da debe alternar de suave a fuerte, dependiendo de los trastornos sobre los que estés trabajando. Hay algunos casos, sin embargo, en los que debes adaptar el tratamiento a causa de la edad o de problemas de salud.

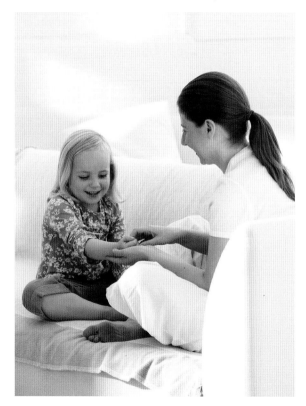

Dar a tu hijo un tratamiento de reflexología puede reforzar el vínculo entre ambos.

En ocasiones debes adoptar un método paulatino y trabajar de forma más ligera durante un periodo más largo de tiempo, pues para algunas personas es preferible evitar la incomodidad de una crisis curativa (véase página 92).

Tratamiento para niños

Los efectos de la reflexología en los niños son bastante soporíferos y en caso necesario pueden ayudar a reinstaurar una rutina de sueño con los más pequeños. Sus energías tienden a estar más limpias y por ello reaccionan a los tratamientos con más rapidez. Siempre recomiendo tratamientos ligeros para los menores de dieciséis años; y no olvides obtener el permiso paterno antes de tratar a un menor.

Antes de comenzar el tratamiento es importante preparar el entorno. La música y la iluminación que utilices deben estar cuidadosamente pensadas: la música ligera o clásica suele funcionar bien para tranquilizar a un niño. Puedes tener libros o juguetes, o pedir a uno de los progenitores que lleve su juguete preferido. Probablemente tendrás que ajustar tu equipamiento, con más almohadas, para que se sienta cómodo. Un buen método es emplear aceite sobre los pies de los niños. Tus movimientos deben ser lentos y relajantes, y ¿qué tal contarles un cuento mientras les tra-tas? Puedes inventarte una historia de un gusanito que va comiendo por el jardín mientras empleas la técnica de caminar (véase página 130) con el pulgar y los otros dedos. Para obtener más información acerca del tratamiento reflexológico para trastornos concretos en niños pequeños, véanse páginas 322-335.

Tratamiento para personas mayores

La reflexología pretende proporcionar lo que el cuerpo necesita, ya sea más energía, un sistema corporal más eficiente, mejor memoria o un estado más alegre. A medida que nos hacemos mayores nuestras energías corporales internas se ven afectadas por las malas posturas, una dieta inadecuada, la contaminación, la enfermedad, los pensamientos negativos, las preocupaciones y el estrés. Esto conduce al estancamiento del flujo energético por el cuerpo y puede crear más toxinas. El objetivo de la reflexología es eliminar las toxinas del cuerpo. Cuantas más toxinas contenga el cuerpo, más oportunidades hay de que se sufra una crisis curativa.

Para las personas mayores emplea una presión ligera con un ritmo lento y suave. No trabajes demasiado ninguno de los puntos reflejos, lo que significa que permanezcas en ellos no más de cinco segundos antes de pasar a la siguiente parte de la secuencia. Em-

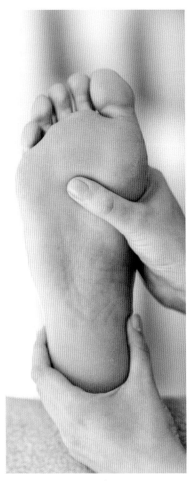

En caso necesario puedes tratar a un cliente dos veces al día con presión suave.

plea más tiempo en las técnicas de relajación al principio y al final del tratamiento; quizá desees emplear diez minutos del tiempo de la sesión en ellas. Para obtener más información acerca del tratamiento reflexológico para los años dorados, véanse páginas 336-345.

Reducir el dolor

Si una persona está sufriendo un trastorno doloroso, la reflexología puede ayudar a reducir la sensación de dolor estimulando la producción de endorfinas, los analgésicos naturales del cuerpo. Las endorfinas se producen en la glándula pituitaria (véase página 72) y son diez veces más poderosas que la morfina. Un trabajo ligero puede estimular al cerebro para que las produzca y minimizar la posibilidad de agravar el dolor. Debes prestar especial atención al reflejo pituitario (véase página 42) y volver a este punto unos veinte segundos extra antes de cerrar el pie con la rotación de los dedos.

Tratamiento de enfermos terminales

En el caso de una enfermedad terminal, la reflexología puede hacer que cualquier dolor sea más soportable y que la persona a la que estás tratando se sienta más cómoda. Centra tu tratamiento en ayudar al cliente con el estrés que rodea su enfermedad, en cualquier problema que tenga con los patrones de sue-

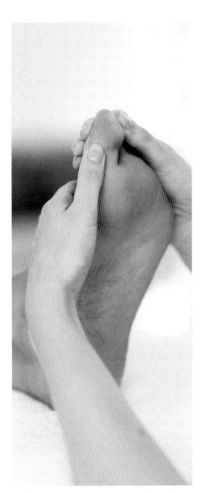

Utiliza una presión suave para clientes bajo medicación, pues sus respuestas pueden estar amortiguadas a causa de ésta.

ño y en reducir los efectos colaterales de la medicación que esté tomando.

Muchos enfermos terminales encuentran que las sesiones de reflexología les ayudan a respirar con más facilidad y a obtener un mayor control del intestino y la vejiga. Puede ser una experiencia muy gratificante ver lo mucho que mejoran, tanto física como emocionalmente, con los tratamientos. Intenta empezar con dos minutos de respiración profunda mientras trabajas el punto reflejo del plexo solar (véase página 42). Destina siempre tiempo suficiente para hablar con el cliente antes y después del tratamiento; esto les da la oportunidad de tratar cualquier necesidad espiritual.

Tratamiento de clientes bajo medicación

En las personas que estén tomando medicación prescrita por el médico aplica siempre una presión suave, por seguridad, porque las medicinas pueden haber amortiguado las respuestas de los puntos reflejos. Mantén los ritmos del tratamiento suaves y continuos. Habitualmente la medicación sí tiene efectos secundarios, que varían de hinchazón en los tobillos a un aumento de la tensión arterial tras haber empezado a tomarla. Si los clientes están experimentando estos efectos secundarios, centra tu tratamiento en la dolencia que padecen y remítelos a su médico para los efectos secundarios.

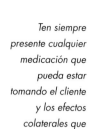

Ten siempre presente cualquier medicación que pueda estar tomando el cliente y los efectos colaterales que pueda provocar.

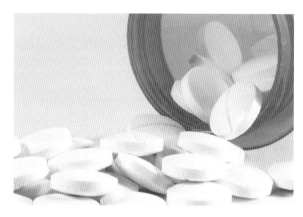

En el nivel más básico, la reflexología aumenta la circulación del cuerpo y eso puede aumentar la eficacia de los medicamentos. Si se produce algún cambio se debe notificar de él al médico. Existen teorías que afirman que el tratamiento reflexológico puede eliminar la necesidad de medicinas vitales, pero no han sido comprobadas. Presta especial atención a los puntos reflejos del hígado y los riñones, que necesitan ayuda para desintoxicar el cuerpo. Sigue volviendo a esos puntos durante todo el tratamiento.

El tratamiento pre y postoperatorio

Una fascinante investigación llevada a cabo en secciones de ortopedia de hospitales galeses ha estudiado cómo la reflexología puede acelerar la recuperación postoperatoria. Existen muchos estudios que demuestran que es capaz de acortar este periodo, reducir el dolor y facilitar unas estancias hospitalarias más breves. Dado que su objetivo es reconstruir el sistema inmune, ayuda a reducir el riesgo de infecciones hospitalarias.

Comienza el tratamiento unas diez semanas antes de la operación y céntrate en equilibrar los niveles emocionales del cliente. Esto es importante porque es bien sabido que una actitud positiva ante una operación acelera la capacidad del cuerpo para curarse. Cuando des tratamiento antes de una intervención quirúrgica presta especial atención a las zonas en las que se vaya a realizar. El tratamiento deberá darse al menos dos o tres veces por semana durante el mes anterior a la operación. Después retómalo cuanto antes, a ser posible a diario durante la primera semana y dos veces por semana a partir de entonces.

Para reducir los hematomas y el dolor tras la operación ofrece a tu cliente piña fresca como tentempié de media mañana. La piña entre horas posee unas poderosas propiedades antiinflamatorias. Muestra también a tu cliente los puntos reflejos de las glándulas suprarrenales situados en su mano (véase página 357) y pídele que los estimule y masajee a lo largo del día para ayudarle a reducir el dolor y la inflamación.

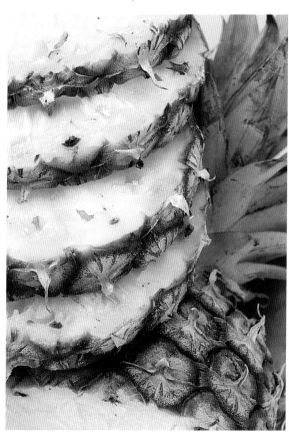

La bromelaína es la enzima de la piña y puede ayudar a reducir la inflamación y los hematomas.

Dónde tratar

Un reflexólogo profesional suele realizar sus tratamientos en una clínica, en su casa o de forma ambulatoria, y normalmente utiliza una camilla de masaje o una butaca reclinable especial. Sin embargo, no es necesario invertir en nada de esto. Un presupuesto limitado no te debe impedir realizar un tratamiento reflexológico bueno y profesional. Para el cliente es estupendo que el reflexólogo le visite en su casa, porque eso significa que después se puede relajar a gusto.

Siéntate cómodamente

Asegúrate siempre de que tanto tu cliente como tú estáis cómodamente sentados durante todo el tratamiento y de que accedes a sus pies con facilidad. He aquí cuatro posturas básicas que puedes utilizar cuando prestes tratamiento reflexológico.

Recibir el tratamiento tumbado en la cama es muy relajante y permite al cliente quedarse dormido después.

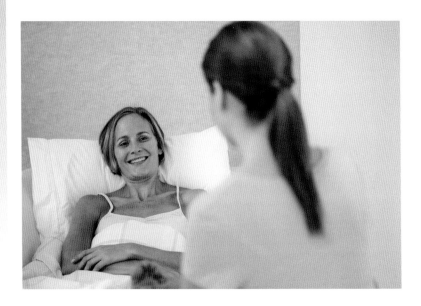

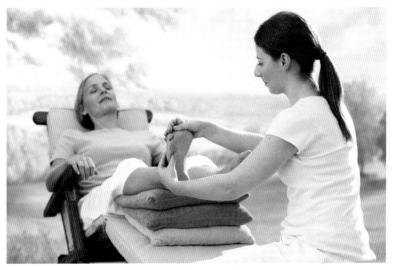

Los tratamientos pueden resultar muy relajantes en cualquier lugar, siempre que os resulte cómodos a los dos.

1. En una cama

Puedes utilizar una camilla de masaje o una cama con un taburete bajo para llegar fácilmente a los pies. Coloca dos almohadas bajo la cabeza del cliente, de manera que esté cómodo y te permita observar sus expresiones faciales durante la sesión. El contacto visual es importante, porque la mayoría de las personas muestran algún tipo de reacción cuando se trabaja sobre un punto reflejo doloroso. Coloca otra almohada bajo sus rodillas para sostener la parte baja de la espalda y dos más bajo los pies, de forma que queden a una altura que te resulte cómoda para trabajar. Puedes poner una toalla justo debajo de los pies del cliente por razones higiénicas y para cubrirlos cuando no estés trabajando sobre ellos.

2. En una silla de jardín

Si no dispones de una tumbona o de una butaca reclinable, una buena alternativa es una silla corriente de jardín cubierta con una sábana blanca. Deberás colocar un escabel junto a ella para que el cliente pueda apoyar los pies, y unas almohadas debajo de éstos.

3. En una butaca

La mejor forma de tratar a las personas mayores y a las que tienen menos movilidad es utilizar un escabel junto a una butaca. Asegúrate de que el cliente tiene los pies bien apoyados y de que se siente cómodo. Puede que tengas que sentarte cruzado de piernas en el suelo, pero intenta mantener la espalda recta durante toda la sesión.

4. En un sofá

Recibir un tratamiento en un sofá es muy relajante para el cliente; es un sitio estupendo porque se tarda sólo un minuto en prepararlo todo, lo que hace que resulte muy adecuado para sesiones improvisadas. Utiliza una almohada para que el cliente apoye la cabeza y coloca otras bajo las rodillas y bajo los pies. Sitúa una silla en el extremo del sofá y asegúrate de que los pies del cliente están a la altura correcta.

Es importante que el reflexólogo mantenga una buena postura durante el tratamiento para evitar dolores de espalda.

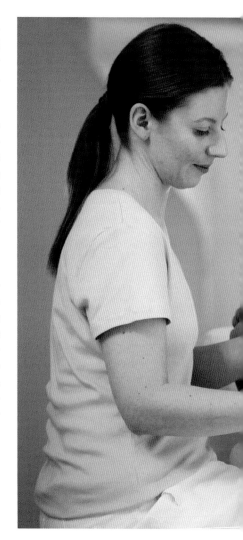

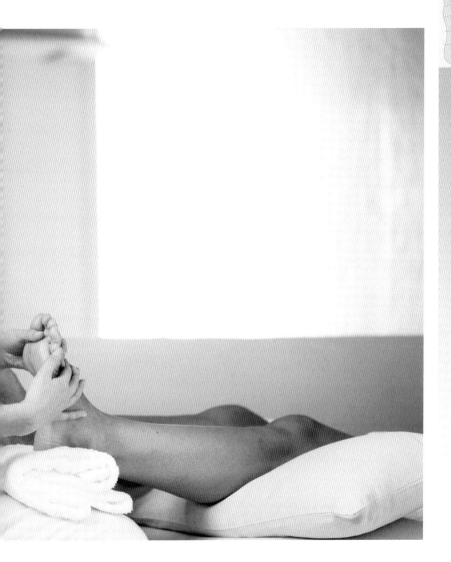

La preparación del entorno

Preparar el entorno de una forma profesional y concienzuda hará que el cliente confíe en el tratamiento. El entorno que creas es lo que se denomina «espacio curativo».

Música

Una música suave puede muchas veces ayudar a crear un entorno relajante. Elije por tanto algo tranquilizador y que ya hayas escuchado al completo, y no una pieza que te pueda sorprender con un repentino cambio de ritmo. Los discos de «sonidos naturales» no son siempre una buena idea porque pueden agravar algunas fobias. Piensa en lo que sentiría un cliente con miedo a ahogarse al escuchar una cinta con música de agua, o un cliente con fiebre del heno ante una música que describa el claro de un bosque en la estación veraniega.

Aroma

Una forma estupenda de aromatizar tu sala de tratamiento es quemar aceites esenciales relajantes o encender una vela perfumada treinta minutos antes de la sesión. Acuérdate de apagar la vela o el quemador al menos cinco minutos antes del comienzo; no es recomendable tener una fragancia muy fuerte en el aire, pues podría agravar trastornos respiratorios.

Si estás tratando a un cliente con asma no perfumes la habitación; ventílala bien antes del tratamiento.

Evita las flores cortadas porque el polen podría provocar alergia o fiebre del heno en algún cliente.

Iluminación

Es muy importante tener en cuenta la iluminación; las luces suaves ayudan a crear un entorno relajante y profesional. Pueden ser convenientes las lámparas de pie para que las bombillas no enfoquen a los clientes directamente a los ojos. Eso sería especialmente negativo para un epiléptico; la epilepsia es un trastorno bastante común, ya que afecta a una de cada dos mil personas. Está producida por un cortocircuito en el cerebro y se ha asociado la luz a las crisis.

Agua

Ten un vaso de agua a mano para poder ofrecérselo al cliente tras la sesión. El agua ayuda a lavar todas las toxinas que hayan sido liberadas durante el tratamiento. La mayoría de las personas se sienten ligeramente sedientas tras una sesión de reflexología.

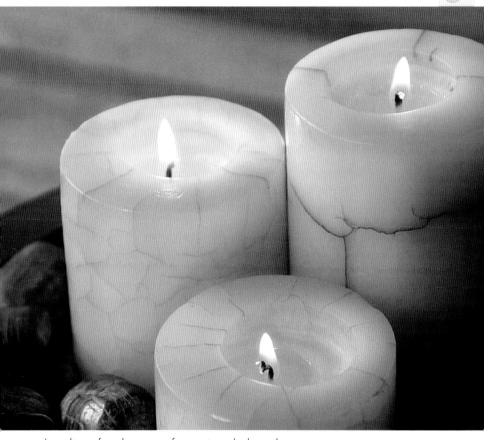

*Las velas perfumadas son una forma estupenda de ayudar
a crear una atmósfera relajante antes
de un tratamiento de reflexología.*

Prepárate

La imagen que presentas puede indicar el tipo de tratamiento que vas a dar. Si quieres trabajar de forma profesional necesitas tener aspecto de serlo. Viste siempre de blanco, una camiseta o camisa y pantalones de vestir o falda, para ofrecer una imagen de profesionalidad y ayudar a los demás a responder de la misma forma.

Higiene

Mantén tus uñas cortas y limpias para que no se claven en la piel del cliente cuando le estés tratando. Lávate siempre las manos antes y

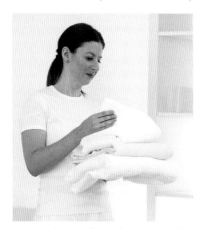

Los estándares profesionales en el vestido, la salud y la higiene, así como la seguridad y el cuidado del cliente, son fundamentales.

después del tratamiento para que estén limpias y frescas. Si tienes el pelo largo, átatelo para que no caiga sobre los pies del cliente durante la sesión. Quítate todos los anillos y pulseras antes de empezar.

Respiración y postura

Respira profundamente durante toda la sesión mientras trabajas, porque eso proporciona oxígeno a tus músculos y te permite dar un buen tratamiento, y que tu mente se concentre en trabajar los reflejos. Lo bueno de practicar la reflexología es que tú también puedes beneficiarte de ella. Si mantienes una buena postura, tu respiración es estable y estás centrado durante todo el tratamiento, estas técnicas pueden proporcionarte un gran estímulo físico y emocional.

Establece límites

Establece límites para el tratamiento apagando los teléfonos móviles y las televisiones, y así eliminar cualquier distracción. Centra tu atención por entero en la persona que estás tratando y evita conversaciones sobre ti, sobre tus preocupaciones y tu día. Tu actitud, tu imagen, el entorno y las intenciones son fundamentales, tanto antes como durante el tratamiento, porque estarás influyendo sobre el cliente en numerosos niveles.

LISTA DE COMPROBACIÓN DE PREPARATIVOS

- ¿Está el entorno caldeado y bien ventilado?
- ¿Resulta tranquilizante la iluminación?
- ¿Has apagado los teléfonos y la televisión?
- ¿Has encontrado un lugar cómodo donde tratar a tu cliente?
- ¿Has comprobado la idoneidad de la zona de tratamiento sentándote o tumbándote en ella tú mismo?
- ¿Estás usando almohadas y toallas limpias por razones de higiene?
- ¿Estás vestido de forma que tu cliente pueda respetar el valor de tu tratamiento?
- ¿Tienes las uñas limpias y cortas?
- ¿Te has quitado todas las pulseras y anillos que puedan interferir con el tratamiento?

- Si tienes el pelo largo, ¿te lo has atado para que no caiga sobre los pies del cliente?
- ¿Tienes a mano esparadrapo hipoalergénico para cubrir papilomas por si fuera necesario?
- ¿Tienes una manta para tapar al cliente durante el tratamiento?
- ¿Tienes una música adecuada para ponerla durante la sesión?
- ¿Tienes los polvos y el aceite listos? (véase página 109).
- ¿Has repasado el plan de tratamiento de las zonas del cuerpo (véase página 113) para que cuando tengas a tu cliente cerca todo te resulte familiar?
- ¿Tienes un vaso de agua a mano para dárselo al cliente después?
- ¿Tienes otro vaso para ti?

Prepara a tu cliente

Bañar los pies de tu cliente en agua antes del tratamiento puede constituir una experiencia agradable porque relaja todos los músculos de los pies y facilita el acceso a los puntos reflejos.

También puedes suavizarlos envolviéndolos en toallas calientes y dejando que el calor penetre. Los baños son un importante ritual en muchas culturas y puedes crear uno bien perfumado como acto de cariño previo al tratamiento.

Baños de pies con piedras

Coloca una selección de piedras grandes en la palangana y cúbrelas con agua caliente. Déjalas durante cinco minutos para que las piedras absorban el calor y el agua se temple. Prueba la temperatura con el codo y pide a tu cliente que meta los pies en la palangana durante un par de minutos.

Un baño de pies con piedras templadas y clavos de olor alivia los síntomas de la artritis.

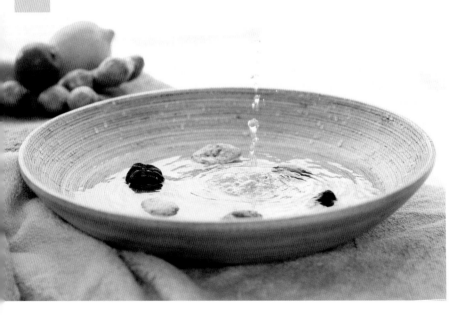

Puedes añadir una hierba o flor perfumada que creas que puede ayudar al cliente; introdúcela en una bolsita de muselina, ata la bolsa con hilo de algodón y sumérgela en el agua templada para obtener su efecto calmante. Otra posibilidad es crear cualquier combinación de hierbas y flores que te parezca adecuada para tu cliente. Unas cuantas flores o pétalos de rosa flotando en la superficie del agua quedan muy bonitos. Prueba las siguientes sugerencias:

• **El jengibre** es bueno para estimular la circulación y aliviar la tensión muscular y el agotamiento de los pies.

• **El jazmín** es beneficioso por sus propiedades relajantes generales; es excelente para aliviar la depresión, el estrés, la fatiga, el síndrome premenstrual y la irritabilidad. También puede ayudar a reducir el picor de la piel.

• **La hierba limón** *(lemongrass)*, utilizada tradicionalmente como remedio para las enfermedades de la piel, se quemaba para matar los gérmenes y como repelente de insectos. Sus propiedades pueden aliviar los dolores de cabeza y la mala circulación, y acelerar el proceso de curación.

• **El clavo de olor** posee propiedades bactericidas y calienta la piel; puede ayudar a reducir la inflamación y proporciona alivio temporal para la artritis, el reumatismo, las torceduras y los hematomas.

• **La lima** puede aliviar las venas varicosas, la mala circulación, la celulitis, los problemas respiratorios y las infecciones; unas rodajas de lima colocadas en el baño de pies resultan muy atractivas y dan un olor muy fresco.

Tras el pediluvio seca concienzudamente los pies del cliente y aplícales polvos. Esto permite que tus pulgares se deslicen por los pies mientras alternas la presión por los diversos puntos reflejos.

ACCESORIOS DE MASAJE

Existe una gran variedad de productos de masaje, desde polvos y cremas a aceites. A mí me gusta usar harina de maíz porque los tratamientos fluyen mejor y puedes emplear una presión firme sin que resbale el pulgar. La harina de maíz es una alternativa segura a los polvos de talco, y normalmente tiene el mismo aspecto y produce la misma sensación que éstos. Se ha dicho que el talco puede producir cáncer, por lo que la harina de maíz es un sustituto ideal.

POLVOS PERFUMADOS PARA REFLEXOLOGÍA

Una gran idea es fabricar tus propios polvos perfumados para reflexología. Es sencillo, barato y divertido. Piensa en el tipo de aromas que te gustan y en las imágenes que evocan. Elige el perfume con el que desees aromatizar tus polvos. Necesitarás un bol, harina de maíz, productos desecados para crear el perfume, un peso, papel y lápiz, un cuadrado grande de muselina e hilo de algodón con el que atarlo.

1 Llena el bol con harina de maíz.

2 Reúne las frutas desecadas, los granos de cacao, la piel de naranja desecada, las flores, hierbas o especias secas que hayas elegido. Sé imaginativo y pesa diferentes cantidades de cada producto para fabricar tus polvos de reflexología personales.

3 Escribe las combinaciones y los pesos para que puedas volver a fabricar este perfume en otro momento.

4 Envuelve los ingredientes formando una bolsita de muselina atada con un hilo de algodón. Introduce la bolsa en el centro de la harina de maíz y déjala que perfume los polvos durante cuarenta y ocho horas.

5 Pon nombre a tu aroma personalizado para polvos de reflexología.

Una vez que hayas creado tu aroma personalizado, ponte unos polvos en las manos y frótalos directamente sobre los pies; ahora puedes empezar el tratamiento. Otra sugerencia para aromatizar es colocar una rama de vainilla y una flor de anís estrellado en un bol lleno de harina de maíz y dejarlas durante cuarenta y ocho horas.

Disfruta creando tu propio aroma personalizado.

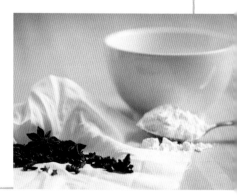

Aceites y cremas

Algunas personas descubren que tienen alergia a los polvos o que les hacen estornudar o toser durante el tratamiento. Si un cliente tiene eccema en los pies es preferible emplear aceite para no secar esas zonas.

Es mejor no utilizar un aceite de frutos secos como el de almendra para prevenir alergias de las que puedes no ser consciente. El aceite de pepita de uva, sin embargo, tiene una textura fina y se absorbe fácilmente por la piel. Si deseas aceite hidratante para pieles ancianas o secas, utiliza aceite de prímula en una dilución al veinte por ciento con aceite de pepita de uva. Los reflexólogos profesionales no emplean aceites esenciales en los pies porque no tienen formación en aromaterapia y estos aceites, al ser potentes, pueden estar contraindicados para el estado de un cliente.

Toallas y mantas

Durante el tratamiento necesitarás dos toallas limpias y secas. Coloca una bajo los pies del cliente, sobre la almohada de apoyo, por razones de higiene. La otra toalla es para cubrir los pies y mantenerlos abrigados. Coloca los pies a unos treinta centímetros uno de otro antes de empezar y cúbrelos con una toalla, que retirarás cuando empieces con las técnicas de relajación. Coloca la toalla sobre el pie izquierdo para mantenerlo abrigado mientras trabajas sobre el derecho, y viceversa.

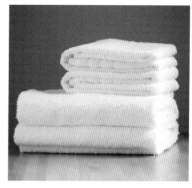

Antes de empezar un tratamiento envuelve los pies del cliente con toallas calientes para que estén abrigados y relajados.

Cuando termines el tratamiento vuelve a cubrir los dos pies con la toalla, en actitud amorosa, durante veinte segundos.

Durante el tratamiento los clientes pierden a menudo calor corporal y se quedan fríos, porque toda la energía del cuerpo ha sido dirigida hacia el interior para la sanación. Antes de empezar una sesión tapa a tu cliente con una manta, aunque haga calor, para impedir que se quede frío. Es buena idea colocar las toallas sobre un radiador caliente antes de dar un tratamiento; eso indica que te preocupas por tu cliente. A menudo son esos pequeños detalles los que crean una atmósfera especial. Sentir frío también puede ser un reflejo de la baja energía de una persona en un nivel emocional y físico.

La sesión de reflexología

La mayoría de los clientes habrán oído hablar de los maravillosos beneficios de la reflexología para la salud. Sin embargo es importante explicarles en qué consiste antes de empezar el tratamiento. Puedes utilizar las ilustraciones de este libro para mostrarles cómo trabajas los pies, así como la correspondencia entre determinados puntos reflejos y las diferentes partes del cuerpo.

Explícales lo que durará el tratamiento y que después de la sesión les dirás los puntos reflejos que están desequilibrados. Muéstrales en las manos las técnicas que vas a emplear en los pies. Asegúrales que aflojarás la presión si algún punto está sensible y que no pasa nada si se duermen durante el tratamiento.

Hacer el historial médico

Averiguar el historial médico de una persona es tan importante como entender por qué desean recibir tratamiento, pues eso puede arrojar luz sobre su estado de salud en ese momento. Todos los trastornos tienen un patrón sintomatológico; eso significa que hay determinadas cosas que un cliente hace para agravar su enfermedad y otras que pueden mejorarla. Por ejemplo, el café puede empeorar trastornos inflamatorios de la piel, como el eccema. Si lo sabes, puedes adaptar tu trata-

miento para prestar atención a los puntos reflejos del hígado y el riñón, así como sugerir a tu cliente que evite el café y compruebe si el eccema va remitiendo gradualmente.

Hacer un historial médico te permitirá también comprobar cualquier contraindicación. No se debe dar tratamiento durante el primer trimestre de embarazo, ni en casos de fiebre alta, gangrena o una enfermedad infecciosa como la tuberculosis. En otras ocasiones es necesario un tratamiento muy ligero que no provoque una crisis curativa (véase página 92), un hematoma o que cause dolor después.

LA IMPORTANCIA DE LA CONFIDENCIALIDAD

Ya estés tratando a clientes, amigos o familiares, necesitas hacer un historial médico. Esta información tiene que ser siempre confidencial y debes aclararlo antes de empezar, para así establecer una relación de confianza y profesionalidad desde el principio.

Plan de tratamiento

Utiliza la información del historial médico de un cliente para obtener la base de tu plan de tratamiento. Establece la frecuencia de las sesiones: pueden ser diarias, tres veces a la semana o semanales.

Centra tu tratamiento en las zonas del cuerpo en las que el estrés es más evidente, y haz un esquema de los puntos reflejos relacionados con ellas.

Presión

Caliéntate siempre las manos antes de colocarlas sobre los pies. La presión del tratamiento oscilará de suave a firme, dependiendo de la persona con la que estés trabajando. Un agarre suave de los pies resultará confortador para

Entender el patrón sintomatológico de un cliente te puede ayudar a identificar la causa subyacente de su problema.

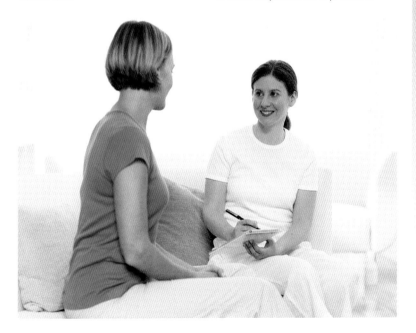

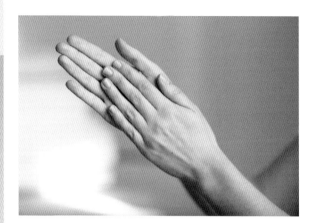

Es importante que te calientes las manos antes de dar un tratamiento.

el cliente mientras le estás tratando. Si aplicas una presión excesiva podrías dañarte los pulgares o provocar dolor al cliente. Durante todo el tratamiento ve ajustando la presión lo necesario para evitar causar cualquier molestia.

Observa las reacciones del cliente, porque una zona que resulte dolorosa puede indicar que la parte del cuerpo relacionada con ella no está funcionando adecuadamente. Si el cliente expresa cualquier molestia, reduce la presión inmediatamente y continúa estimulando suavemente el punto reflejo o la zona durante diez segundos, al cabo de los cuales la incomodidad debería haber remitido.

Si estás tratando a una persona que no está bien, es mayor o muy joven, emplea una presión más suave. Si un cliente ha tenido anteriormente una crisis curativa al tratamiento, trabaja con una presión mucho más suave du-rante la siguiente sesión. Con las personas que estén tomando analgésicos o drogas, sé consciente de que éstas pueden desensibilizar los reflejos de los pies, por lo que es importante no emplear una presión firme. Un buen consejo para mantener tus manos fuertes y sanas es colocar el pulgar tan cerca de la mano como te sea posible durante todo el tratamiento. Eso disminuye el riesgo de sufrir daños en las muñecas y en los músculos.

Sensaciones al tacto

Las sensaciones que puedes sentir durante un tratamiento variarán según la salud de tu cliente. Si una parte de su cuerpo no está funcionando bien, la zona refleja estará muy sensible. Las reacciones del cliente pueden oscilar desde un dolor difuso a sentir que le están clavando algo en el pie; eso no es más que un cristal que estás deshaciendo. Las sensaciones que experimenta tu cliente deberían ir siendo menos dolorosas a medida que avanza el tratamiento y la zona del cuerpo afectada se fortalece.

Si una zona está sensible, permanece sobre ella y dibuja círculos suaves y pequeños con el pulgar hasta que desaparezca la incomodidad. Si notas cualquier cristal, permanece en ella hasta que lo hayas roto todo lo posible. Sin embargo, pueden ser necesarios varios tratamientos para romper todos los cristales que hayas percibido. Utiliza la siguiente lista para ir señalando las sensaciones a medida que las vayas percibiendo:

• Burbujeo o estallido, como un plástico de burbujas.
• Cristales que parecen de azúcar o arena cuando los rompes.
• Zonas suaves y esponjosas.
• Zonas que dan la sensación de estar vacías.
• Sensación de grumos.
• Sensación granular.
• Zonas duras.

Visualización para curar

Concéntrate en el lugar en el que estás en tu mente y en tu cuerpo. Es importante vivir alegremente, con un fuerte espíritu optimista; necesitamos ser capaces de dirigir nuestras mentes constantemente en una dirección brillante, positiva y beneficiosa, y ayudar a los que nos rodean a hacerlo también. Debemos esforzarnos en desarrollar un estado en el que percibamos una sensación de alegría, con independencia de lo que ocurra.

Cierra los ojos y dirige una luz brillante y positiva desde el centro de tu cuerpo. Deja que esa energía irradie por tus brazos, piernas y dedos de las manos y los pies. Ya estás preparado para empezar el tratamiento.

TIEMPOS RECOMENDADOS PARA UNA SESIÓN

Preparar el entorno	5-10	minutos
Hacer el historial médico	5-20	minutos
Técnicas de relajación	5	minutos
Tratamiento de reflexología podal básico	15-30	minutos
Técnicas de relajación al final	5	minutos
Respuesta tras el tratamiento	5-10	minutos

Cuidados posteriores

Durante el tratamiento, algunos puntos reflejos pueden haber resultado dolorosos para el cliente o puedes haber sentido cristales en el pie. Eso significa que ha existido, existe o puede existir un desequilibrio en la parte del cuerpo correspondiente e indica que un punto reflejo está desequilibrado.

A veces puedes esperar sensibilidad en un punto reflejo; por ejemplo, si una persona ha estado padeciendo dolores de cabeza, los puntos reflejos de la cabeza, el occipital y el cuello estarán desequilibrados. Sin embargo, si desconoces el motivo debes investigar empleando una aproximación holística. ¿Qué aspectos del estilo de vida de tu cliente han afectado a su bienestar, su salud o el funcionamiento de alguna parte de su cuerpo?

Investigar los problemas

Comienza explicando a tu cliente que esperas sentir que determinados puntos reflejos estarán desequilibrados debido a los problemas que te ha contado. Por ejemplo, si sufre de ardor de estómago puedes imaginar que el punto reflejo del esófago estará sensible. Algunos puntos reflejos deben estarlo a causa del historial médico del cliente. Para aquellos puntos reflejos que estén desequilibrados sin razón aparente, hazle al cliente las siguientes preguntas:

1 Durante el tratamiento había mucha sensibilidad en este punto reflejo concreto. ¿Puedes imaginar el motivo?

2 ¿Has tenido alguna vez, o tienes en este momento, algún problema en esa zona?

3 ¿Estás siguiendo alguna medicación que no me has contado?

4 ¿Practicas algún deporte o hay algo en tu estilo de vida que podría agravar esta zona de algún modo?

Cuando tengas respuesta a estas preguntas puedes hacer alguna sugerencia sencilla sobre su estilo de vida que pueda ayudarle a aumentar sus niveles de energía, reducir el estrés o mejorar su dieta; podría incluir el ejercicio, un baño caliente antes de irse a la cama o comer más fruta y verdura.

Sin embargo, no es posible encontrar respuesta a todo y algunos puntos se quedarán sin ella. Pide a tu cliente que sea consciente de la zona débil y que no la agrave. Recuerda que, siempre que sea necesario, debes remitirles a un médico, a un servicio de apoyo o a otro terapeuta complementario.

Finaliza la sesión cubriendo los pies del cliente con una toalla, lavándote las manos y ofreciéndole un vaso de agua para eliminar todas las toxinas que hayan sido liberadas durante el tratamiento reflexológico.

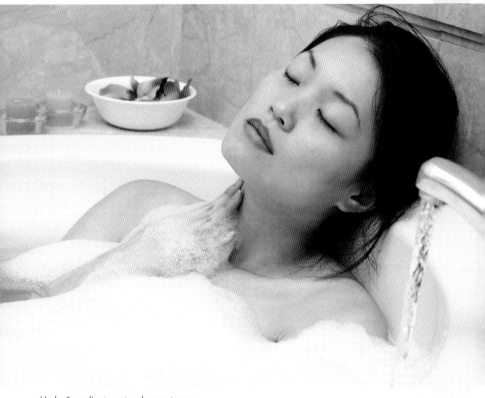

Un baño caliente antes de acostarnos puede ayudar a aliviar los trastornos del sueño.

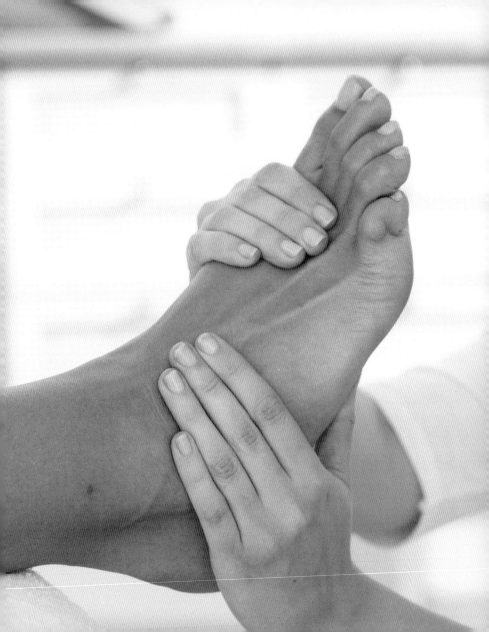

CUARTA PARTE

El tratamiento de los pies

El trabajo en los pies

Esta parte del libro te enseña cómo aplicar un tratamiento de reflexología podal efectivo. Debes convertirlo en una experiencia tan agradable como te sea posible, tanto para el cliente como para ti, pero no es necesario que lo planees por adelantado; los tratamientos espontáneos a amigos o familiares pueden tener mucho éxito.

La duración de la sesión variará entre diez minutos (cuando trates a un niño pequeño) y una hora (cuando trates a un adulto).

Dar un tratamiento con la intención adecuada puede resultarte muy tranquilizador y equilibrante, además de proporcionarte energía vital. La «intención adecuada» es sencillamente el deseo de curar a la persona con la que estás trabajando. Si deseas obtener ese estado de mente, cuerpo y alma, comienza tu tratamiento con una respiración de energía interna (véase página 123) y emplea algo de tiempo en respirar con tu cliente. Al hacer estos ejercicios, siente cómo las energías te inundan, envolviendo tu cuerpo en una luz blanca y sanadora.

Dispersando los cristales

La reflexología es una de las más inteligentes de todas las terapias complementarias porque, mientras vas dando el tratamiento, irás encontrando claves del estado de salud de tu cliente. Estas claves aparecen en forma de cristales en los puntos o zonas reflejas, o en los lugares donde el cliente siente molestias. Éstos te indican que hay, ha habido o podría haber un problema en la zona del cuerpo relacionada con ellos. A veces puedes esperarlos, porque conoces el estado de salud del cliente, pero otras puedes sorprenderlos al descubrir problemas de salud que no te han mencionado aún.

Tu tarea es dispersar los cristales que encuentres en los pies durante el tratamiento empleando tus dedos. Eso estimula los poderes de curación del propio cuerpo para ayudar a restaurar la buena salud. Tras el tratamiento puedes remitir a tu cliente al médico o a un especialista adecuado que pueda ayudarle con la dieta, la postura, el asesoramiento y demás. Recuerda que la reflexología no diagnostica ni cura.

Comienza tu tratamiento confiando en tus propias habilidades, porque para llegar a ser bueno en cualquier cosa tienes que comenzar con un pequeño paso y creer en ti mismo.

Tu intención de sanar a la persona con la que estás trabajando es un aspecto importante del proceso.

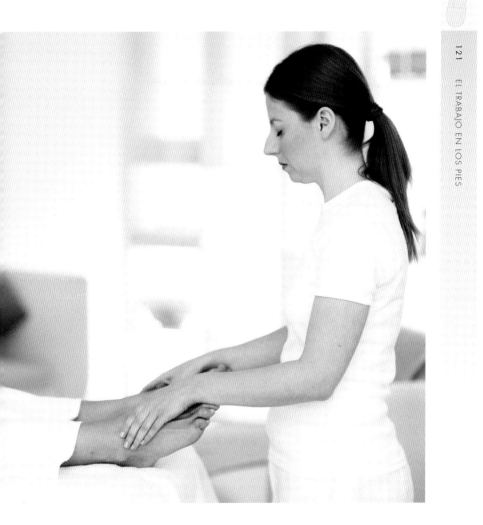

Relaja los pies

En esta página y en las siguientes encontrarás una serie de movimientos diseñados para tranquilizar y para disipar la tensión no sólo en los pies, sino en todo el cuerpo.

Todos ellos pueden emplearse para empezar y terminar un tratamiento. Algunos clientes, como las personas mayores, apreciarán que pases más tiempo con estos movimientos, porque ayudan a reducir el dolor y las molestias, y favorecen la circulación. Estas técnicas de relajación pueden utilizarse también solas con los niños pequeños, como parte de la rutina de irse a la cama, para ayudarles a dormir mejor. Puedes emplear el tiempo que desees en ellas.

Utiliza tu intuición e intenta atender a las necesidades inmediatas de la persona a la que estés tratando.

Debes trabajar primero en el pie derecho y luego en el izquierdo. Emplea unos toques suaves y confiados e intenta hacer que los movimientos fluyan de uno a otro. Damos un tiempo aproximado de duración para asegurar la efectividad de cada uno de ellos.

Cuando des un tratamiento, céntrate en primer lugar en relajar los pies.

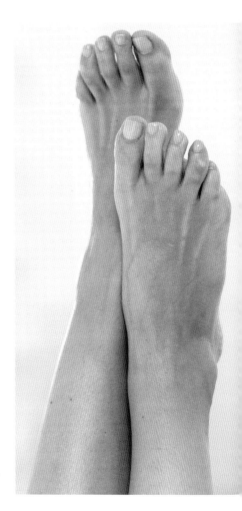

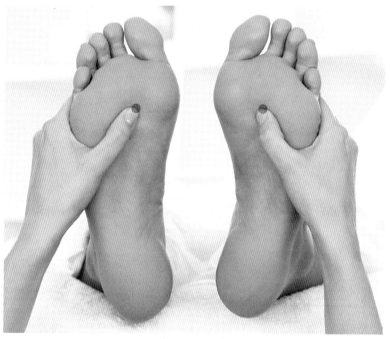

RESPIRACIÓN DE ENERGÍA INTERNA

Coloca el pulgar izquierdo sobre el punto reflejo del plexo solar del pie derecho y el pulgar derecho sobre el punto reflejo del plexo solar del pie izquierdo. Concéntrate unos momentos cerrando los ojos y céntrate en las energías que pasan de tu cabeza a los dedos de las manos y los pies.

Pide a tu cliente que realice una aspiración profunda durante cinco segundos mientras dibujas pequeños círculos sobre el punto reflejo del plexo solar. A continuación debe contener la respiración otros cinco segundos mientras continúas trabajando esos puntos. Pídele después que espire durante cinco segundos y reduce la presión sobre los reflejos del plexo solar. Cuando tu cliente aspire y espire, tú debes hacer lo mismo. Realiza la aspiración calmante para establecer tu intención y energía para el tratamiento. Repite el movimiento cuatro veces.

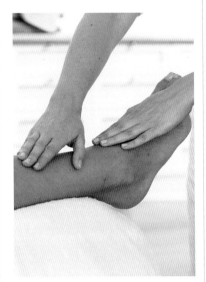

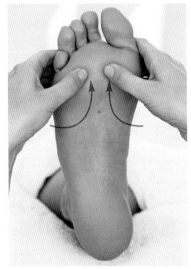

TOQUE DEL ÁNGEL

Coloca las palmas de las manos sobre el pie derecho y muévelas con suavidad subiendo por la pierna y volviendo a bajar. Ambas manos deben de trabajar juntas con presión media. A continuación trabaja el pie izquierdo. Continúa con este movimiento durante un minuto en cada pie.

RESPIRACIÓN DE APOLO

Coloca las manos sobre el pie derecho. Pon los dedos en la parte dorsal y los pulgares en la planta. Los pulgares deben estar en la zona de los pulmones y a dos centímetros y medio uno de otro. Con suavidad, lleva los dedos hacia ti mientras presionas un poco más con los pulgares. Pide a tu cliente que visualice, mientras aspira, que su respiración está llegando a la zona del cuerpo que necesita más ayuda y curándola. Completa el movimiento cinco veces. A continuación trabaja el pie izquierdo. Continúa durante treinta segundos en cada pie.

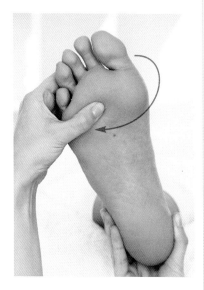

ORBE DE ATLAS

Sostén el pie derecho con una mano, colocándola bajo el talón. Sujeta el pie justo por debajo de los dedos con la otra mano y gíralo suavemente, primero hacia la derecha y luego hacia la izquierda, trazando círculos grandes. A continuación trabaja el pie izquierdo. Continúa con este movimiento durante treinta segundos en cada pie.

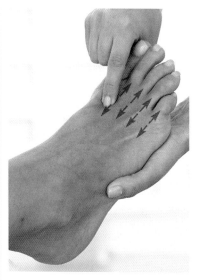

TIRÓN DE POSEIDÓN

Coloca el dedo índice sobre la parte dorsal y el pulgar en la planta del pie derecho, entre el dedo gordo y el índice. Imprime un movimiento de balanceo hacia arriba, por el surco existente entre los dedos, hasta donde puedas. Detente cuando llegues al final. Aplica una ligera presión y vuelve a deslizar los dedos hasta la base del dedo gordo y el índice. A continuación trabaja el pie izquierdo. Continúa con este movimiento durante treinta segundos en cada pie.

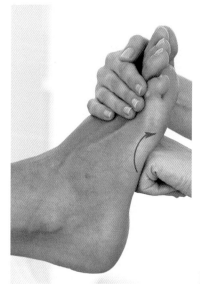

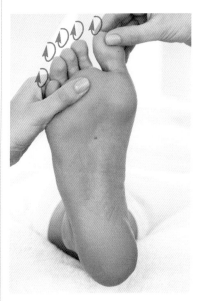

TORNADO SANADOR

Sostén el pie derecho con una mano y utiliza la otra mano para trazar pequeños círculos en el centro de la planta del pie. Gradualmente ve trazando círculos mayores hasta cubrir todo el pie. Repite esta técnica cinco veces con una presión media y, al hacerlo, imagina que la energía curativa se va formando en tus manos y preparándote para el tratamiento; es posible que se te calienten las manos. A continuación trabaja el pie izquierdo. Continúa con este movimiento durante treinta segundos en cada pie.

ROTACIÓN DE LOS DEDOS

Sostén el pie derecho y emplea tu índice y tu pulgar para trazar pequeños círculos a la derecha y a la izquierda, empezando por el pulgar del pie. Repite en los demás dedos. A continuación trabaja el pie izquierdo. Continúa con este movimiento durante treinta segundos en cada pie.

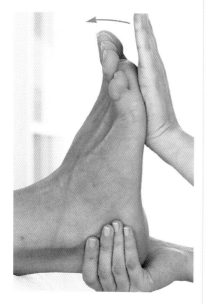

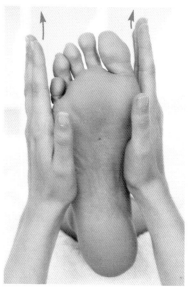

ESTIRAMIENTO DE HERMES

Sostén el pie derecho con una mano. Con la otra mano empuja suavemente el pie hacia atrás y estira el tendón de Aquiles. Mantén la postura diez segundos. A continuación trabaja el pie izquierdo. Continúa con este movimiento durante treinta segundos en cada pie.

ASCENSIÓN DEL FÉNIX

Coloca las palmas de las manos a ambos lados del pie derecho. Deslízalas con suavidad desde la parte superior del pie hasta el talón. Luego sostén el talón y vuelve a subir las manos suavemente hasta arriba. Repite este poderoso movimiento cinco veces. A continuación trabaja el pie izquierdo. Continúa con este movimiento durante treinta segundos en cada pie.

Técnicas básicas

En las páginas siguientes encontrarás cuatro técnicas reflexológicas potentes que te ayudarán a acceder a los puntos reflejos. Cuanto más las practiques, más fluida será la secuencia; conseguir un flujo constante es importante para que tu cliente se relaje.

La profundidad correcta de la presión se consigue con el tiempo y debe ir siempre variando a lo largo de la secuencia reflexológica. En general, si una persona no está bien, es mayor o es muy joven, la presión debe ser suave, pues eso evita una crisis curativa (véase página 92). La velocidad, sin embargo, debe ser siempre la misma a lo largo de todo el tratamiento.

Sostener el pie

Es importante sostener bien el pie para asegurarnos de que el cliente está cómodo durante el tratamiento. Una sujeción tranquila y confortadora hará que tu cliente se sienta seguro y relajado, sabiendo que su pie está bien apoyado. Debes emplear una presión entre ligera y media.

El secreto de un buen agarre de sujeción es emplear una mano para aplicar la reflexología y la otra para sostener el pie. Tienes en realidad una mano trabajando y la otra de sujeción. Coloca la mano de sujeción en el lado contrario de la mano o el dedo con los que estés trabajando. De esta forma te asegurarás siempre de que el pie de tu cliente esté cómodo.

Si utilizas en exceso los pulgares puedes correr el riesgo de sufrir una lesión por tensión repetitiva o síndrome del túnel carpiano. Mi mejor consejo es que mantengas el pulgar cerca de la mano durante todo el tiempo posible. Si te empieza a doler la mano o el pulgar, reduce la presión. Algunos de mis mejores tratamientos han sido dados con unos toques muy ligeros que a menudo tratan la causa de un síntoma, pues muchas veces esta causa es el estrés.

Si durante el tratamiento usas la yema del pulgar en lugar de la punta descubrirás que resultará mucho más relajante.

Aprender a utilizar la presión correcta para cada cliente es algo que se consigue con la experiencia; modérala para ajustarte a la situación y a las necesidades del cliente.

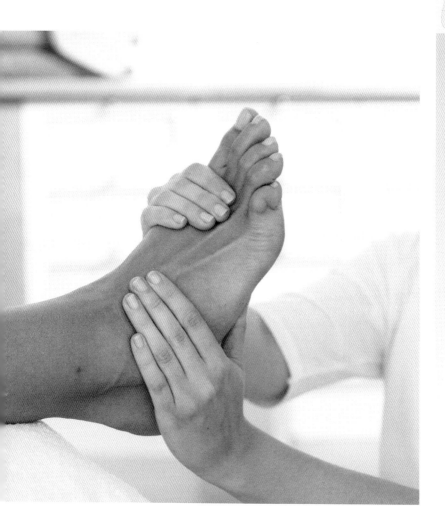

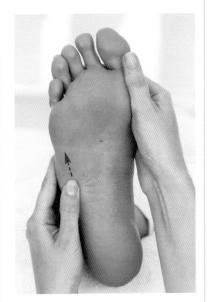
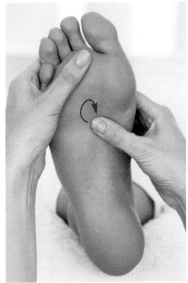

CAMINAR

Emplea el pulgar u otro dedo y camina sencillamente con él hacia delante, paso a paso. Lo mejor es utilizar la yema del pulgar. El dedo debe moverse por el pie a pasos diminutos en la dirección de la uña (nunca hacia atrás). El objetivo es encontrar los cristales de una zona refleja y deshacerlos. Con esta técnica debes emplear en general una presión media.

CÍRCULOS

Cuando trabajes sobre un punto reflejo emplea el pulgar u otro dedo para trazar círculos. Éstos no sólo estimulan un punto, sino que inician también los mecanismos de autosanación del cuerpo para ayudarle a que todas sus partes trabajen a un nivel óptimo. Cuando encuentres cristales, emplea los círculos para romperlos y abrir los canales de energía. En general deberás emplear una presión media y permanecer en un punto entre seis y veinte segundos.

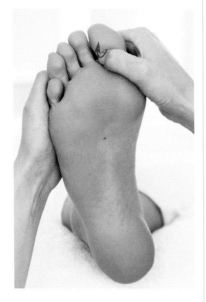

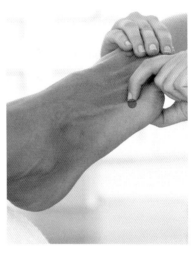

GANCHO

Emplea esta técnica para acceder a los puntos reflejos escondidos bajo los tejidos y los músculos. Forma un gancho doblando el pulgar y coloca la yema sobre un punto reflejo, empleando el gancho para profundizar sobre él. Trabaja el punto reflejo, moviendo suavemente el pulgar, para romper los depósitos de ácido úrico y calcio. Con esta técnica debes emplear en general una presión media.

BALANCEO

Esta técnica te ayuda a acceder a un punto reflejo profundo protegiendo el pulgar. Coloca el dedo índice sobre la parte dorsal del pie y el pulgar en la planta. Emplea el índice para sacudir una zona y para balancearte hacia delante y hacia atrás sobre un punto. Esta técnica resulta muy útil si por alguna razón no puedes emplear los pulgares. En general deberás emplear una presión media y permanecer en un punto entre seis y veinte segundos.

Una rápida referencia

Estas páginas contienen unos esquemas de referencia rápida con los que debes familiarizarte antes de empezar los tratamientos. Una recapitulación rápida de ellos te facilitará el seguimiento del tratamiento general del pie (véanse páginas 136-167). Además, puedes repasar las páginas 40-49 para recordar los diversos esquemas de la reflexología podal.

Las zonas del cuerpo

Observa lo fácil que resulta encontrar las zonas 1 a 5 en cada pie. La zona 1 comienza en el pulgar y la zona 5 termina en el meñique. He aquí un consejo que te resultará útil durante el tratamiento: la zona 1 es la más importante del cuerpo e incluye el sistema nervioso central, la glándula pituitaria, la columna, el cerebro y los órganos reproductores. En general observarás que esta zona es la más sensible.

Los huesos del pie

Antes de empezar un tratamiento da un vistazo rápido a las páginas 54-57 para recordar los huesos del pie, de forma que cuando un tratamiento te sugiera que trabajes bajo una cabeza metatarsiana concreta sepas exactamente lo que eso significa.

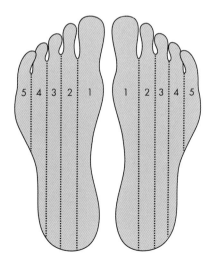

Zona 1: dedo pulgar
Zona 2: dedo índice
Zona 3: dedo corazón
Zona 4: dedo anular
Zona 5: dedo meñique

VISTA PLANTAR: PIE DERECHO

VISTA PLANTAR: PIE IZQUIERDO

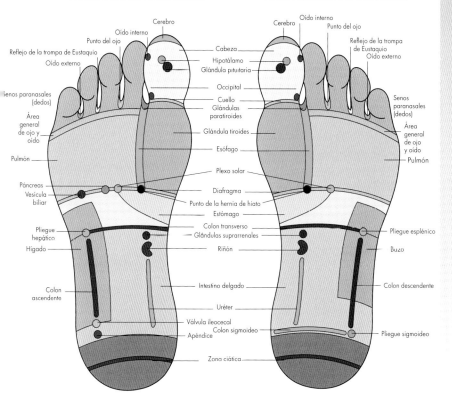

Cerebro

Oído interno

Punto del ojo

Reflejo de la trompa de Eustaquio

Oído externo

Senos paranasales (dedos)

Área general de ojo y oído

Pulmón

Páncreas

Vesícula biliar

Pliegue hepático

Hígado

Colon ascendente

Cerebro

Oído interno

Punto del ojo

Reflejo de la trompa de Eustaquio

Oído externo

Senos paranasales (dedos)

Área general de ojo y oído

Pulmón

Pliegue esplénico

Buzo

Colon descendente

Pliegue sigmoideo

Cabeza

Hipotálamo

Glándula pituitaria

Occipital

Cuello

Glándulas paratiroides

Glándula tiroides

Esófago

Plexo solar

Diafragma

Punto de la hernia de hiato

Estómago

Colon transverso

Glándulas suprarrenales

Riñón

Intestino delgado

Uréter

Válvula ileocecal

Colon sigmoideo

Apéndice

Zona ciática

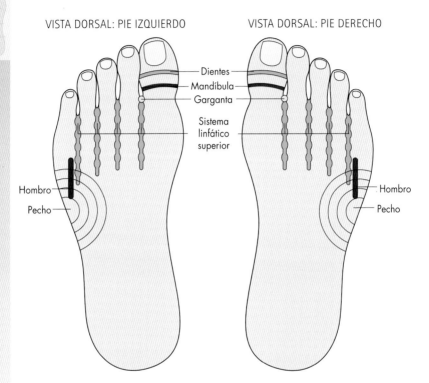

VISTA DORSAL: PIE IZQUIERDO

VISTA DORSAL: PIE DERECHO

Dientes
Mandíbula
Garganta

Sistema
linfático
superior

Hombro
Pecho

Hombro
Pecho

DIRECCIÓN DE LA PRESIÓN

En las ilustraciones de este libro relativas al tratamiento reflexológico se muestra la dirección de la presión mediante una línea de puntos. Esta presión debe variar según la persona a la que estés tratando. Emplea siempre una presión suave con los niños, los ancianos y los enfermos.

MAPA MEDIAL DEL PIE

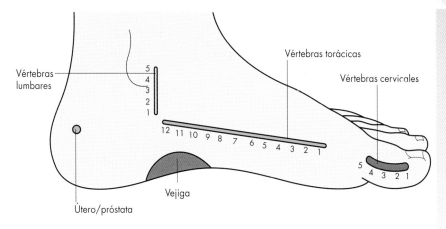

Vértebras lumbares

Vértebras torácicas

Vértebras cervicales

5
4
3
2
1

12 11 10 9 8 7 6 5 4 3 2 1

5 4 3 2 1

Vejiga

Útero/próstata

MAPA LATERAL DEL PIE

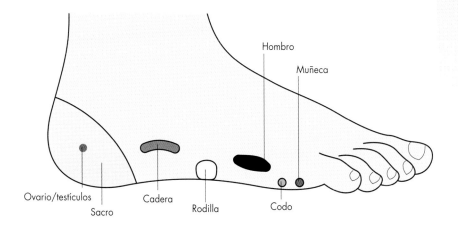

Hombro

Muñeca

Ovario/testículos

Sacro

Cadera

Rodilla

Codo

Tratamiento general del pie

Empieza y termina el tratamiento con las técnicas de relajación descritas en las páginas 122-127. Aplica la siguiente secuencia primero en el pie derecho y luego en el izquierdo, con movimientos lentos y seguros. Cuando hayas completado el trabajo en el pie derecho, cúbrelo con una toalla para mantenerlo abrigado y cómodo mientras trabajas en el pie izquierdo.

El tratamiento general del pie está diseñado para producir una sensación de relajación total, así como para aliviar los síntomas de las afecciones más comunes. El empleo de esta secuencia entre una y tres veces por semana te ayudará a fortalecer el sistema inmune del cuerpo, lo que te permitirá luchar contra las infecciones y las enfermedades. El tratamiento completo te llevará unos treinta minutos. Emplea una presión ligera sobre todos los puntos reflejos y ten siempre en cuenta cualquier posible contraindicación.

Los cristales y la ecología del cuerpo

Recuerda que si encuentras algún cristal debes trabajar sobre él para dispersarlo. Si tu cliente siente dolor, reduce la presión para evitar producir más molestias y trabaja suavemente sobre la zona. Tanto los cristales como el dolor indican que un punto reflejo está desequilibrado, lo que significa que ha existido, existe o podría existir un problema en la zona del cuerpo con la que está relacionado.

A veces, sin embargo, sólo se trata de la ecología del cuerpo, lo que quiere decir que algo del entorno del cliente ha alterado la fisiología de su cuerpo; por ejemplo, un cambio en la dieta, más o menos ejercicio o el estrés padecido a lo largo de la semana.

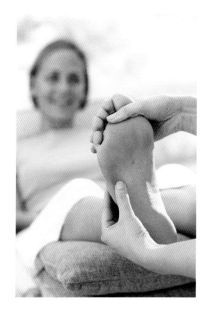

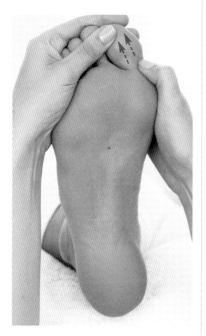

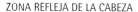

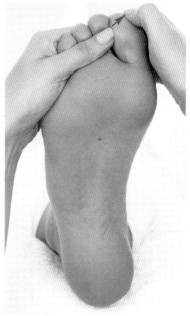

ZONA REFLEJA DE LA CABEZA

Sostén el dedo gordo con los dedos de una mano. Emplea el pulgar de la otra mano para caminar desde la articulación hasta la parte superior del dedo. Repite varias veces trazando líneas que suban por él. Es un punto reflejo estupendo para aliviar dolores de cabeza o problemas que afecten a esta zona del cuerpo.

ZONA REFLEJA DEL CEREBRO

Sostén el dedo gordo con los dedos de una mano. Emplea el pulgar de la mano de trabajo para caminar a lo largo de la parte superior del dedo. Repite este movimiento seis veces. Esto ayuda a dar a la persona una sensación de bienestar y equilibrio, y a aliviar dolores de cabeza y estrés. El área del reflejo del cerebro puede también ayudar a combatir la depresión y a afrontar la vida de forma positiva.

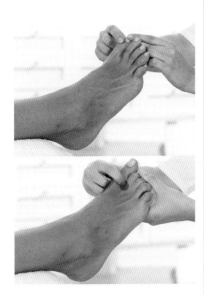

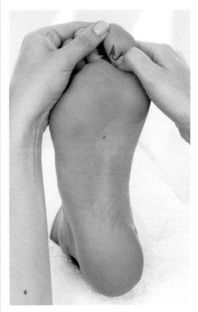

ZONA REFLEJA DE MANDÍBULA Y DIENTES/PUNTO REFLEJO DE GARGANTA

Sostén el pie con una mano. Para trabajar los dientes, comienza debajo de la uña, caminando horizontalmente con el dedo índice para ir cruzando el pulgar del pie. Repite tres veces. Para el reflejo de la mandíbula, comienza debajo de la articulación del dedo gordo, empleando el índice para caminar horizontalmente por el pulgar del pie. Repite tres veces. Para el reflejo de la garganta, traza pequeños círculos en este punto. Mantén contacto visual para poder reducir la presión si fuera necesario. Este punto reflejo trata cualquier trastorno de la garganta.

PUNTO REFLEJO DEL OCCIPITAL

Sostén el pie derecho y camina por la base del dedo gordo con tu pulgar derecho. Presiona en gancho sobre el pliegue entre el dedo gordo y el índice. Encontrarás un hueso que sobresale; coloca allí el pulgar y presiona en gancho en el punto reflejo durante diez segundos. Este punto resulta sensible para la mayoría de las personas porque el estrés diario afecta a la base del cráneo.

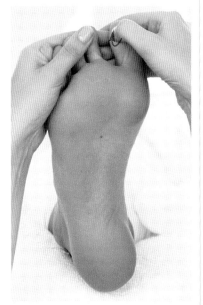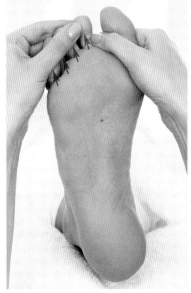

PUNTO REFLEJO DEL OÍDO INTERNO

Avanza dos pasos largos hacia la punta del dedo a partir del punto reflejo del occipital. Coloca el pulgar sobre el punto reflejo del oído interno y presiona en gancho en él durante diez segundos para trabajar esa zona.

ÁREA REFLEJA DE LOS SENOS PARANASALES

Sostén los dedos del pie con una mano. Emplea el otro pulgar para caminar hacia arriba por la vista medial de los dedos y luego por la vista lateral, comenzando por el dedo índice y terminando en el meñique. Utiliza pasos muy pequeños para cubrir tanta superficie como te sea posible. Continúa así por todos los dedos del pie, completando la secuencia dos veces. El trabajo sobre los reflejos de los senos paranasales puede dar buenos resultados para drenar y fortalecer esta zona.

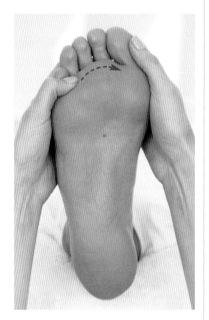

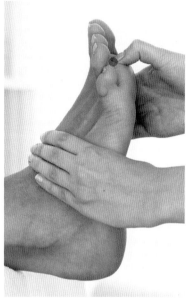

ZONA REFLEJA GENERAL DE OJO Y OÍDO

Trabaja con el pulgar desde debajo de la base del dedo índice del pie hasta el meñique. Toda esta sección representa la zona refleja general de ojo y oído. Camina por esta zona cuatro veces. Este movimiento ayuda a combatir cualquier problema que afecte a los ojos y a los oídos.

PUNTO REFLEJO DEL OJO

Coloca el dedo pulgar entre los dedos índice y corazón del pie. Presiona hacia abajo y en gancho en dirección al dedo gordo, trabajando el punto durante seis segundos. El punto reflejo del ojo del pie derecho representa al ojo derecho, y el del pie izquierdo al ojo izquierdo. Este movimiento puede ayudar con todos los problemas relacionados con los ojos.

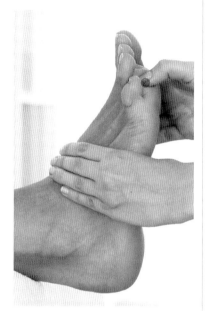

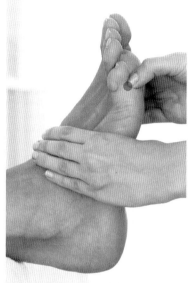

PUNTO REFLEJO DE LA TROMPA DE EUSTAQUIO

Coloca tu dedo pulgar entre los dedos corazón y anular del pie. Presiona hacia abajo y en gancho en dirección al dedo gordo, trabajando el punto durante seis segundos. Este punto ayuda con los trastornos del oído interno, los dolores y las infecciones. También facilita que el oído interno se iguale a diferentes altitudes: cuando viajas en avión, por ejemplo, o si necesitas que se te destaponen los oídos al bucear.

PUNTO REFLEJO DEL OÍDO EXTERNO

Coloca tu dedo pulgar entre los dedos anular y meñique del pie. Presiona hacia abajo y en gancho en dirección al dedo gordo, trabajando este punto reflejo durante seis segundos. Puedes identificar trastornos tales como un eccema en el oído externo.

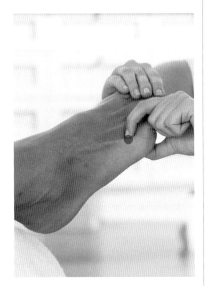

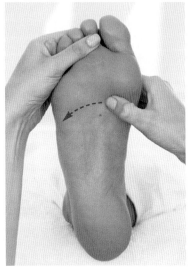

PUNTO REFLEJO DEL HOMBRO

Este punto se encuentra en la parte dorsal del pie, entre el cuarto y el quinto metatarsiano. La forma más sencilla de encontrarlo es colocando el índice y el pulgar en la base del anular y el meñique del pie. Balancea lentamente cuatro pasos siguiendo el borde del pie. Cuando encuentres el punto reflejo del hombro, detente y emplea la técnica de balanceo durante seis segundos. Trabajar este punto puede aliviar muchos problemas que afectan a los hombros, además de aliviar tensiones y aumentar la movilidad de la zona.

ZONA REFLEJA DEL DIAFRAGMA

Sostén el pie con una mano y emplea el pulgar de la otra para trabajar bajo las cabezas metatarsianas, cruzando la planta desde la zona medial a la lateral. Da pasos lentos y repite el movimiento cuatro veces. Trabajar la zona refleja del diafragma puede ayudar en casos de crisis de ansiedad, estrés general y problemas respiratorios.

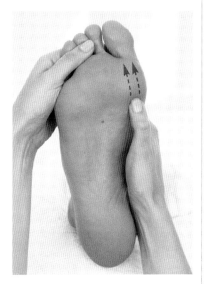

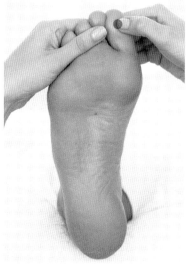

ZONA REFLEJA DEL TIROIDES

Utiliza una mano para empujar los dedos del pie hacia atrás, de forma que te sea más fácil encontrar cristales. Emplea el pulgar de la otra mano para trabajar la almohadilla del pie, a partir de la línea del diafragma y hasta las articulaciones de los dedos. Repite el movimiento lentamente seis veces sobre toda la zona durante treinta segundos. Trabajar la zona refleja del tiroides puede ayudar a regular los niveles de energía del cuerpo y favorece el mantenimiento del peso corporal.

PUNTO REFLEJO DE LA PITUITARIA

Este punto está situado en el centro de la yema del dedo gordo. Sujeta ese dedo con los dedos de una mano y emplea tu otro pulgar para hacer una cruz con el fin de encontrar el centro del pulgar del pie. Coloca tu pulgar en ese punto y aprieta en gancho con presión media durante diez segundos. Este punto ayuda a equilibrar todas las hormonas, regulando y controlando sus actividades, y muchos procesos corporales. Es un punto reflejo importante para solucionar problemas del sistema endocrino masculino y femenino.

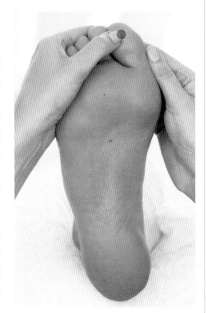

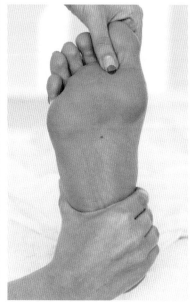

PUNTO REFLEJO DEL HIPOTÁLAMO

Avanza con el pulgar un paso hacia la punta del dedo gordo y da otro paso pequeño lateralmente. Presiona en gancho durante diez segundos. Junto con la glándula pituitaria, el hipotálamo regula la temperatura del cuerpo y los ciclos de sueño y vigilia, y ayuda a las personas a afrontar los efectos del estrés.

PUNTO REFLEJO DE LAS PARATIROIDES

Este punto se encuentra entre los dedos pulgar e índice del pie. Emplea tus dedos índice y pulgar para pellizcar la sección de piel situada entre aquéllos. Mantén la presión y traza círculos suavemente durante seis segundos. Este punto reflejo ayuda a controlar los niveles de calcio de la sangre, que regulan la densidad muscular y ósea y la función nerviosa, además de aliviar los trastornos relacionados con las glándulas paratiroides.

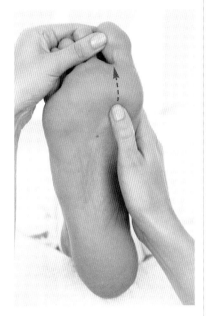

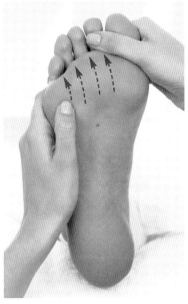

ZONA REFLEJA DEL ESÓFAGO

Sostén el pie con una mano y coloca el pulgar de la otra en la línea del diafragma, entre las zonas uno y dos. Trabaja con el pulgar hacia arriba entre los metatarsianos, desde la línea del diafragma hasta la zona refleja general de ojo y oído (véase página 140). Repite este proceso cuatro veces. Trabajar esta zona puede aliviar los trastornos del esófago, el mal aliento, los problemas de deglución y el ardor de estómago.

ZONA REFLEJA DEL PULMÓN

Sostén el pie con una mano y emplea el pulgar de la otra para trabajar hacia arriba desde la línea del diafragma hasta la zona refleja general de ojo y oído (véase página 140). Debes estar trabajando entre los metatarsianos para estimular el pulmón adecuadamente. Repite este proceso dos veces, asegurándote de que has trabajado entre todos los metatarsianos. Estimular esta zona puede aliviar trastornos de los pulmones, además de ayudar a fortalecer sus funciones.

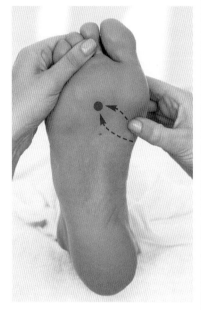

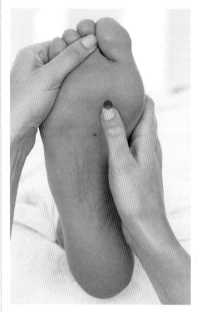

ZONA REFLEJA DEL ESTÓMAGO

Esta zona refleja está situada justo debajo de la almohadilla del pie. Sostén el pie con una mano y coloca el pulgar de la otra justo debajo de la zona refleja del tiroides (véase página 143). Trabaja con suavidad hacia el plexo solar entre tres y cuatro veces. Las personas con problemas de estómago pueden tener esta zona sensible o puedes notar cristales en ella. Trabajar esta zona aliviará trastornos estomacales como las úlceras y facilitará la producción de jugos gástricos.

PUNTO REFLEJO DE LA HERNIA DE HIATO

Este punto está situado en la línea del diafragma, entre las zonas uno y dos. Flexiona el pie hacia atrás con una mano y coloca el pulgar de la otra sobre el punto de la hernia de hiato. Permanece en él trazando círculos durante doce segundos. Una hernia de hiato es un trastorno corriente y consiste en que una parte del estómago sale a través de una zona débil del diafragma. Trabajar este reflejo aliviará los síntomas asociados con él, incluidos el reflujo de ácido, el ardor de estómago y el dolor.

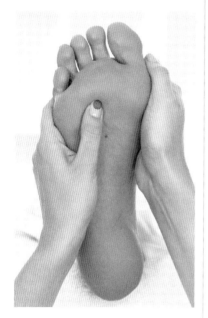

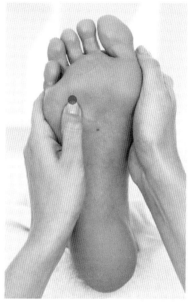

PUNTO REFLEJO DEL PÁNCREAS

Este punto reflejo sólo se encuentra en el pie derecho. Coloca el pulgar sobre el dedo corazón del pie y traza una línea hasta debajo de la del diafragma. Presiona hacia arriba y en gancho contra la articulación durante seis segundos. Trabajar el punto reflejo del páncreas puede facilitar una buena digestión al segregar enzimas digestivas para deshacer las grasas y equilibrar los niveles de azúcar en la sangre con la producción de insulina.

PUNTO REFLEJO DE LA VESÍCULA BILIAR

Este punto reflejo sólo se encuentra en el pie derecho. Coloca el pulgar sobre el dedo anular del pie y traza una línea hasta debajo de la del diafragma. Presiona hacia arriba y en gancho contra la articulación durante seis segundos. La vesícula biliar es la botella de lavavajillas del cuerpo y segrega la bilis, que posee un efecto parecido al del detergente sobre las grasas que comemos. Trabajar este punto puede aliviar los problemas de vesícula.

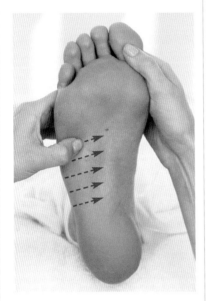 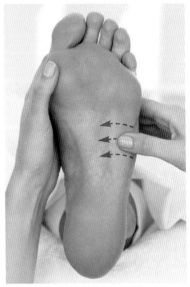

ZONA REFLEJA DEL HÍGADO

Esta zona refleja sólo se encuentra en el pie derecho. Sostén el pie con la mano derecha y coloca tu pulgar izquierdo justo debajo de la línea del diafragma. Trabaja con lentitud y precisión, cruzando el pie horizontalmente desde la zona cinco a la zona tres. Avanza en una dirección. Continúa así hasta llegar justo por encima de la zona oscura del talón. Completa el proceso dos veces. Esto ayuda a regular los niveles de los muchos productos químicos y la glucosa de la sangre, a eliminar las hormonas usadas y a limpiar la sangre de drogas y toxinas.

ZONA REFLEJA DEL BAZO

Esta zona refleja sólo se encuentra en el pie izquierdo. Sostén el pie con la mano izquierda y coloca tu pulgar derecho justo debajo de la línea del diafragma. Trabaja con lentitud y precisión, cruzando el pie horizontalmente sobre las zonas cinco y cuatro y justo a la entrada de la zona tres. Procede en una dirección. Continúa así hasta trazar cuatro líneas horizontales. Completa el proceso dos veces. Trabajar este reflejo ayuda a luchar contra las infecciones del cuerpo y destruye las células sanguíneas viejas.

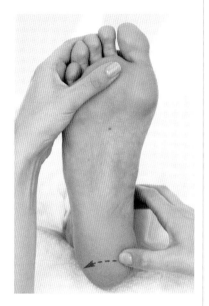

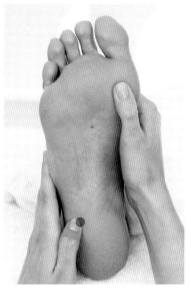

ZONA REFLEJA CIÁTICA

Esta zona se extiende horizontalmente por el talón. Sostén el pie con una mano y coloca el pulgar de la otra sobre la parte central del talón. Camina cruzando la vista plantar desde la medial a la lateral; a continuación, cambia de manos y camina de vuelta a la posición inicial. Trabajar esta zona te permitirá aliviar la ciática, especialmente el dolor que irradia por el nervio ciático y que puede extenderse por las piernas hasta los pies. Repite el movimiento cinco veces.

PUNTO REFLEJO DEL APÉNDICE

Este punto reflejo se encuentra sólo en el pie derecho. Coloca tu pulgar izquierdo sobre el dedo anular del pie y deslízalo hasta el talón. Aprieta y traza círculos durante seis segundos. Como el apéndice contiene gran cantidad de tejido linfático, al trabajar este punto reflejo puedes ayudar a estimular el sistema inmune del cuerpo para luchar contra la infección local de este punto.

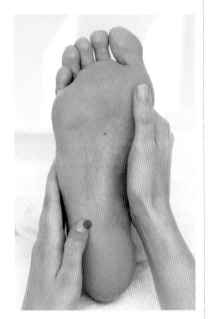

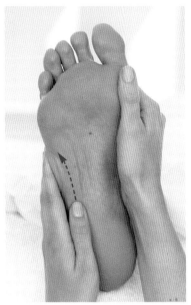

PUNTO REFLEJO DE LA VÁLVULA ILEOCECAL

Este punto reflejo se encuentra sólo en el pie derecho. Coloca tu pulgar izquierdo sobre el punto reflejo del apéndice (véase página 149) y avanza la mitad de la yema hacia el dedo anular del pie. Presiona y traza círculos durante seis segundos. Esta válvula impide el reflujo de material de desecho desde el intestino grueso al delgado y facilita igualmente la buena digestión y el equilibrio de la mucosidad en el cuerpo.

ZONA REFLEJA DEL COLON ASCENDENTE

Esta zona refleja se encuentra sólo en el pie derecho. Emplea tu pulgar izquierdo para caminar hacia arriba por la zona cuatro, desde el punto de la válvula ileocecal (véase izquierda), para trabajar esta primera parte del colon. Continúa así hasta llegar al punto del pliegue hepático (véase página opuesta), situado a medio camino del pie. Trabaja la zona refleja del colon ascendente dos veces y con movimientos lentos para ayudar a estimular su actividad peristáltica.

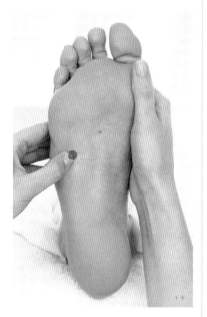

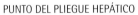

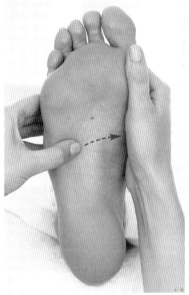

PUNTO DEL PLIEGUE HEPÁTICO

Este punto reflejo se encuentra sólo en el pie derecho. Continúa hacia arriba desde el colon ascendente y detente a medio camino del pie sobre el punto del pliegue hepático. Presiona en gancho durante seis segundos. Trabajar este punto reflejo ayudará con el correcto funcionamiento del colon, que a su vez estimula al hígado para que trabaje menos.

ZONA REFLEJA DEL COLON TRANSVERSO

Esta zona refleja está situada atravesando horizontalmente la vista plantar del pie, desde la zona lateral hasta la medial. Trabaja cruzando desde el punto del pliegue hepático y termina justo debajo del reflejo del estómago (véase página 146). Trabaja el colon transverso dos veces para favorecer los movimientos intestinales.

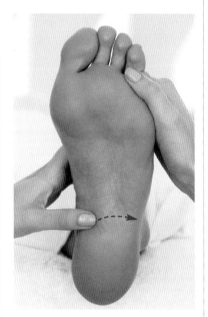

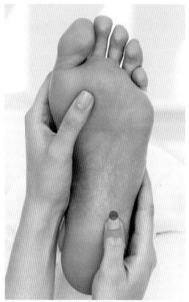

ZONA REFLEJA DEL COLON SIGMOIDEO

Esta zona refleja se encuentra sólo en el pie izquierdo. Coloca tu pulgar izquierdo sobre la zona medial del pie y justo por encima del talón. Camina atravesándolo hasta la zona cuatro. El colon sigmoideo realiza la tarea especializada de contraerse vigorosamente para mantener una presión elevada y regular los movimientos de las deposiciones hacia el recto. Trabajar esta zona refleja puede aliviar el estreñimiento, las hemorroides y la diverticulitis.

PUNTO REFLEJO DEL PLIEGUE SIGMOIDEO

Este punto reflejo se encuentra sólo en el pie izquierdo. Intercambia tus pulgares en la zona cuatro, colocando el pulgar derecho sobre el punto del pliegue sigmoideo. Presiona en gancho durante seis segundos. Esto puede ayudar al colon a funcionar de forma más eficaz.

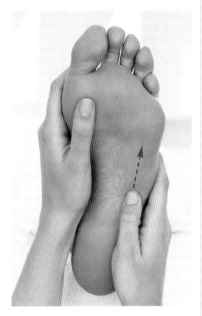

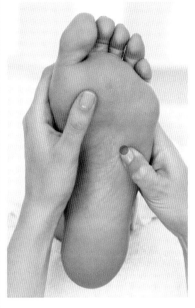

ZONA REFLEJA DEL COLON DESCENDENTE

Esta zona refleja se encuentra sólo en el pie izquierdo. Emplea tu pulgar derecho para caminar hacia arriba por la zona cuatro, desde el punto del pliegue sigmoideo, para trabajar esta parte del colon. Continúa así hasta llegar a medio camino del pie. Trabaja la zona refleja del colon descendente dos veces. Al hacerlo favoreces la adecuada actividad enzimática del colon, necesaria a lo largo de todo el tracto gastrointestinal.

PUNTO REFLEJO DEL PLIEGUE ESPLÉNICO

Este punto reflejo se encuentra sólo en el pie izquierdo. Sigue subiendo desde la zona refleja del colon descendente y párate a mitad del pie para encontrar el punto del pliegue esplénico. Presiona en gancho durante seis segundos. Al trabajar este punto puedes ayudar a luchar contra el síndrome del ángulo esplénico, que se produce cuando queda gas atrapado en el pliegue esplénico (una curvatura del colon) provocando distensión e inflamación.

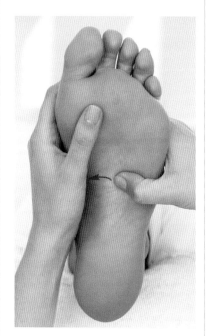
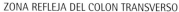
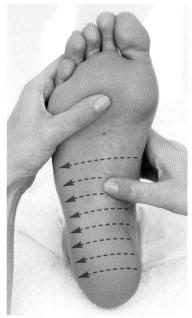

ZONA REFLEJA DEL COLON TRANSVERSO

Esta zona refleja está situada atravesando horizontalmente la planta del pie, desde la zona lateral a la medial. Trabaja cruzando desde el punto reflejo del pliegue esplénico para terminar justo debajo del reflejo del estómago (véase página 146). Trabaja el colon transverso dos veces para favorecer los movimientos intestinales. Trabajar esta zona en ambos pies durante la secuencia asegura mejores resultados.

ZONA REFLEJA DEL INTESTINO DELGADO

Camina cruzando el pie horizontalmente con cualquiera de tus pulgares. Comienza justo debajo de la zona refleja del colon transverso (véase izquierda) y continúa así hacia abajo hasta la base del talón. El intestino delgado es el lugar donde tiene lugar la parte más larga de la digestión. Ahí se absorben la mayoría de los productos alimenticios, por lo que trabajar esta zona ayuda a la absorción de vitaminas esenciales.

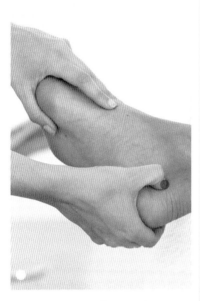

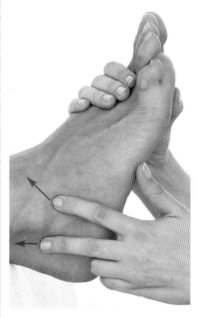

PUNTO REFLEJO DEL ÚTERO/PRÓSTATA

Trabaja sobre la vista medial del pie. Coloca tu dedo índice aproximadamente a medio camino entre la parte posterior del talón y el hueso del tobillo. Presiona suavemente y traza círculos durante diez segundos. Al trabajar los puntos reflejos del útero y la próstata puedes favorecer la buena salud reproductora en general.

ZONA REFLEJA DE LOS NÓDULOS LINFÁTICOS DE LA INGLE

Esta zona está situada a ambos lados del hueso del tobillo. Emplea tu dedo índice para balancearte lentamente hacia arriba por cualquier lado del hueso del tobillo durante diez segundos. Trabajar esta zona refleja ayuda a aumentar las defensas del cuerpo contra la infección y el cáncer de la parte inferior del cuerpo; puede resultar sensible si la cliente está menstruando.

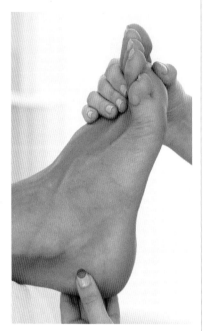

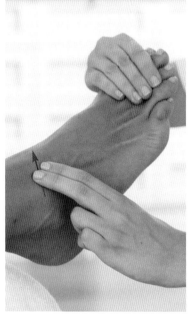

PUNTO REFLEJO DEL OVARIO/TESTÍCULO

Trabaja sobre la vista lateral del pie. Coloca tu dedo índice aproximadamente a medio camino entre la parte posterior del talón y el hueso del tobillo. Presiona suavemente y traza círculos durante diez segundos. Al trabajar los puntos reflejos del ovario y el testículo puedes favorecer la producción de hormonas sexuales y regular la ovulación y la producción saludable de esperma.

ZONA REFLEJA DE LAS TROMPAS DE FALOPIO/CONDUCTO DEFERENTE

Esta zona refleja está situada en la parte superior del pie. Utiliza tus dedos índice y corazón para caminar desde la zona lateral hasta la zona medial del pie, conectando los huesos de ambos lados del tobillo, y vuelta. Continúa así durante seis segundos. Es una buena zona en la que trabajar para ayudar en casos de infertilidad.

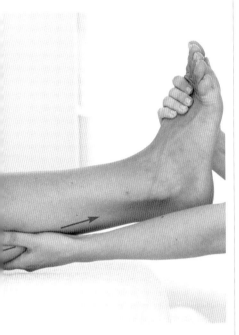

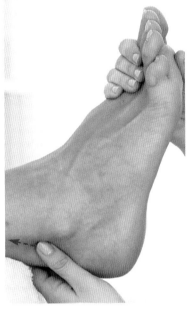

MASAJE DE LOS GEMELOS

Con las dos manos masajea los gemelos, en la zona de la pantorrilla, trabajando hacia la rodilla. Continúa este movimiento con suavidad durante diez segundos. Facilita que la sangre y la linfa circulen de vuelta al corazón para ser reoxigenadas y para eliminar los productos de desecho.

ZONA REFLEJA DEL RECTO/ANO

Emplea tu pulgar o índice para apretar con suavidad detrás del tendón de Aquiles hacia el talón. Trabajar esta zona refleja puede ayudar con la defecación y el dolor asociado con la inflamación del recto. Continúa durante diez segundos.

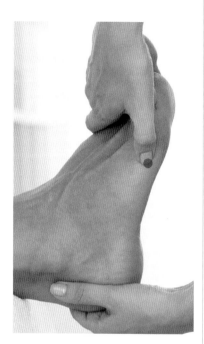

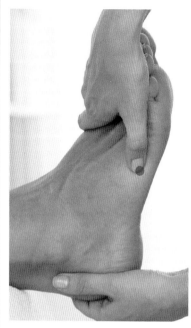

PUNTO REFLEJO DE LA MUÑECA

Utiliza tu pulgar para caminar un paso hacia abajo por la parte lateral del pie a partir del dedo meñique. Presiona para hacer un balanceo sobre el punto reflejo de la muñeca y, a continuación, traza círculos durante seis segundos. Es un buen punto reflejo sobre el que trabajar para aliviar trastornos tales como el síndrome de túnel carpiano y las lesiones por tensión repetitiva.

PUNTO REFLEJO DEL CODO

A partir del punto reflejo de la muñeca avanza un paso para encontrar el punto reflejo del codo. Presiona para trabajar este punto y balancéate sobre él durante seis segundos. Este punto reflejo ayuda en casos de problemas en los nervios del brazo, artritis que afecte al codo, codo de tenista o de golfista y para acelerar la curación de fracturas en esta zona.

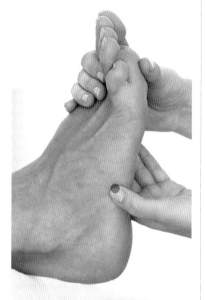

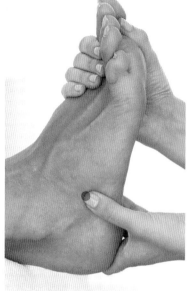

PUNTO REFLEJO DE LA RODILLA

Utiliza tu pulgar para avanzar dos pasos desde el punto reflejo del codo hasta el punto reflejo de la rodilla. Puedes percibirlo como un pequeño saliente óseo en el lateral del pie. Presiona en gancho sobre él durante seis segundos. Este punto reflejo ayuda a reducir el dolor asociado con los esguinces de ligamentos y la artritis, y fortalece la articulación de la rodilla para una óptima actuación deportiva.

PUNTO REFLEJO DE LA CADERA

Avanza con el pulgar dos pasos en diagonal desde el punto reflejo de la rodilla hacia el hueso del tobillo. Balancea sobre este punto para estimular esa zona. Trabaja el punto durante seis segundos. Al trabajar el punto reflejo de la cadera puedes aliviar trastornos tales como la artritis, ayudar a curar fracturas, favorecer la recuperación postoperatoria y aliviar el dolor de cadera.

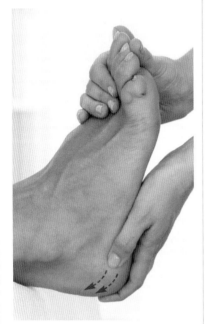
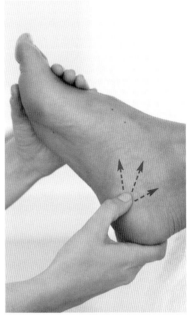

ZONA REFLEJA DE LA PARTE BAJA DE LA ESPALDA/SACRO

Utiliza un dedo con una técnica de balanceo para trabajar a partir del punto reflejo de la rodilla (véase página 159) hacia el cuadrante posterior del talón, realizando movimientos lentos y precisos durante diez segundos. Continúa con este método cubriendo la última sección del talón y manteniéndote siempre abajo para evitar tocar el punto reflejo del ovario y testículo. Trabajar esta zona ayuda a aliviar el dolor de la parte baja de la espalda.

ZONA REFLEJA DE LA VEJIGA

Utiliza el pulgar para realizar movimientos en abanico (como los radios de una rueda de bicicleta) sobre la zona blanda de la parte medial del pie hasta que llegues al reflejo espinal, volviendo siempre al lugar en el que empezaste. Trabaja esta zona seis veces. No te sorprendas al encontrar cristales si tu cliente tiene cistitis; sigue trabajando para deshacerlos.

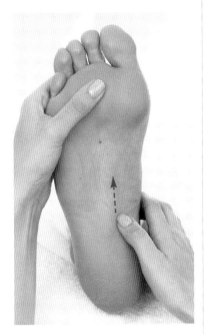

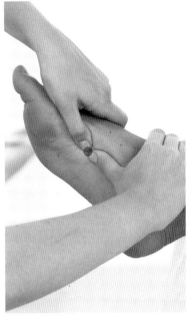

ZONA REFLEJA DEL URÉTER

*Flexiona ligeramente el pie hacia atrás y ca-
mina lentamente hacia arriba por el tendón
que encontrarás a un tercio de la anchura del
pie. Repite este movimiento cuatro veces. La
mayoría de las personas no beben agua suficiente para cubrir las necesidades de su cuerpo, y eso puede ponerse de manifiesto en forma de cristales en la zona refleja del uréter.*

PUNTOS REFLEJOS DEL RIÑÓN/ GLÁNDULAS SUPRARRENALES

*Estas glándulas están situadas sobre los riñones
y puedes encontrar estos reflejos encima de la
zona refleja del uréter. Cuando alcances la
parte superior del reflejo del uréter, coloca los
dos pulgares juntos y sepáralos para introducir-
te en los puntos reflejos del riñón y las suprarrenales, aumentando y reduciendo la presión.
Trabaja de esta forma durante diez segundos.
Son unos reflejos sensibles y trabajarlos puede
aliviar el dolor del cuerpo y el estrés.*

TRABAJANDO LA COLUMNA

Los reflejos espinales están dispuestos de forma que cada movimiento de tu dedo represente una vértebra concreta, por lo que si trabajas con cuidado puedes identificar con precisión cuál de ellas está provocando el problema. Trabaja por debajo o contra el hueso para llegar a la columna y aplica una presión suave. Los tratamientos frecuentes y ligeros pueden aliviar el dolor. Puedes emplear cualesquiera de los movimientos dados en las páginas 164-165, dependiendo de las necesidades del cliente.

Los agrupamientos de las vértebras son los siguientes:

• Las siete vértebras cervicales sostienen el cuello y la cabeza.
• Las doce vértebras dorsales anclan las costillas.
• Las cinco vértebras lumbares de la parte inferior de la columna son fuertes soportes del peso y proporcionan el centro de gravedad durante el movimiento.
• Las cinco vértebras sacras y las cuatro vértebras coccígeas están soldadas.

Cuando empleas la reflexología en los reflejos espinales estás trabajando en varios niveles diferentes:

1 Ayudas a solucionar trastornos como el dolor de cabeza y lesiones y dolencias espinales. Cuando trabajas la columna, determinadas áreas resultarán sensibles; son las vértebras concretas que están provocando el problema. El trabajo suave sobre ellas durante un cierto tiempo puede ayudar a reducir el dolor, la tensión o los espasmos musculares y fortalece la zona.

2 Asistes en casos de problemas emocionales, porque el sistema nervioso está compuesto por el cerebro y la médula espinal, protegida por la columna vertebral. Al trabajar la columna estás ayudando a desconectar la respuesta de «lucha o huida» del cuerpo y a conectar el sistema nervioso parasimpático, que favorece un estado de equilibrio y bienestar.

3 Trabajas todo el organismo a través de las raíces nerviosas espinales que conectan la médula espinal con todas las partes del cuerpo.

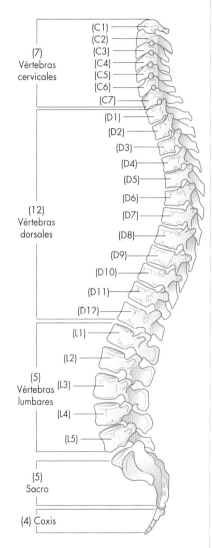

(7)
Vértebras
cervicales

- (C1)
- (C2)
- (C3)
- (C4)
- (C5)
- (C6)
- (C7)

(12)
Vértebras
dorsales

- (D1)
- (D2)
- (D3)
- (D4)
- (D5)
- (D6)
- (D7)
- (D8)
- (D9)
- (D10)
- (D11)
- (D12)

(5)
Vértebras
lumbares

- (L1)
- (L2)
- (L3)
- (L4)
- (L5)

(5)
Sacro

(4) Coxis

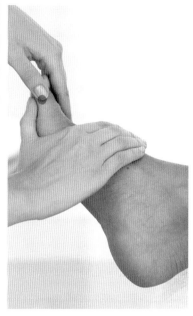

ZONA REFLEJA DE LAS VÉRTEBRAS CERVICALES

Está situada en la parte medial del dedo gordo del pie y entre sus articulaciones (pero no debes trabajar sobre ellas por los muchos factores diferentes que podrían afectarles). Sostén el dedo pulgar del pie con una mano. Utiliza el pulgar de la otra mano para dar siete pasos pequeños, recordando que cada paso representa una vértebra concreta. Camina hacia el pie. Repite el movimiento cinco veces.

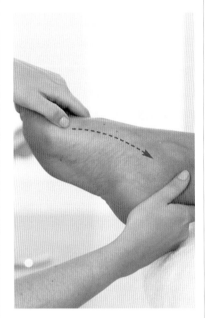

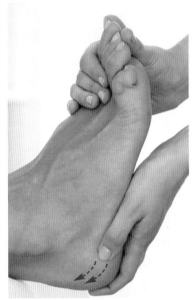

ZONA REFLEJA DE LAS VÉRTEBRAS DORSALES

Avanza doce pasos desde la base de la articulación del dedo pulgar del pie para trabajar la zona refleja de las vértebras dorsales. Debes terminar en un hueso llamado navicular, que parece un nudillo y está situado a medio camino entre la zona refleja de la vejiga (véase página 160) y el tobillo. La clave para trabajar la columna es presionar suavemente, para evitar una crisis curativa (véase página 92), y con una frecuencia mayor: entre tres y cuatro veces por semana.

ZONA REFLEJA DE LA PARTE BAJA DE LA ESPALDA/SACRO

Utiliza un dedo con una técnica de balanceo para trabajar a partir del punto reflejo de la rodilla (véase página 159) hacia el cuadrante posterior del talón, realizando movimientos lentos y precisos durante diez segundos. Continúa con este método cubriendo la última sección del talón y manteniéndote siempre abajo para evitar tocar el punto reflejo del ovario y testículo (véase página 156). Trabajar esta zona ayuda a aliviar el dolor de la parte baja de la espalda.

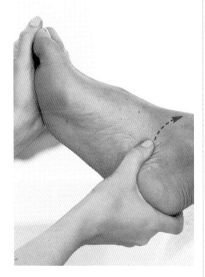

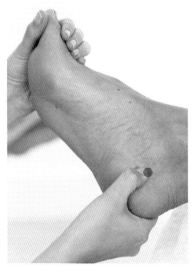

ZONA REFLEJA DE LAS VÉRTEBRAS LUMBARES

Camina alrededor del hueso navicular, que representa la primera vértebra lumbar; da cinco pasos hacia arriba hasta el hueco situado delante del hueso del tobillo, que representa la quinta vértebra lumbar. Presiona en la quinta vértebra lumbar y traza círculos durante seis segundos. Repite el movimiento dos veces.

PUNTO REFLEJO DEL COXIS

Coloca el pulgar sobre la zona refleja de la vejiga (véase página 160) y avanza dos pasos grandes a lo largo de la parte medial del talón. Presiona y traza círculos grandes.

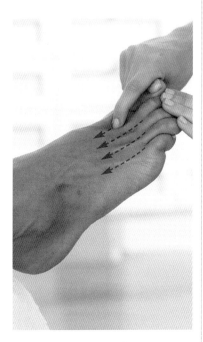

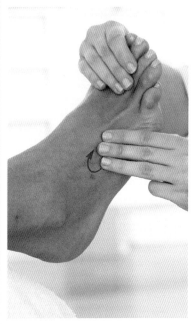

ZONA REFLEJA DE LAS GLÁNDULAS LINFÁTICAS SUPERIORES

Emplea la técnica de balanceo sobre la parte dorsal del pie, trabajando entre los metatarsianos desde la base de los dedos hacia el tobillo. Trabaja con presión media llegando todo lo lejos que puedas y vuelve a deslizarte hacia abajo trazando círculos suavemente entre los surcos de los dedos. Repite este movimiento dos veces para fortalecer el sistema inmune del cuerpo.

ZONA REFLEJA DEL PECHO

Esta zona refleja está situada en la mitad de la parte dorsal del pie. Sostén el pie con una mano y coloca tres dedos de la otra en el centro del pie, entre las zonas cuatro y cinco. Traza círculos suaves y grandes. Al trabajar este reflejo puedes aliviar trastornos del pecho, incluidos infecciones, tumores benignos y la sensibilidad asociada con la menstruación.

Conclusión del tratamiento

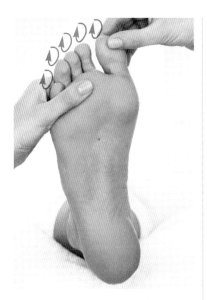

Cuidados posteriores

Ahora que ya has completado el tratamiento, la primera pregunta que debes hacerle a tu cliente es cómo se siente.

Cuando te haya respondido, cubre sus pies con una toalla y lávate las manos. Al volver ofrécele un vaso de agua. Eso ayudará a lavar todas las toxinas liberadas durante la sesión reflexológica.

ROTACIÓN DE LOS DEDOS DEL PIE

Sujeta la base de los dedos del pie con los dedos de una mano y gíralos con la otra para aportar energía a tu cliente. Cuando hayas terminado con el pie derecho, pasa al izquierdo. Una vez hayas completado ambos pies, utiliza las técnicas para relajarlos (véanse páginas 122-127), terminando con una respiración de energía interna para cerrar el tratamiento.

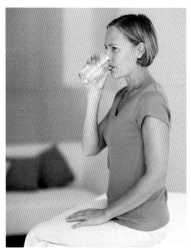

Beber agua caliente o fría después del tratamiento ayuda a lavar del sistema las toxinas.

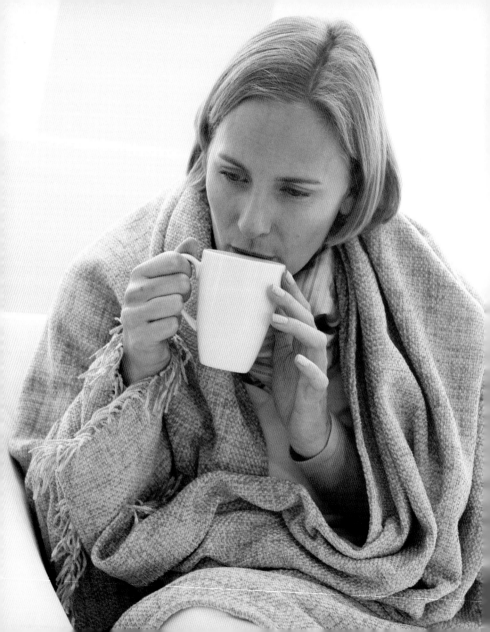

QUINTA PARTE

Reflexología para dolencias comunes

Cómo utilizar esta parte del libro

En esta parte del libro detallamos secuencias simples y efectivas de reflexología para ayudarte a tratar dolencias comunes, desde el acné y el asma a la psoriasis y el dolor de garganta. Están agrupadas por sistemas corporales (véase más abajo), de forma que todos los trastornos circulatorios y respiratorios, por ejemplo, están reunidos en una sección.

He diseñado una nueva forma de reflexología denominada «reflexología de fuerza», que se centra directamente en un trastorno concreto y puede ser aplicada en diez minutos. Para estas secuencias individuales debes emplear cinco minutos en el pie derecho y otros cinco minutos en el izquierdo.

Como la reflexología de fuerza está basada en secuencias cortas, es un tratamiento ligeramente más firme. Sin embargo, si estás tratando a una persona dos veces al día, asegúrate de utilizar una presión más suave. Para este tipo de reflexología, el aceite es un auxiliar de masaje más apropiado que los polvos, pues te permitirá presionar con más firmeza (véase página 111).

Cuando estés aplicando un tratamiento más firme, recuerda que debes mantener los dedos más cerca del pulgar con el que estés trabajando. Eso reducirá el riesgo de sufrir lesiones en la mano a causa de la presión. Intenta estirar tus manos empleando las técnicas de las páginas 362-363 y notarás la diferencia durante el tratamiento y después.

En primer lugar, encuentra un lugar donde realizar el tratamiento y prepara un sitio cómodo en el que tu cliente pueda relajarse, como se describe en la Parte 3 (véanse páginas 100-103). Empieza y termina siempre el tratamiento con dos técnicas de relajación (véanse páginas 122-127); también te sugiero que incluyas la respiración de energía interior (véase página 123) porque es beneficiosa para todas estas dolencias comunes. Utiliza las técnicas básicas descritas en la Parte 4 (véanse páginas 128-131) y consulta los esquemas de referencia rápida (véanse páginas 132-135) siempre que sea necesario para recordar la posición de las zonas y puntos reflejos.

Siempre que en este capítulo se aconseje sobre la alimentación, consulta con un terapeuta nutricional cualificado, especialmente en lo que concierne a los suplementos vitamínicos y herbales. La mayoría de los herbolarios tienen un terapeuta nutricional que te dará consejo gratuito.

La respiración de energía interior es una forma estupenda de empezar y terminar todas las sesiones. Concentra tus energías y respira profundamente.

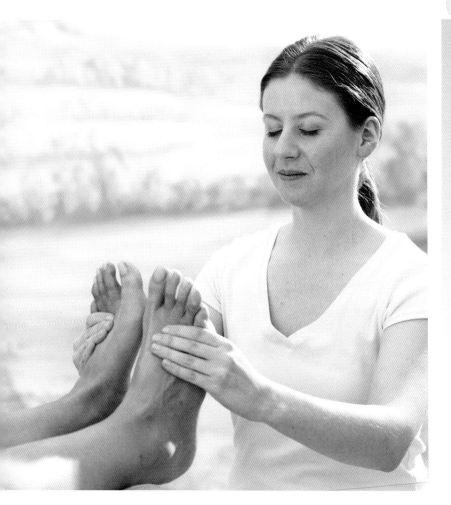

Asma

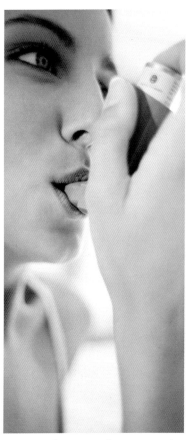

Es una enfermedad de los pulmones caracterizada por episodios recurrentes de falta de respiración provocados por constricción en las vías aéreas, aunque en algunas formas de la enfermedad no existe causa conocida. Durante un ataque de asma las paredes musculosas de los pulmones se constriñen y se produce un aumento de la mucosidad y la inflamación, lo que hace muy difícil respirar con normalidad. Los síntomas típicos de un ataque son la tos, los estornudos, una sensación de opresión en el pecho y dificultades para respirar. La predisposición al asma puede ser hereditaria. El estrés y la ansiedad pueden provocar un ataque.

Un ataque de asma puede ser provocado por polvo, pelo animal, polen o por sustancias contaminantes del aire.

ZONAS Y PUNTOS REFLEJOS QUE DEBEN TRABAJARSE

- Pituitaria
- Pulmones
- Diafragma
- Gándulas suprarrenales
- Vértebras dorsales
- Plexo solar

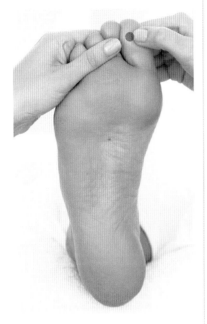

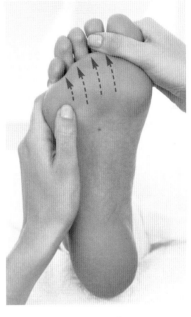

PUNTO REFLEJO DE LA PITUITARIA

Sujeta el dedo gordo del pie con los dedos de una mano y emplea tu otro pulgar para hacer una cruz con el fin de encontrar el centro del pulgar del pie. Coloca tu pulgar en ese punto, presiona y traza círculos durante quince segundos.

ZONA REFLEJA DEL PULMÓN

Flexiona el pie hacia atrás con una mano para estirar la piel. Emplea el pulgar de la otra mano para trabajar hacia arriba desde la línea del diafragma hasta la zona refleja general de ojo y oído (véase página 140). Debes estar trabajando entre los metatarsianos. Repite este proceso cinco veces, asegurándote de que has trabajado entre todos los metatarsianos, y ve dispersando los cristales mientras trabajas.

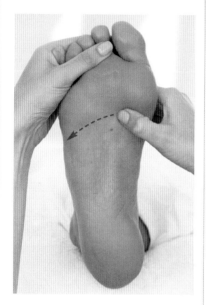

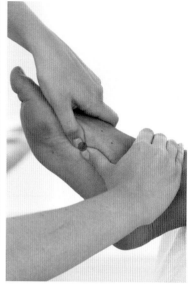

ZONA REFLEJA DEL DIAFRAGMA

Flexiona el pie hacia atrás con una mano para estirar la piel. Emplea el pulgar de la otra mano para trabajar bajo las cabezas metatarsianas, cruzando la planta desde la zona lateral a la medial. Da pasos lentos y repite el movimiento seis veces.

PUNTO REFLEJO DE LAS GLÁNDULAS SUPRARRENALES

Puedes encontrar los reflejos suprarrenales en la zona uno, tres pasos por debajo de la almohadilla del pie. Coloca los dos pulgares juntos y presiona suavemente contra los reflejos suprarrenales trazando círculos pequeños. Trabaja de esta forma durante quince segundos.

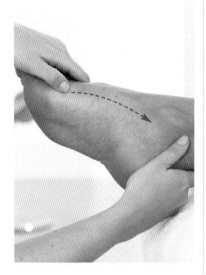

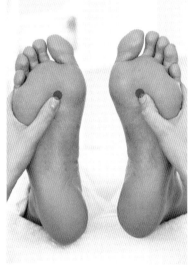

ZONA REFLEJA DE LAS VÉRTEBRAS DORSALES

Sujeta el pie y avanza doce pasos desde la base de la articulación del dedo pulgar del pie para trabajar las vértebras dorsales. Debes terminar en un hueso llamado navicular, que parece un nudillo y está situado a medio camino entre el punto de la vejiga y el tobillo. Cada paso representa una vértebra concreta y debe ser lento, con una presión entre ligera y media. Repite este movimiento cinco veces para acceder a las raíces nerviosas espinales de los pulmones.

PUNTO REFLEJO DEL PLEXO SOLAR

Coloca el pulgar izquierdo sobre el punto reflejo del plexo solar del pie derecho y el pulgar derecho sobre el punto reflejo del plexo solar del pie izquierdo. Pide a tu cliente que aspire profundamente durante cinco segundos mientras trazas pequeños círculos sobre el punto del plexo solar. Pídele que contenga la respiración durante cinco segundos mientras continúas trabajando este punto. Pídele que espire durante cinco segundos y reduce la presión sobre el punto reflejo del plexo solar. Repite este movimiento seis veces.

Gripe

La gripe afecta al tracto respiratorio superior y es muy contagiosa porque se transmite por la tos o los estornudos. Los síntomas de la gripe comienzan como los de un catarro común e incluyen dolor de cabeza, dolores corporales y sensación de cansancio; a medida que va progresando se acompaña a menudo de fiebre seguida de escalofríos. Los enfermos sienten con frecuencia la garganta seca y tosen. Sólo es peligrosa para las personas débiles y delicadas, y para los mayores de sesenta y cinco años. Puede hacer a la persona más susceptible de contraer neumonía, sinusitis e infecciones de oído.

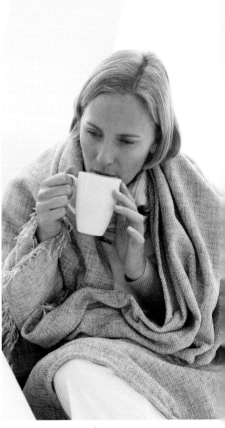

ZONAS Y PUNTOS REFLEJOS QUE DEBEN TRABAJARSE

- Cabeza
- Glándulas linfáticas superiores
- Pulmones
- Tiroides
- Bazo
- Vértebras dorsales

Arropa siempre a tu cliente con una manta antes de empezar el tratamiento. Esto es especialmente importante si tiene gripe.

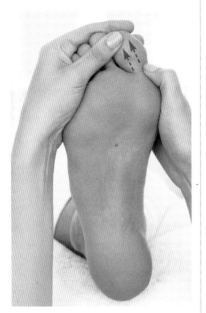

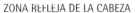

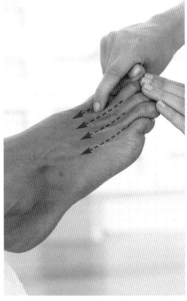

ZONA REFLEJA DE LA CABEZA

Sostén el dedo gordo con los dedos de una mano. Emplea el pulgar de la otra mano para caminar desde la articulación hasta la parte superior del dedo. Repite varias veces trazando líneas que suban por él. Es un punto reflejo estupendo para aliviar dolores de cabeza o problemas que afecten a esta zona del cuerpo asociados con la gripe.

ZONA REFLEJA DE LAS GLÁNDULAS LINFÁTICAS SUPERIORES

Trabaja sobre la parte dorsal del pie utilizando tus dedos índice y pulgar para caminar entre los metatarsianos, desde la base de los dedos hacia el tobillo. Trabaja con presión media llegando todo lo lejos que puedas, y vuelve a deslizarte hacia abajo trazando círculos suavemente entre los surcos de los dedos. Repite este movimiento seis veces para fortalecer el sistema inmune del cuerpo.

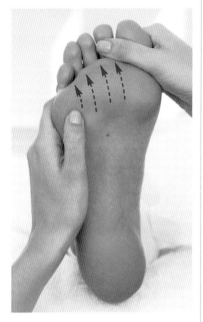 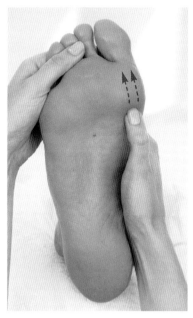

ZONA REFLEJA DEL PULMÓN

Flexiona el pie hacia atrás con una mano para estirar la piel. Emplea el pulgar de la otra mano para trabajar hacia arriba desde la línea del diafragma hasta la zona refleja general de ojo y oído (véase página 140). Debes estar trabajando entre los metatarsianos. Repite este proceso siete veces, asegurándote de que has trabajado entre todos los metatarsianos y ve dispersando los cristales mientras trabajas.

ZONA REFLEJA DEL TIROIDES

Utiliza una mano para empujar los dedos del pie hacia atrás, de forma que te sea más fácil encontrar cristales. Emplea el pulgar de la otra mano para trabajar la almohadilla del pie, a partir de la línea del diafragma y hasta las articulaciones de los dedos. Repite el movimiento lentamente siete veces sobre la zona refleja. Trabajar la zona refleja del tiroides puede ayudar a regular los niveles de energía del cuerpo.

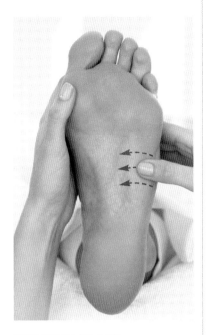

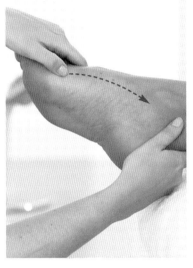

ZONA REFLEJA DEL BAZO

Esta zona refleja sólo se encuentra en el pie izquierdo. Sostén el pie con la mano izquierda y coloca el pulgar de la mano derecha justo debajo de la línea del diafragma. Trabaja con lentitud y precisión, cruzando el pie horizontalmente sobre las zonas cinco y cuatro hasta entrar en la zona tres. Procede en una dirección. Continúa así hasta trazar cuatro líneas horizontales. Completa el reflejo del bazo cinco veces.

ZONA REFLEJA DE LAS VÉRTEBRAS DORSALES

Sujeta el pie y avanza doce pasos desde la base de la articulación del dedo pulgar del pie para trabajar las vértebras dorsales. Debes terminar en un hueso llamado navicular, que parece un nudillo y está situado a medio camino entre el punto de la vejiga y el tobillo. Cada paso representa una vértebra concreta y debe ser lento, con una presión entre ligera y media. Repite este movimiento seis veces.

Dolor de garganta

Se trata de una infección viral o bacteriana muy corriente y puede ser el primer síntoma de un catarro, una gripe o una infección del tracto respiratorio superior.

El dolor puede estar provocado por algo que irrita la parte posterior de la garganta, incluyendo infecciones de los dientes y las encías, tos crónica, polvo, bebidas o comidas extremadamente calientes, algunos contaminantes del aire y el humo.

El dolor de garganta afecta a la parte delantera del cuello y al conducto que baja desde la parte de atrás de la boca y la nariz hasta la parte superior del esófago. Probablemente se sentirá dolor o molestias al tragar. Las gárgaras con agua salada cada pocas horas pueden ayudar a aliviarlas.

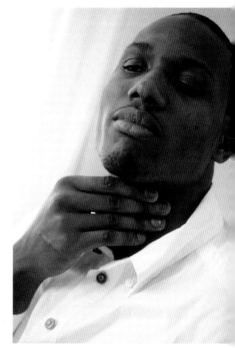

ZONAS Y PUNTOS REFLEJOS QUE DEBEN TRABAJARSE

- Garganta
- Vértebras cervicales
- Esófago
- Bazo
- Glándulas suprarrenales
- Glándulas linfáticas superiores

La reflexología ayuda a aliviar los síntomas asociados al dolor de garganta. Hacer gárgaras con agua salada mitiga el dolor.

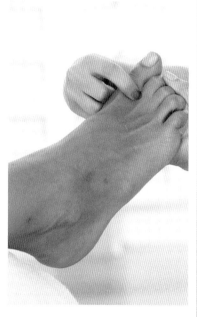

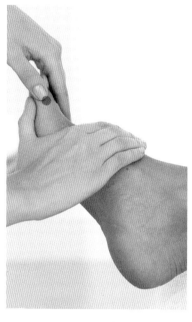

PUNTO REFLEJO DE LA GARGANTA

Comienza justo debajo del dedo pulgar del pie; con tu dedo índice camina horizontalmente cruzando el dedo y presiona contra el reflejo de la garganta trazando círculos durante siete segundos.

ZONA REFLEJA DE LAS VÉRTEBRAS CERVICALES

Está situada en la parte medial del dedo gordo del pie y entre las articulaciones (pero no debes trabajar sobre ellas por los muchos factores diferentes que podrían afectarlas). Sostén el dedo pulgar del pie con una mano. Utiliza el pulgar de la otra mano para dar siete pasos pequeños, recordando que cada paso representa una vértebra concreta. Camina hacia el pie. Repite el movimiento seis veces.

REFLEXOLOGÍA PARA DOLENCIAS COMUNES

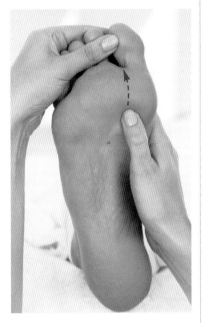

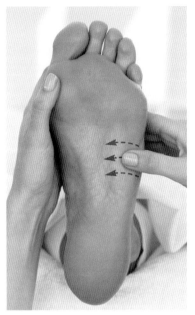

ZONA REFLEJA DEL ESÓFAGO

Flexiona el pie con una mano para tensar la piel. Coloca el pulgar de la otra mano en la línea del diafragma, entre las zonas uno y dos. Trabaja hacia arriba entre los metatarsianos, desde la línea del diafragma hasta la zona refleja general de ojo y oído. Continúa así seis veces. Trabajar esta zona puede aliviar los trastornos del esófago, el mal aliento, los problemas de deglución, el ardor de estómago y los síntomas del dolor de garganta.

ZONA REFLEJA DEL BAZO

Esta zona refleja sólo se encuentra en el pie izquierdo. Sostén el pie con la mano izquierda y coloca el pulgar de la mano derecha justo debajo de la línea del diafragma. Trabaja con lentitud y precisión, cruzando el pie horizontalmente sobre las zonas cinco y cuatro hasta entrar en la zona tres. Procede en una dirección. Continúa así hasta trazar cuatro líneas horizontales. Completa el reflejo del bazo cinco veces.

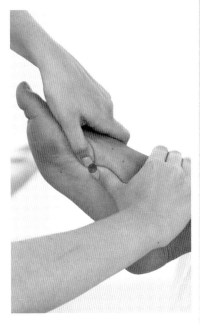

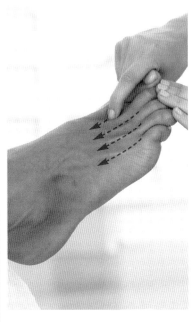

PUNTO REFLEJO DE LAS GLÁNDULAS SUPRARRENALES

Puedes encontrar los reflejos suprarrenales en la zona uno, tres pasos por debajo de la almohadilla del pie. Coloca los dos pulgares juntos y presiona suavemente contra los reflejos suprarrenales trazando círculos pequeños. Trabaja de esta forma durante quince segundos.

ZONA REFLEJA DE LAS GLÁNDULAS LINFÁTICAS SUPERIORES

Trabaja sobre la parte dorsal del pie utilizando tus dedos índice y pulgar para caminar entre los metatarsianos, desde la base de los dedos hacia el tobillo. Trabaja con presión media llegando todo lo lejos que puedas, y vuelve a deslizarte hacia abajo trazando círculos suavemente entre los surcos de los dedos. Repite este movimiento seis veces para fortalecer el sistema inmune del cuerpo.

Resfriado común

Existen más de doscientos virus causantes del resfriado común, que se experimenta como una infección del tracto respiratorio superior. Los síntomas típicos incluyen dolor de garganta, estornudos, lagrimeo, congestión de cabeza, dolor de cabeza, fiebre y dolores generalizados. La mayoría de los resfriados se curan en unos ocho días, pero en ocasiones —si la persona tiene un sistema inmune débil o inmaduro— pueden dar lugar a infecciones más serias como bronquitis, neumonía o gripe. Evita el azúcar si tienes propensión a los catarros, porque pueden reducir la capacidad del cuerpo de luchar contra las infecciones en un cincuenta por ciento.

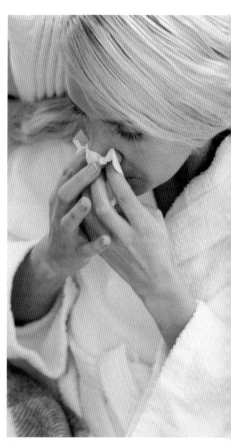

ZONAS Y PUNTOS REFLEJOS QUE DEBEN TRABAJARSE

- Cabeza
- Pituitaria
- Zona general de ojo y oído
- Vértebras cervicales
- Vértebras dorsales
- Glándulas linfáticas superiores

No uses los pañuelos más de una vez, pues eso te prolongará el catarro. Suénate con suavidad uno de los agujeros cada vez.

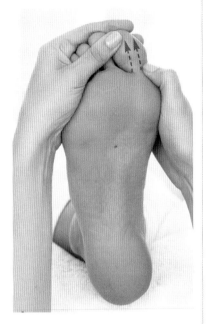

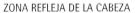

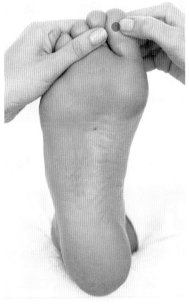

ZONA REFLEJA DE LA CABEZA

Sostén el dedo gordo con los dedos de una mano. Emplea el pulgar de la otra mano para caminar desde la articulación hasta la parte superior del dedo. Repite varias veces trazando líneas que suban por él. Eso aliviará los dolores de cabeza y los problemas que afecten a esta zona del cuerpo.

PUNTO REFLEJO DE LA PITUITARIA

Sujeta el dedo gordo con los dedos de una mano y emplea tu otro pulgar para hacer una cruz con el fin de encontrar el centro. Coloca tu pulgar en ese punto, presiona y traza círculos durante diez segundos.

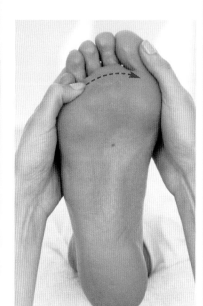

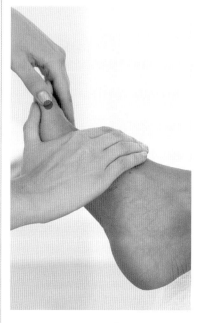

ZONA REFLEJA GENERAL DE OJO Y OÍDO

Flexiona los dedos del pie hacia atrás para tensar la piel y que te sea más fácil sentir cualquier cristal. Camina con el pulgar desde la base del dedo índice del pie recorriendo toda la zona hasta el dedo meñique. Repite el movimiento seis veces.

ZONA REFLEJA DE LAS VÉRTEBRAS CERVICALES

Esta zona refleja está situada en la parte medial del dedo gordo del pie y entre las articulaciones (pero no debes trabajar sobre ellas por los muchos factores diferentes que podrían afectarles). Sostén el dedo pulgar del pie con una mano. Utiliza el pulgar de la otra mano para dar siete pasos pequeños, recordando que cada paso representa una vértebra concreta. Camina hacia el pie. Repite el movimiento cinco veces.

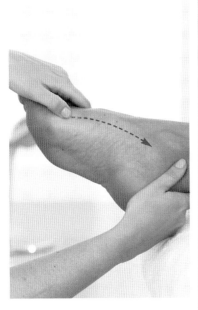

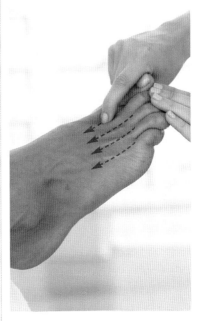

ZONA REFLEJA DE LAS VÉRTEBRAS DORSALES

Sujeta el pie y avanza doce pasos desde la base de la articulación del dedo pulgar del pie para trabajar las vértebras dorsales. Debes terminar en un hueso llamado navicular, que parece un nudillo y está situado a medio camino entre el punto de la vejiga y el tobillo. Cada paso representa una vértebra concreta y debe ser lento, con una presión entre ligera y media. Repite este movimiento tres veces para acceder a las raíces nerviosas espinales.

ZONA REFLEJA DE LAS GLÁNDULAS LINFÁTICAS SUPERIORES

Trabaja sobre la parte dorsal del pie utilizando tus dedos índice y pulgar para caminar entre los metatarsianos, desde la base de los dedos hacia el tobillo. Trabaja con presión media llegando todo lo lejos que puedas y vuelve a deslizarte hacia abajo trazando círculos suavemente entre los surcos de los dedos. Repite este movimiento seis veces para fortalecer el sistema inmune del cuerpo.

Síndrome del intestino irritable

Se estima que uno de cada cinco adultos está afectado por este síndrome, dos veces más común en las mujeres que en los hombres. El síndrome del intestino irritable (SII) es un trastorno crónico o prolongado que afecta al intestino delgado o al intestino grueso. Provoca dolor o molestias y una alteración en los hábitos intestinales; afecta a la frecuencia de la defecación.

Los síntomas atacan al tracto digestivo produciendo movimientos intestinales irregulares, diarrea, estreñimiento, hinchazón, dolor abdominal, náuseas y flatulencia. Las deposiciones tienen el aspecto de los excrementos de los conejos y a menudo contienen una acumulación de mucosidad. También se asocian a este trastorno los dolores de cabeza y el cansancio.

ZONAS Y PUNTOS REFLEJOS QUE DEBEN TRABAJARSE

- Colon ascendente
- Colon transverso
- Colon sigmoideo
- Colon descendente
- Pituitaria
- Glándulas suprarrenales

El SII puede estar producido por el estrés, las intolerancias alimentarias y un desequilibrio de las bacterias beneficiosas del intestino.

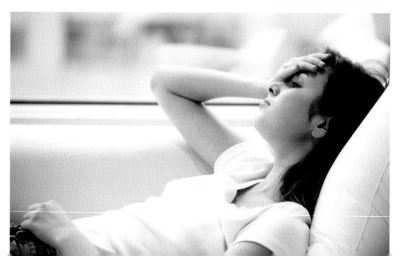

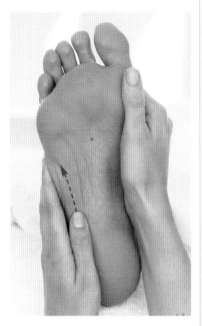

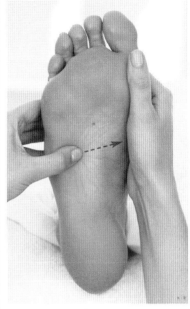

ZONA REFLEJA DEL COLON ASCENDENTE

Esta zona refleja se encuentra sólo en el pie derecho. Emplea el pulgar de la mano izquierda para caminar hacia arriba por la zona cuatro, desde la parte más oscura del talón, para trabajar esta primera parte del colon. Continúa así hasta llegar a medio camino del pie. Trabaja la zona refleja del colon ascendente seis veces y con movimientos lentos.

ZONA REFLEJA DEL COLON TRANSVERSO

Esta zona refleja está situada atravesando horizontalmente el pie, desde la zona lateral hasta la medial. Trabaja cruzando desde la parte superior del colon ascendente hasta justo debajo del reflejo del estómago. Trabaja el colon transverso seis veces para favorecer los movimientos intestinales y calmar el intestino.

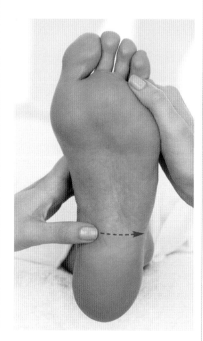

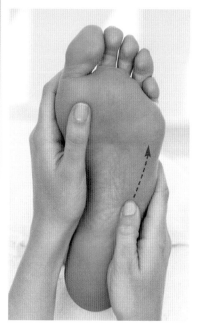

ZONA REFLEJA DEL COLON SIGMOIDEO

Esta zona refleja se encuentra sólo en el pie izquierdo. Coloca el pulgar de tu mano izquierda sobre la zona medial del pie y justo por encima del talón. Empleando movimientos lentos camina atravesando el colon sigmoideo hasta la zona cuatro. Trabaja esta zona refleja seis veces y con movimientos lentos.

ZONA REFLEJA DEL COLON DESCENDENTE

Esta zona refleja se encuentra sólo en el pie izquierdo. Emplea el pulgar de tu mano derecha para caminar hacia arriba por la zona cuatro para trabajar el colon descendente. Continúa así hasta llegar a medio camino del pie. Trabaja la zona refleja del colon descendente seis veces y con movimientos lentos, trazando círculos al ir subiendo por el pie.

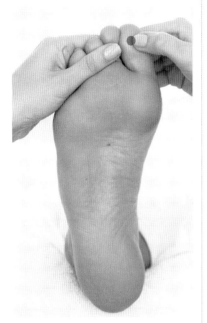

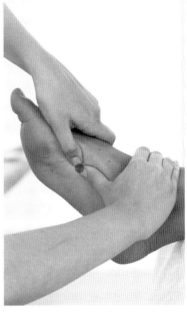

PUNTO REFLEJO DE LA PITUITARIA

Sujeta el dedo gordo del pie con los dedos de una mano y emplea tu otro pulgar para hacer una cruz con el fin de encontrar el centro del pulgar del pie. Coloca tu pulgar en ese punto, presiona y traza círculos durante diez segundos.

PUNTO REFLEJO DE LAS GLÁNDULAS SUPRARRENALES

Puedes encontrar los reflejos suprarrenales en la zona uno, tres pasos por debajo de la almohadilla del pie. Coloca los dos pulgares juntos y presiona suavemente contra los reflejos suprarrenales trazando círculos pequeños. Trabaja de esta forma durante quince segundos.

Estreñimiento

Este trastorno tiene lugar cuando las materias de desecho se mueven despacio por el intestino grueso, lo que da como resultado una excreción poco frecuente y dolorosa y unas heces duras y resecas. El estreñimiento puede dar lugar a diversos trastornos, como el mal aliento, la depresión, la fatiga, la flatulencia, la hinchazón, los dolores de cabeza, las hemorroides y el insomnio. Es importante movilizar el intestino a diario porque después de ese periodo pueden formarse toxinas dañinas. En muchos casos el estreñimiento puede ser consecuencia de un insuficiente aporte de fibra y líquido en la dieta. Otras causas pueden ser la edad avanzada, la medicación, un ejercicio insuficiente y determinados trastornos intestinales.

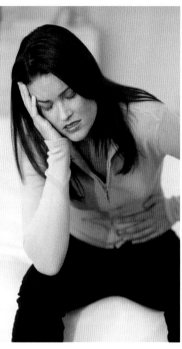

La papaya, la piña y las manzanas pueden ayudar a aliviar los síntomas del estreñimiento. Asegúrate de beber suficiente agua a lo largo del día.

ZONAS Y PUNTOS REFLEJOS QUE DEBEN TRABAJARSE

- Colon ascendente
- Colon sigmoideo
- Colon descendente
- Tiroides
- Riñones/glándulas suprarrenales
- Vértebras lumbares

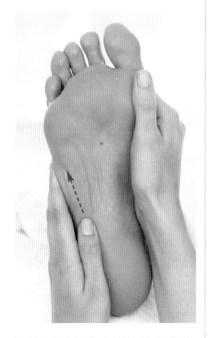

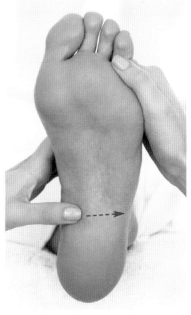

ZONA REFLEJA DEL COLON ASCENDENTE

Esta zona refleja se encuentra sólo en el pie derecho. Emplea tu pulgar izquierdo para caminar hacia arriba por la zona cuatro, desde la parte más oscura del talón, para trabajar esta primera parte del colon. Continúa así hasta llegar a medio camino del pie. Trabaja esta zona refleja seis veces y con movimientos lentos para ayudar a estimular su actividad peristáltica.

ZONA REFLEJA DEL COLON SIGMOIDEO

Esta zona refleja se encuentra sólo en el pie izquierdo. Coloca tu pulgar izquierdo sobre la zona medial del pie y justo por encima del talón. Empleando movimientos lentos camina atravesando el colon sigmoideo hasta la zona cuatro. Repite este movimiento seis veces.

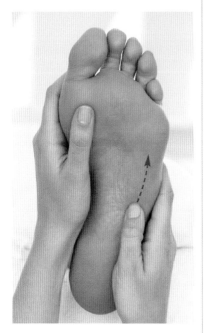

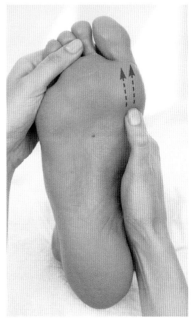

ZONA REFLEJA DEL COLON DESCENDENTE

Esta zona refleja se encuentra sólo en el pie izquierdo. Emplea el pulgar de tu mano derecha para caminar hacia arriba por la zona cuatro, hasta la parte más oscura del talón, para trabajar esta parte del colon. Continúa así hasta llegar a medio camino del pie. Trabaja la zona refleja seis veces y con movimientos lentos para favorecer la estimulación de la actividad peristáltica del colon.

ZONA REFLEJA DEL TIROIDES

Utiliza una mano para empujar los dedos del pie hacia atrás, de forma que te sea más fácil encontrar cristales. Emplea el pulgar de la otra mano para trabajar la almohadilla del pie, a partir de la línea del diafragma y hasta las articulaciones de los dedos. Repite el movimiento lentamente siete veces sobre la zona refleja. Trabajar la zona refleja del tiroides puede ayudar a regular los niveles de energía del cuerpo.

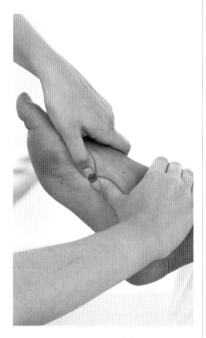

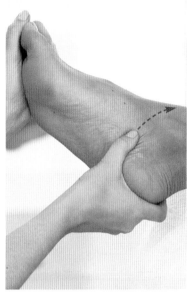

PUNTOS REFLEJOS DEL RIÑÓN/ GLÁNDULAS SUPRARRENALES

Puedes encontrar estos reflejos en la zona uno, tres pasos por debajo de la almohadilla del pie. Coloca los dos pulgares juntos y presiona suavemente contra los reflejos del riñón y las glándulas suprarrenales trazando círculos pequeños. Trabaja de esta forma durante quince segundos.

ZONA REFLEJA DE LAS VÉRTEBRAS LUMBARES

Sujeta el pie con una mano y emplea el otro pulgar para caminar alrededor del hueso navicular, que representa la primera vértebra lumbar; da cinco pasos hacia arriba hasta el hueco situado delante del hueso del tobillo, que representa la quinta vértebra lumbar. Presiona en la quinta vértebra y traza círculos pequeños durante seis segundos. Repite el movimiento seis veces.

Ardor de estómago

El ardor de estómago se experimenta como un dolor ardiente que avanza desde el centro del pecho hasta la garganta. Puede ocurrir cuando el esfínter muscular (un tipo de válvula situado entre el estómago y el esófago) se relaja, lo que permite a los alimentos y a los jugos gástricos del estómago volver por el esófago. Un estómago muy lleno lo hace más probable, pues pone una presión extra sobre la válvula. A menudo el ardor de estómago empeora cuando nos tumbamos o nos inclinamos hacia delante durante un ataque. El primer paso para una buena digestión es masticar bien los alimentos. Comer demasiado, demasiado rápido o demasiados alimentos pesados, grasientos o especiados, o beber demasiado alcohol, son causas frecuentes de ardor de estómago, y el estrés puede exacerbarlo. La leche crea un entorno ácido en el estómago y debe ser evitada por los que sufren este trastorno.

ZONAS Y PUNTOS REFLEJOS QUE DEBEN TRABAJARSE

- Diafragma
- Esófago
- Páncreas
- Estómago
- Pulmones
- Vértebras dorsales

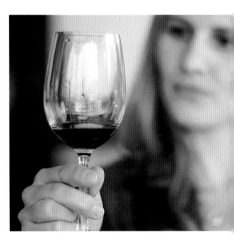

El vino puede disparar el ardor de estómago, así como las comidas grasientas. Comer demasiado y no masticar adecuadamente los alimentos pueden también conducir a él.

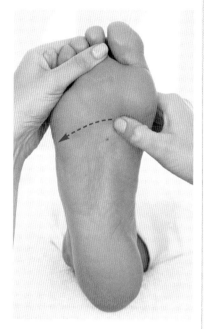

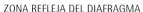

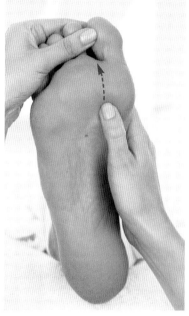

ZONA REFLEJA DEL DIAFRAGMA

Flexiona el pie hacia atrás para estirar la piel. Emplea el pulgar de la otra mano para trabajar bajo las cabezas metatarsianas, cruzando la planta desde la zona lateral a la medial. Da pasos lentos y repite el movimiento ocho veces.

ZONA REFLEJA DEL ESÓFAGO

Flexiona el pie hacia atrás con una mano para tensar la piel. Coloca el pulgar de la otra mano en la línea del diafragma, entre las zonas uno y dos. Trabaja hacia arriba entre los metatarsianos, desde la línea del diafragma hasta la zona refleja general de ojo y oído. Continúa así seis veces.

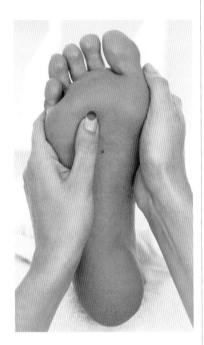

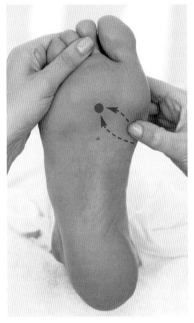

PUNTO REFLEJO DEL PÁNCREAS

Este punto reflejo sólo se encuentra en el pie derecho. Coloca el pulgar sobre el dedo corazón del pie y traza una línea hasta debajo de la del diafragma. Presiona hacia arriba contra la articulación y traza pequeños círculos durante diez segundos. Trabajar este punto reflejo puede ayudar a neutralizar los efectos adversos de los ácidos del estómago.

ZONA REFLEJA DEL ESTÓMAGO

Esta zona refleja está situada justo debajo de la almohadilla del pie. Sostén el pie con una mano y coloca el pulgar de la otra mano justo debajo de la zona refleja del tiroides. Asciende lateralmente con suavidad hasta el reflejo del plexo solar y párate ahí para estimularlo con círculos durante cuatro segundos. Repite este movimiento ocho veces, trazando círculos pequeños mientras caminas.

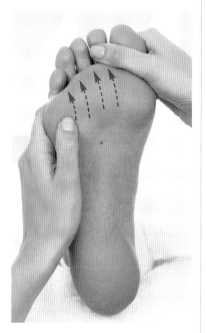

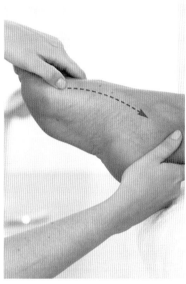

ZONA REFLEJA DEL PULMÓN

Flexiona el pie hacia atrás con una mano para estirar la piel. Emplea el pulgar de la otra mano para trabajar hacia arriba, desde la línea del diafragma hasta la zona refleja general de ojo y oído. Debes estar trabajando entre los metatarsianos. Repite este proceso cinco veces, asegurándote de que has trabajado entre todos los metatarsianos.

ZONA REFLEJA DE LAS VÉRTEBRAS DORSALES

Sujeta el pie y avanza doce pasos desde la base de la articulación del dedo pulgar del pie para trabajar las vértebras dorsales. Debes terminar en un hueso llamado navicular, que parece un nudillo y está situado a medio camino entre el punto de la vejiga y el tobillo. Cada paso representa una vértebra concreta y debe ser lento, con una presión entre ligera y media. Repite este movimiento tres veces para acceder a las raíces nerviosas espinales.

Hernia de hiato

Se produce cuando parte del estómago sobresale anormalmente y asciende por la pared del diafragma provocando dolor y molestias. El diafragma es la capa muscular que separa los pulmones y el pecho del abdomen. La hernia de hiato nos afecta más a medida que nos hacemos mayores. Los médicos no están seguros de sus causas, pero las personas tienen más probabilidad de padecerla cuando pasan de los cincuenta años, fuman, tienen sobrepeso o durante el embarazo. Una hernia de hiato a menudo no presenta síntomas, pero puede provocar dolor y ardor de estómago (sensación de calor o quemazón en el pecho).

No suele ser un trastorno serio y a menudo no necesita tratamiento. Todos los síntomas pueden ser tratados habitualmente con medicinas o (en casos graves) con una operación. Es aconsejable hacer comidas ligeras y frecuentes.

ZONAS Y PUNTOS REFLEJOS QUE DEBEN TRABAJARSE

- Diafragma
- Hernia de hiato
- Estómago
- Pituitaria
- Glándulas suprarrenales
- Vértebras dorsales

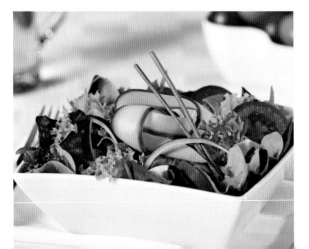

Los alimentos buenos y frescos son las bases de una buena salud digestiva.

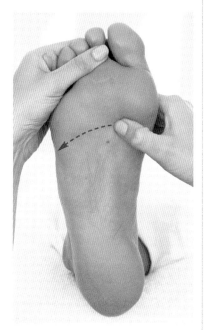

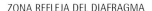

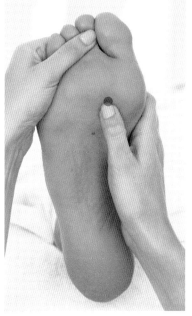

ZONA REFLEJA DEL DIAFRAGMA

Flexiona el pie hacia atrás para estirar la piel. Emplea el pulgar de la otra mano para trabajar bajo las cabezas metatarsianas, cruzando la planta desde la zona lateral a la medial. Da pasos lentos y repite el movimiento ocho veces.

PUNTO REFLEJO DE LA HERNIA DE HIATO

Flexiona el pie hacia atrás con una mano y coloca el pulgar de la otra mano sobre el punto de la hernia de hiato, que puedes encontrar sobre la línea del diafragma entre las zonas uno y dos. Permanece en él trazando círculos durante doce segundos.

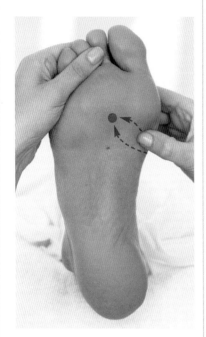

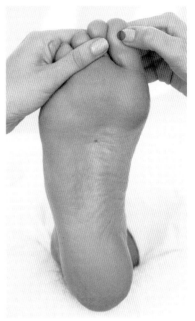

ZONA REFLEJA DEL ESTÓMAGO

Esta zona refleja está situada justo debajo de la almohadilla del pie. Sostén el pie con una mano y coloca el pulgar de la otra mano justo debajo de la zona refleja del tiroides. Asciende lateralmente con suavidad hasta el reflejo del plexo solar y párate ahí para estimularlo con círculos durante cuatro segundos. Repite este movimiento ocho veces.

PUNTO REFLEJO DE LA PITUITARIA

Sujeta el dedo gordo del pie con los dedos de una mano y emplea tu otro pulgar para hacer una cruz con el fin de encontrar el centro del pulgar del pie. Coloca tu pulgar en ese punto, presiona y traza círculos durante quince segundos.

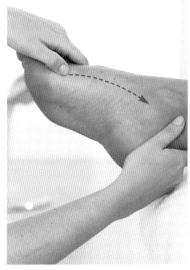

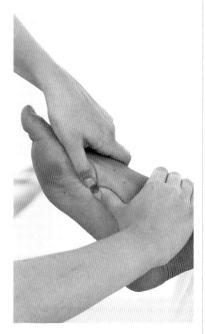

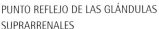

PUNTO REFLEJO DE LAS GLÁNDULAS SUPRARRENALES

Puedes encontrar los reflejos suprarrenales en la zona uno, tres pasos por debajo de la almohadilla del pie. Coloca los dos pulgares juntos y presiona suavemente contra los reflejos suprarrenales trazando círculos pequeños. Trabaja de esta manera durante quince segundos.

ZONA REFLEJA DE LAS VÉRTEBRAS DORSALES

Sujeta el pie y avanza doce pasos desde la base de la articulación del dedo pulgar del pie para trabajar las vértebras dorsales. Debes terminar en un hueso llamado navicular, que parece un nudillo y está situado a medio camino entre el punto de la vejiga y el tobillo. Cada paso representa una vértebra concreta y debe ser lento, con una presión entre ligera y media. Repite este movimiento tres veces.

Osteoporosis

Este trastorno debilita los huesos y hace más probable su rotura. En ocasiones se la denomina la «enfermedad silenciosa», porque la mayoría de los afectados no son conscientes del adelgazamiento de sus huesos hasta que se rompen uno. Los huesos afectados de osteoporosis son menos densos que los normales y porosos. Los que corren un riesgo mayor son las costillas, las muñecas, la columna y las caderas, que tienen más probabilidades de romperse a consecuencia de un golpe pequeño o una caída, o incluso sin ningún accidente (un estornudo, por ejemplo, puede romper una costilla). A partir de los sesenta años el riesgo de tener osteoporosis es mayor y sigue aumentando con la edad.

ZONAS Y PUNTOS REFLEJOS QUE DEBEN TRABAJARSE

- Tiroides
- Pituitaria
- Paratiroides
- Riñones/glándulas suprarrenales
- Cadera
- Toda la columna

Este trastorno es unas cuatro veces más corriente en las mujeres que en los hombres y es más común en las mujeres que han pasado la menopausia porque su producción de estrógenos desciende drásticamente (y los estrógenos ayudan a retener el calcio en los huesos). La inmovilidad prolongada, la anorexia, una enfermedad inflamatoria intestinal y la existencia de casos en la familia pueden aumentar el riesgo de desarrollar osteoporosis.

La densidad mineral ósea puede reducirse hasta el treinta y cinco por ciento en la osteoporosis, lo que puede dar como resultado fracturas al envejecer.

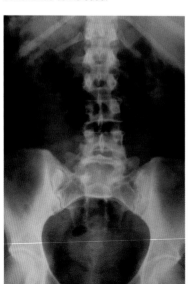

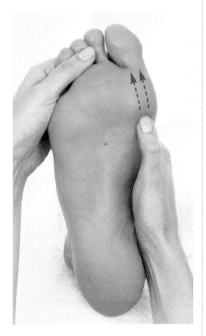

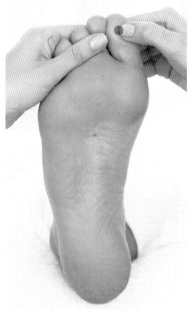

ZONA REFLEJA DEL TIROIDES

Utiliza el pulgar de una mano para trabajar la almohadilla del pie, a partir de la línea del diafragma y hasta las articulaciones de los dedos. Repite este movimiento lentamente cuatro veces sobre la zona refleja durante un minuto. Esta zona refleja ayuda a regular los niveles de calcio de la sangre.

PUNTO REFLEJO DE LA PITUITARIA

Sujeta el dedo gordo del pie con los dedos de una mano y emplea tu otro pulgar para hacer una cruz con el fin de encontrar el centro del pulgar del pie. Coloca tu pulgar en ese punto, presiona y traza círculos durante quince segundos.

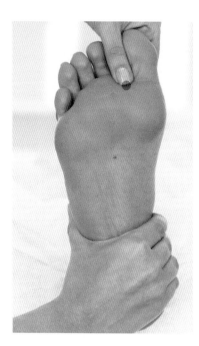

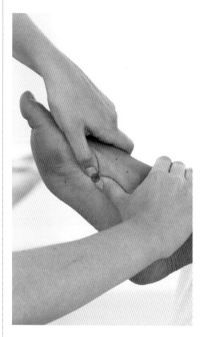

PUNTO REFLEJO DE LAS PARATIROIDES

Este punto se encuentra entre el dedo pulgar y el índice del pie. Emplea tus dedos índice y pulgar para pellizcar la sección de piel situada entre aquéllos. Mantén la presión y traza círculos suavemente durante quince segundos. Este punto reflejo ayuda a controlar los niveles de calcio de la sangre, que regulan la función muscular y nerviosa, además de aliviar los trastornos relacionados con las glándulas paratiroides.

PUNTOS REFLEJOS DEL RIÑÓN/ GLÁNDULAS SUPRARRENALES

Puedes encontrar estos reflejos en la zona uno, tres pasos por debajo de la almohadilla del pie. Coloca los dos pulgares juntos y presiona suavemente contra los reflejos del riñón y las glándulas suprarrenales trazando círculos pequeños. Trabaja de esta forma durante quince segundos.

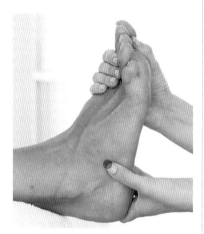

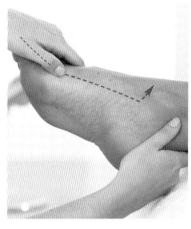

PUNTO REFLEJO DE LA CADERA

Coloca el pulgar a unos dos pasos del hueso del tobillo y da un paso hacia el dedo meñique del pie. Presiona y traza círculos muy grandes para estimular el punto reflejo de la cadera. Trabaja este punto con suavidad durante quince segundos.

TODA LA COLUMNA

Trabaja sobre la zona medial del pie. Sujétalo con una mano y emplea el pulgar de la otra para dar siete pasos pequeños entre las articulaciones del dedo pulgar, recordando que cada uno representa una vértebra concreta. Camina hacia el pie. A continuación avanza doce pasos suaves desde la base de la articulación del dedo pulgar para trabajar las vértebras dorsales. Debes terminar en un hueso denominado navicular, que parece un nudillo y está situado a medio camino entre el punto de la vejiga y el tobillo. Camina alrededor del navicular, que representa la primera vértebra lumbar, dando cinco pasos hacia arriba hasta el hueco frente al hueso del tobillo, que representa la quinta vértebra lumbar. Repite este movimiento tres veces.

Síndrome de túnel carpiano

Este síndrome puede afectar a una mano o a las dos. Es un trastorno bastante corriente que tiene lugar cuando existe demasiada presión sobre un nervio de la muñeca. El nervio mediano transporta mensajes sensoriales desde el pulgar y algunos de los demás dedos, y dirige los movimientos de la mano. En ocasiones este síndrome puede dispararse por el trabajo, pero puede prevenirse parando o reduciendo la actividad que fuerza los dedos, la mano o la muñeca, o cambiando la forma en la que se realiza. Tiende a empeorar durante la noche o a primera hora de la mañana y también por movimientos enérgicos de la muñeca.

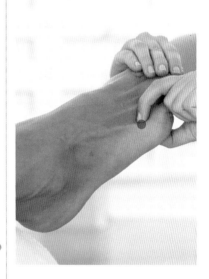

ZONAS Y PUNTOS REFLEJOS QUE DEBEN TRABAJARSE

- Hombro
- Muñeca
- Codo
- Tiroides
- Riñón/glándulas suprarrenales
- Vértebras cervicales
- Vértebras dorsales

PUNTO REFLEJO DEL HOMBRO

Este punto se encuentra en la parte dorsal del pie, entre el cuarto y el quinto metatarsiano. La forma más sencilla de encontrarlo es colocando el índice y el pulgar en la base del anular y el meñique del pie. Camina pellizcando lentamente cuatro pasos siguiendo el borde del pie. Cuando des en este reflejo sensible, detente y presiona, trazando suavemente pequeños círculos durante quince segundos.

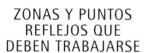

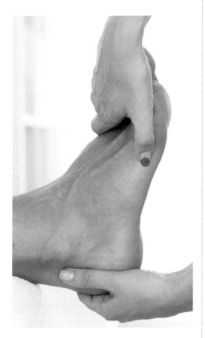

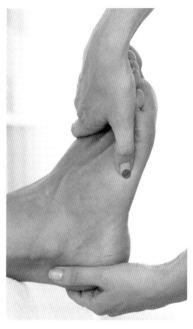

PUNTO REFLEJO DE LA MUÑECA

Utiliza tu pulgar para caminar dos pasos hacia abajo, por la parte lateral del pie, a partir del dedo meñique. Presiona para trabajar el punto reflejo de la muñeca trazando círculos durante quince segundos.

PUNTO REFLEJO DEL CODO

Con el pulgar avanza un paso largo desde el punto reflejo de la muñeca hasta el punto reflejo del codo. Presiona para trabajarlo, trazando círculos durante quince segundos.

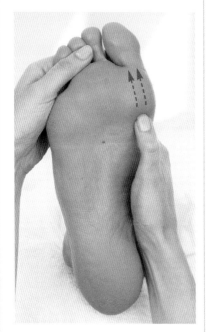

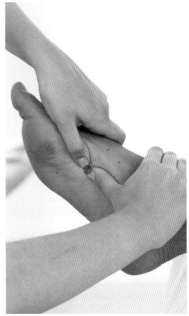

ZONA REFLEJA DEL TIROIDES

Utiliza una mano para empujar los dedos del pie hacia atrás, de forma que te sea más fácil encontrar cristales. Emplea el pulgar de la otra mano para trabajar la almohadilla del pie, a partir de la línea del diafragma y hasta las articulaciones de los dedos. Repite el movimiento lentamente cuatro veces sobre la zona refleja, dispersando los cristales a medida que los vayas encontrando.

PUNTOS REFLEJOS DEL RIÑÓN/ GLÁNDULAS SUPRARRENALES

Puedes encontrar estos reflejos en la zona uno, tres pasos por debajo de la almohadilla del pie. Coloca los dos pulgares juntos y presiona suavemente contra los reflejos del riñón y las glándulas suprarrenales trazando círculos pequeños. Trabaja de esta forma durante quince segundos.

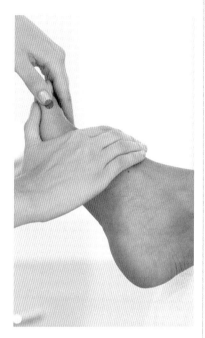

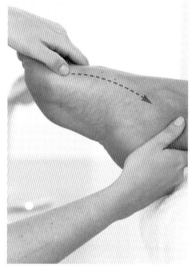

ZONA REFLEJA DE LAS VÉRTEBRAS CERVICALES

Esta zona refleja está situada en la parte medial del dedo gordo del pie y entre las articulaciones (pero no debes trabajar sobre ellas por los muchos factores diferentes que podrían afectarles). Sostén el dedo pulgar del pie con una mano. Utiliza el pulgar de la otra mano para dar siete pasos pequeños, recordando que cada paso representa una vértebra concreta. Camina hacia el pie. Repite el movimiento cinco veces.

ZONA REFLEJA DE LAS VÉRTEBRAS DORSALES

Sujeta el pie y avanza doce pasos desde la base de la articulación del dedo pulgar del pie para trabajar las vértebras dorsales. Debes terminar en un hueso llamado navicular, que parece un nudillo y está situado a medio camino entre el punto de la vejiga y el tobillo. Cada paso representa una vértebra concreta y debe ser lento, con una presión entre ligera y media. Repite este movimiento cinco veces.

Osteoartritis

La osteoartritis afecta tres veces más a las mujeres que a los hombres y se caracteriza por la inflamación de algunas articulaciones, provocando crujidos, rigidez, inflamación y pérdida de la función articular, deformidades y dolor. Se ve agravado por el estrés mecánico, que puede desgastar el cartílago protector que rodea las articulaciones del cuerpo. La osteoartritis afecta a casi todos los mayores de sesenta años, aunque no todos presentan síntomas. Puede darse debilidad y encogimiento de los músculos que rodean a la articulación si el dolor es tan fuerte que impide que el paciente la utilice regularmente. Si esta enfermedad afecta a las articulaciones entre los huesos del cuello se denomina osteoartritis cervical. Está producida por el desgaste del cuello al envejecer, por lo que afecta a los que han pasado de la mediana edad. Los síntomas principales son dolor y rigidez en el cuello, y cuando existe presión en los nervios de la zona puede producir dolor en los brazos y los hombros, insensibilidad y hormigueo en las manos y un agarre débil. Esta secuencia debe darse con una presión muy suave.

La osteoartritis puede afectar a nuestro bienestar físico y emocional, y conducir a una disminución de la movilidad en los últimos años.

ZONAS Y PUNTOS REFLEJOS QUE DEBEN TRABAJARSE

- Toda la columna
- Hígado
- Tiroides
- Pituitaria
- Riñones/glándulas suprarrenales
- Glándulas linfáticas superiores

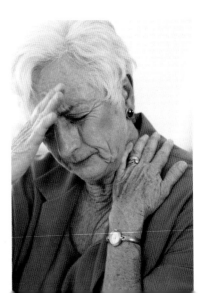

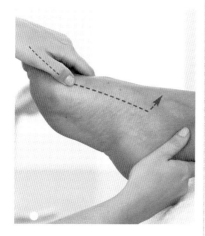

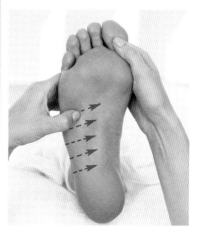

TODA LA COLUMNA

Trabaja sobre la zona medial del pie. Sujétalo con una mano y emplea el pulgar de la otra para dar siete pasos pequeños entre las articulaciones del dedo pulgar, recordando que cada uno representa una vértebra concreta. Camina hacia el pie. A continuación avanza doce pasos suaves desde la base de la articulación del dedo pulgar para trabajar las vértebras dorsales. Debes terminar en un hueso denominado navicular, que parece un nudillo y está situado a medio camino entre el punto de la vejiga y el tobillo. Camina alrededor del navicular, que representa la primera vértebra lumbar, dando cinco pasos hacia arriba hasta el hueco frente al hueso del tobillo, que representa la quinta vértebra lumbar. Repite este movimiento tres veces.

ZONA REFLEJA DEL HÍGADO

Esta zona refleja sólo se encuentra en el pie derecho. Sostén el pie con la mano derecha y coloca tu pulgar izquierdo justo debajo de la línea del diafragma. Trabaja con lentitud y precisión, cruzando el pie horizontalmente por la zona cinco y la cuatro hasta entrar en la zona tres. Avanza en una dirección. Continúa así hasta llegar justo por encima de la zona oscura del talón y completa el movimiento cuatro veces.

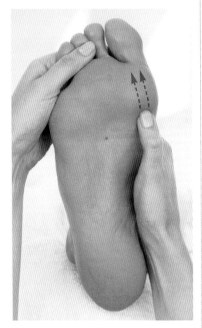

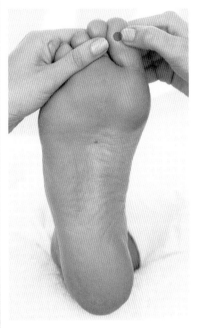

ZONA REFLEJA DEL TIROIDES

Emplea el pulgar para trabajar la almohadilla del pie, a partir de la línea del diafragma y hasta las articulaciones de los dedos. Repite el movimiento lentamente cuatro veces sobre toda la zona.

PUNTO REFLEJO DE LA PITUITARIA

Sujeta el dedo gordo del pie con los dedos de una mano y emplea tu otro pulgar para hacer una cruz con el fin de encontrar el centro del pulgar del pie. Coloca tu pulgar en ese punto, presiona y traza círculos durante quince segundos.

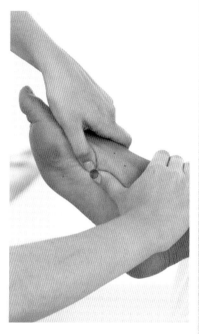

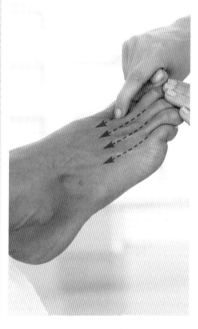

PUNTOS REFLEJOS DEL RIÑÓN/ GLÁNDULAS SUPRARRENALES

Puedes encontrar estos reflejos en la zona uno, tres pasos por debajo de la almohadilla del pie. Coloca los dos pulgares juntos y presiona suavemente contra los reflejos del riñón y las glándulas suprarrenales trazando círculos pequeños. Trabaja de esta forma durante quince segundos.

ZONA REFLEJA DE LAS GLÁNDULAS LINFÁTICAS SUPERIORES

Trabaja sobre la parte dorsal del pie utilizando tus dedos índice y pulgar para caminar entre los metatarsianos, desde la base de los dedos hacia el tobillo. Trabaja con presión suave llegando todo lo lejos que puedas, y vuelve a deslizarte hacia abajo trazando círculos suavemente entre los surcos de los dedos. Repite este movimiento cinco veces.

Hombro congelado (capsulitis)

Este trastorno está causado por la inflamación y engrosamiento del recubrimiento de la cápsula en la que está contenida la articulación. Esta bolsa es pequeña y llena de líquido, y se encuentra entre los músculos, entre los tendones y los huesos, y entre la piel y el hueso, y permite que tenga lugar el movimiento sin fricción entre esas superficies. Los síntomas de la capsulitis incluyen rigidez y dolor en el hombro, lo que dificulta los movimientos normales. En los casos más extremos el hombro está totalmente inmóvil y el dolor es muy fuerte.

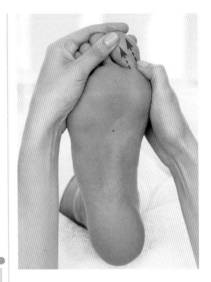

ZONAS Y PUNTOS REFLEJOS QUE DEBEN TRABAJARSE

- Cabeza
- Occipital
- Hombro
- Codo
- Glándulas suprarrenales
- Vértebras cervicales
- Vértebras dorsales

ZONA REFLEJA DE LA CABEZA

Sostén el dedo gordo con los dedos de una mano. Emplea el pulgar de la otra mano para caminar desde la articulación hasta la parte superior del dedo. Repite varias veces trazando líneas que suban por él.

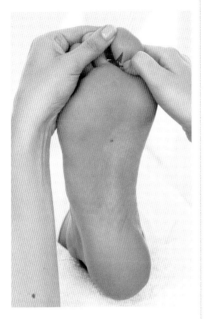

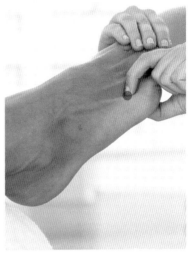

PUNTO REFLEJO DEL OCCIPITAL

Sostén el pie con una mano y flexiona suavemente el dedo gordo hacia atrás. Camina por la base del dedo gordo con tu pulgar y presiona en gancho en el pliegue entre el dedo gordo y el índice. Encontrarás un hueso que sobresale; coloca allí el pulgar y traza círculos suaves durante veinte segundos para trabajar el punto reflejo.

PUNTO REFLEJO DEL HOMBRO

Este punto se encuentra en la parte dorsal del pie, entre el cuarto y el quinto metatarsiano. La forma más sencilla de encontrarlo es colocando el índice y el pulgar en la base del anular y el meñique del pie. Camina pellizcando lentamente cuatro pasos siguiendo el borde del pie. Cuando des en este reflejo sensible, para y presiona, trazando suavemente pequeños círculos durante quince segundos. Ajusta la presión para evitar molestias.

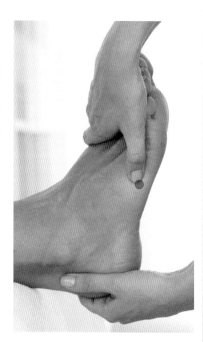

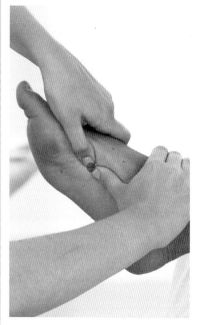

PUNTO REFLEJO DEL CODO

Con el pulgar avanza tres pasos hacia aba-
jo, por la zona lateral del pie, a partir del
dedo meñique. Presiona para trabajar el pun-
to reflejo del codo, trazando círculos durante
quince segundos.

PUNTO REFLEJO DE LAS GLÁNDULAS SUPRARRENALES

Puedes encontrar los reflejos suprarrenales en
la zona uno, tres pasos por debajo de la almo-
hadilla del pie. Coloca los dos pulgares juntos
y presiona suavemente contra los reflejos su-
prarrenales trazando círculos pequeños. Tra-
baja de esta forma durante quince segundos.

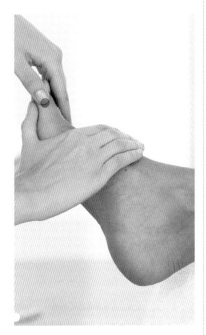

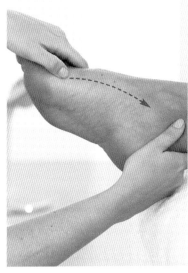

ZONA REFLEJA DE LAS VÉRTEBRAS CERVICALES

Está situada en la parte medial del dedo gordo del pie y entre las articulaciones (pero no debes trabajar sobre ellas por los muchos factores diferentes que podrían afectarles). Sostén el dedo pulgar del pie con una mano. Utiliza el pulgar de la otra mano para dar siete pasos pequeños, recordando que cada paso representa una vértebra concreta. Camina hacia el pie. Repite el movimiento cinco veces.

ZONA REFLEJA DE LAS VÉRTEBRAS DORSALES

Sujeta el pie y avanza doce pasos desde la base de la articulación del dedo pulgar del pie para trabajar las vértebras dorsales. Debes terminar en un hueso llamado navicular, que parece un nudillo y está situado a medio camino entre el punto de la vejiga y el tobillo. Cada paso representa una vértebra concreta y debe ser lento, con una presión entre ligera y media. Repite este movimiento cinco veces.

Epilepsia

La epilepsia es la tendencia a sufrir crisis recurrentes, o breves episodios de alteración de la consciencia, producidas por una actividad eléctrica anormal del cerebro. El trastorno suele desarrollarse en la niñez, pero puede desaparecer gradualmente. Las personas mayores corren el riesgo de desarrollar epilepsia porque tienen más probabilidades de sufrir trastornos que pueden causarla, tales como la apoplejía. En la mayoría de los casos de epilepsia la causa subyacente no está clara, aunque puede estar implicado un factor genético. Las crisis recurrentes pueden ser el resultado de un daño cerebral provocado por un parto difícil, un fuerte golpe en la cabeza,

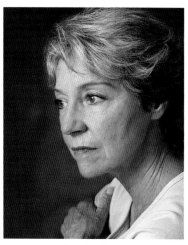

Las causas atribuibles al entorno y al estilo de vida incluyen el calor, el plomo, las alergias alimentarias, el alcohol y el estrés físico y emocional.

un ataque de apoplejía (que impide la llegada de oxígeno al cerebro) o una infección como la meningitis. Existen diferentes tipos de epilepsia y diferentes tipos de crisis, incluyendo la menos común crisis parcial, cuando la persona simplemente parece estar ausente o en blanco durante unos pocos minutos o percibe visones u olores extraños, y la crisis generalizada, cuando el cuerpo se pone rígido y se agita de forma incontrolada.

ZONAS Y PUNTOS REFLEJOS QUE DEBEN TRABAJARSE

- Cabeza
- Pituitaria
- Tiroides
- Hígado
- Glándulas suprarrenales
- Toda la columna

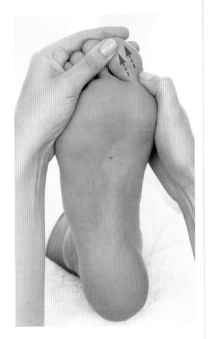

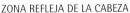

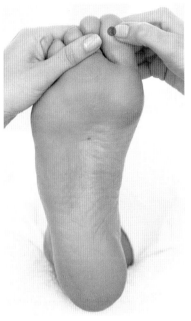

ZONA REFLEJA DE LA CABEZA

Sostén el dedo gordo con los dedos de una mano. Emplea el pulgar de la otra mano para caminar desde la articulación hasta la parte superior del dedo. Repite varias veces trazando líneas que suban por él durante un minuto.

PUNTO REFLEJO DE LA PITUITARIA

Sujeta el dedo gordo del pie con los dedos de una mano y emplea tu otro pulgar para hacer una cruz con el fin de encontrar el centro del pulgar del pie. Coloca tu pulgar en ese punto, presiona y traza círculos durante quince segundos.

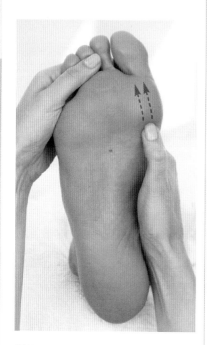

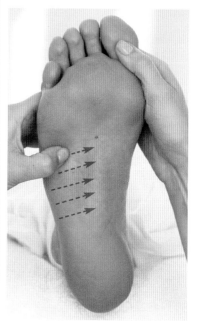

ZONA REFLEJA DEL TIROIDES

Emplea el pulgar para trabajar la almohadilla del pie, a partir de la línea del diafragma y hasta las articulaciones de los dedos. Repite el movimiento lentamente seis veces sobre toda la zona. Siempre que encuentres cristales permanece sobre la zona y estimula con círculos para deshacerlos.

ZONA REFLEJA DEL HÍGADO

Esta zona refleja sólo se encuentra en el pie derecho. Sostén el pie con la mano derecha y coloca el pulgar de tu otra mano justo debajo de la línea del diafragma. Trabaja con lentitud y precisión, cruzando el pie horizontalmente por la zona cinco y la cuatro hasta entrar en la zona tres. Avanza en una dirección. Continúa así hasta llegar justo por encima de la zona oscura del talón. Completa el movimiento del reflejo del hígado cinco veces.

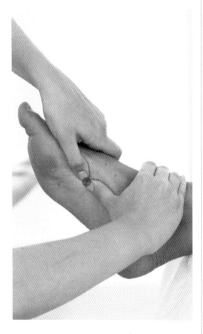

PUNTO REFLEJO DE LAS GLÁNDULAS SUPRARRENALES

Puedes encontrar los reflejos suprarrenales en la zona uno, tres pasos por debajo de la almohadilla del pie. Coloca los dos pulgares juntos y presiona suavemente contra los reflejos suprarrenales trazando círculos pequeños. Trabaja de esta forma durante quince segundos.

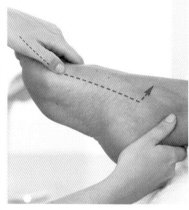

TODA LA COLUMNA

Trabaja sobre la zona medial del pie. Sujétalo con una mano y emplea el pulgar de la otra para dar siete pasos pequeños entre las articulaciones del dedo pulgar, recordando que cada uno representa una vértebra concreta. Camina hacia el pie. A continuación avanza doce pasos suaves desde la base de la articulación del dedo pulgar para trabajar las vértebras dorsales. Debes terminar en un hueso denominado navicular, que parece un nudillo y está situado a medio camino entre el punto de la vejiga y el tobillo. Camina alrededor del navicular, que representa la primera vértebra lumbar, dando cinco pasos hacia arriba hasta el hueco frente al hueso del tobillo, que representa la quinta vértebra lumbar. Repite este movimiento cuatro veces.

Enfermedad de Parkinson

Esta enfermedad degenerativa afecta al sistema nervioso como consecuencia del daño sufrido por las células nerviosas de la base del cerebro. Se desconoce la causa subyacente, pero los síntomas aparecen cuando existe una deficiencia de la hormona dopamina en el cerebro, lo que puede restringir los mensajes de una célula nerviosa a otra. Las dos teorías principales del comienzo del Parkinson son que las células cerebrales son destruidas por las toxinas del cuerpo que el hígado ha sido incapaz de eliminar y que la exposición a toxinas medioambientales, tales como pesticidas o herbicidas, la ha provocado. El Parkinson es más frecuente en hombres ancianos. Los síntomas son: temblores musculares, debilidad y rigidez. La persona puede experimentar también temblores de la mano, el brazo o la pierna, rigidez postural, movimientos pequeños y lentos, un paso desequilibrado que puede romperse en pasitos rápidos y un encorvamiento rígido. Comer, lavarse, vestirse y las demás actividades diarias pueden hacerse muy difíciles para el paciente.

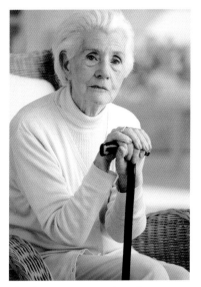

El Parkinson es más común en los ancianos y puede dificultar enormemente las actividades diarias del paciente.

ZONAS Y PUNTOS REFLEJOS QUE DEBEN TRABAJARSE

- Cabeza
- Cerebro
- Hígado
- Glándulas linfáticas superiores
- Glándulas suprarrenales
- Toda la columna

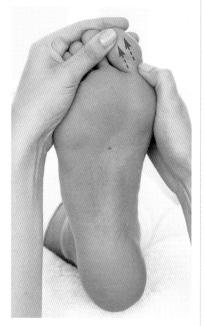

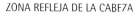

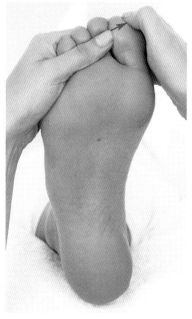

ZONA REFLEJA DE LA CABEZA

Sostén el dedo gordo con los dedos de una mano. Emplea el pulgar de la otra mano para caminar desde la articulación hasta la parte superior del dedo. Repite varias veces trazando líneas que suban por él durante un minuto.

ZONA REFLEJA DEL CEREBRO

Sostén el dedo gordo con los dedos de una mano y emplea la otra mano para caminar a lo largo de la parte superior del dedo gordo del pie. Repite este movimiento doce veces.

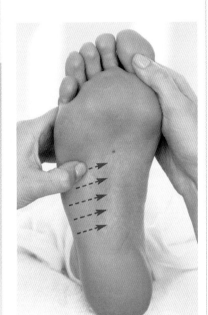

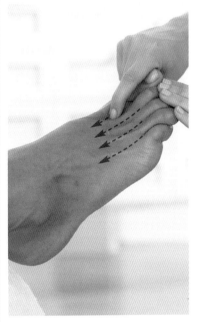

ZONA REFLEJA DEL HÍGADO

Esta zona refleja sólo se encuentra en el pie derecho. Sostén el pie con la mano derecha y coloca el pulgar de la otra mano justo debajo de la línea del diafragma. Trabaja con lentitud y precisión, cruzando el pie horizontalmente por la zona cinco y la cuatro hasta entrar en la zona tres. Avanza en una dirección. Continúa así hasta llegar justo por encima de la zona oscura del talón. Completa el movimiento del reflejo del hígado cinco veces.

ZONA REFLEJA DE LAS GLÁNDULAS LINFÁTICAS SUPERIORES

Trabaja sobre la parte dorsal del pie utilizando tus dedos índice y pulgar para caminar entre los metatarsianos, desde la base de los dedos hacia el tobillo. Trabaja con presión media llegando todo lo lejos que puedas, y vuelve a deslizarte hacia abajo trazando círculos suavemente entre los surcos de los dedos. Repite este movimiento cuatro veces.

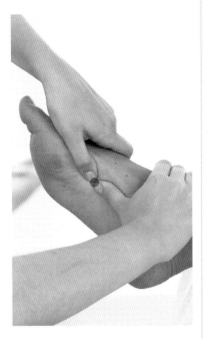

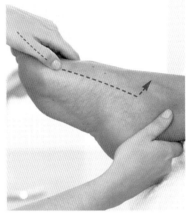

PUNTO REFLEJO DE LAS GLÁNDULAS SUPRARRENALES

Puedes encontrar los reflejos suprarrenales en la zona uno, tres pasos por debajo de la almohadilla del pie. Coloca los dos pulgares juntos y presiona suavemente contra los reflejos suprarrenales trazando círculos pequeños. Trabaja de esta forma durante quince segundos.

TODA LA COLUMNA

Trabaja sobre la zona medial del pie. Sujétalo con una mano y emplea el pulgar de la otra para dar siete pasos pequeños entre las articulaciones del dedo pulgar, recordando que cada uno representa una vértebra concreta. Camina hacia el pie. A continuación avanza doce pasos suaves desde la base de la articulación del dedo pulgar para trabajar las vértebras dorsales. Debes terminar en un hueso denominado navicular, que parece un nudillo y está situado a medio camino entre el punto de la vejiga y el tobillo. Camina alrededor del navicular, que representa la primera vértebra lumbar, dando cinco pasos hacia arriba hasta el hueco frente al hueso del tobillo, que representa la quinta vértebra lumbar. Repite este movimiento cuatro veces.

Enfermedad de Ménière

En la enfermedad de Ménière se produce una acumulación anormal de fluido en los canales del oído interno que controlan el equilibrio. Puede afectar a los dos oídos, aunque en la mayoría de los casos sólo es uno el afectado. El riesgo es igual para hombres y mujeres, y el trastorno a menudo comienza entre los veinte y los sesenta años. El síntoma principal es un vértigo giratorio repentino, y a menudo severo, que puede hacer que la persona caiga al suelo. Otros síntomas son el mareo, el vértigo, la plenitud ótica, la sordera y los acúfenos (zumbidos de oídos). Entre los elementos más comunes que la provocan se encuentran la sal, el alcohol, la cafeína y la nicotina; otros disparadores posibles incluyen el embarazo, la menstruación, las alergias, los estímulos visuales, los cambios en la presión atmosférica y el estrés. Se recomienda a los pacientes seguir una dieta que estabilice los niveles de fluidos corporales y sangre para poder evitar fluctuaciones secundarias en el oído interno.

ZONAS Y PUNTOS REFLEJOS QUE DEBEN TRABAJARSE

- Cabeza
- Pituitaria
- Oído interno
- Vértebras cervicales
- Riñones/glándulas suprarrenales
- Hígado

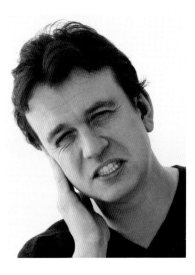

A menudo las personas que sufren la enfermedad de Ménière presentan niveles bajos de manganeso.

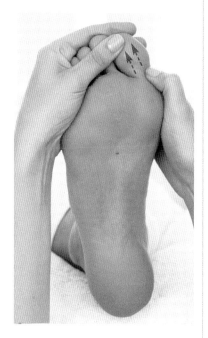
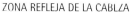
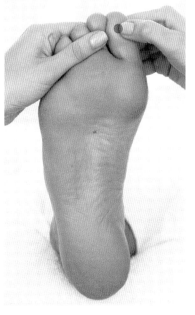

ZONA REFLEJA DE LA CABEZA

Sostén el dedo gordo con los dedos de una mano. Emplea el pulgar de la otra mano para caminar desde la articulación hasta la parte superior del dedo. Repite varias veces durante un minuto trazando líneas que suban por él.

PUNTO REFLEJO DE LA PITUITARIA

Sujeta el dedo gordo del pie con los dedos de una mano y emplea tu otro pulgar para hacer una cruz con el fin de encontrar el centro del pulgar del pie. Coloca tu pulgar en ese punto, presiona y traza círculos durante quince segundos.

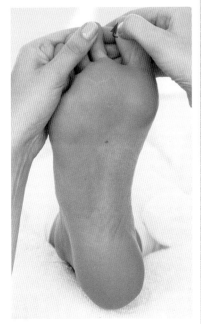

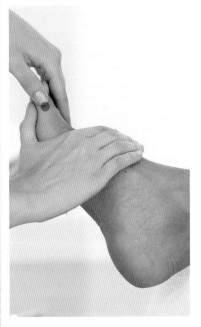

PUNTO REFLEJO DEL OÍDO INTERNO

Da dos pasos largos hacia la punta del dedo del pie a partir del punto reflejo del occipital. Coloca el pulgar sobre el punto reflejo del oído interno y traza círculos suaves durante diez segundos para trabajar el punto.

ZONA REFLEJA DE LAS VÉRTEBRAS CERVICALES

Está situada en la parte medial del dedo gordo del pie y entre las articulaciones (pero no debes trabajar sobre ellas por los muchos factores diferentes que podrían afectarles). Sostén el dedo pulgar del pie con una mano. Utiliza el pulgar de la otra mano para dar siete pasos pequeños, recordando que cada paso representa una vértebra concreta. Trabaja hacia el pie. Repite el movimiento diez veces.

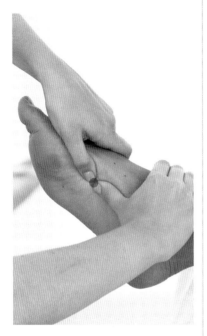

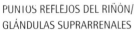

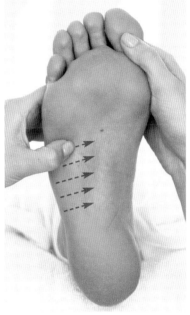

PUNTOS REFLEJOS DEL RIÑÓN/ GLÁNDULAS SUPRARRENALES

Puedes encontrar estos reflejos en la zona uno, tres pasos por debajo de la almohadilla del pie. Coloca los dos pulgares juntos y presiona suavemente contra los reflejos del riñón y las glándulas suprarrenales trazando círculos pequeños. Trabaja de esta forma durante quince segundos.

ZONA REFLEJA DEL HÍGADO

Esta zona refleja sólo se encuentra en el pie derecho. Sostén el pie con la mano derecha y coloca tu pulgar izquierdo justo debajo de la línea del diafragma. Trabaja con lentitud y precisión, cruzando el pie horizontalmente por la zona cinco y la cuatro hasta entrar en la zona tres. Avanza en una dirección. Continúa así hasta llegar justo por encima de la zona oscura del talón. Completa el movimiento del reflejo del hígado cinco veces.

Esclerosis múltiple

La esclerosis múltiple es una enfermedad debilitante que daña las fibras nerviosas del cerebro, el nervio óptico y la médula espinal. Afecta a diversas partes del sistema nervioso destruyendo las fundas de mielina que cubren los nervios y dejando cicatrices, denominadas «placas», que en último término llegan a destruir los nervios.

La esclerosis múltiple está considerada una enfermedad de origen autoinmune en la que los glóbulos blancos atacan a las fundas de mielina como si fueran sustancias extrañas. La enfermedad suele empezar a comienzos de la edad adulta y generalmente consiste en suaves recaídas y largos periodos asintomáticos a lo largo de la vida, aunque afecta a cada paciente de forma distinta. Tiene diversas etapas y los síntomas varían en cada persona, dependiendo de la parte del sistema nervioso que esté más afectada; pueden incluir visión borrosa o doble, cambios emocionales, problemas del habla, infecciones del tracto urinario, vértigos, mareos, torpeza y debilidad muscular.

ZONAS Y PUNTOS REFLEJOS QUE DEBEN TRABAJARSE

- Toda la columna
- Cabeza
- Oído interno
- Vejiga
- Glándulas suprarrenales
- Glándulas linfáticas superiores

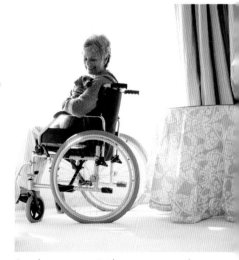

Se sabe que tomar ácidos grasos esenciales y recibir sesiones regulares de reflexología alivia los síntomas de la esclerosis múltiple.

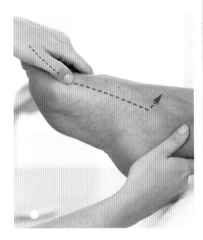

TODA LA COLUMNA

Trabaja sobre la zona medial del pie. Sujéta-lo con una mano y emplea el pulgar de la otra para dar siete pasos pequeños entre las articulaciones del dedo pulgar, recordando que cada uno representa una vértebra con-creta. Camina hacia el pie. A continuación avanza doce pasos suaves desde la base de la articulación del dedo pulgar para trabajar las vértebras dorsales. Debes terminar en un hueso denominado navicular, que parece un nudillo y está situado a medio camino entre el punto de la vejiga y el tobillo. Camina alrede-dor del navicular, que representa la primera vértebra lumbar, dando cinco pasos hacia arriba hasta el hueco frente al hueso del tobi-llo, que representa la quinta vértebra lumbar. Repite este movimiento cuatro veces.

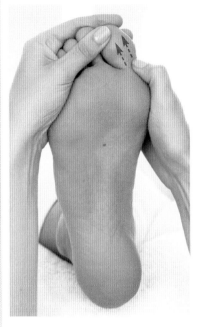

ZONA REFLEJA DE LA CABEZA

Sostén el dedo gordo con los dedos de una mano. Emplea el pulgar de la otra mano para caminar desde la articulación hasta la parte superior del dedo. Repite varias veces durante un minuto trazando líneas que suban por él.

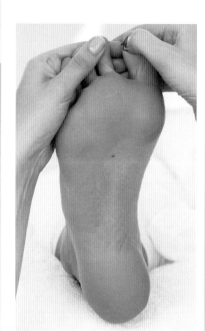

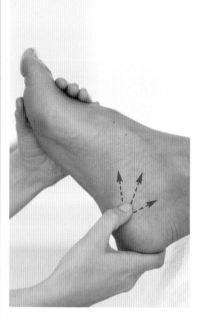

PUNTO REFLEJO DEL OÍDO INTERNO

Da dos pasos largos hacia la punta del dedo del pie a partir del punto reflejo del occipital. Coloca el pulgar sobre el punto reflejo del oído interno y traza círculos suaves durante veinte segundos para trabajar el punto.

ZONA REFLEJA DE LA VEJIGA

Trabaja sobre la zona medial del pie. Coloca el pulgar en el punto de la vejiga, situado en el borde de la zona blanda aproximadamente a un tercio del camino desde la parte trasera del talón. Emplea el pulgar para realizar movimientos en abanico (como los radios de una rueda de bicicleta) sobre la zona, volviendo siempre al punto de la vejiga. Hazlo unas doce veces.

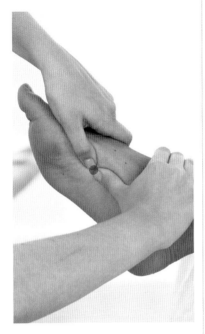

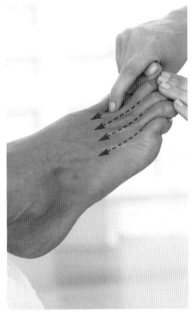

CONDICIONES DEL SISTEMA NERVIOSO

PUNTO REFLEJO DE LAS GLÁNDULAS SUPRARRENALES

Puedes encontrar los reflejos suprarrenales en la zona uno, tres pasos por debajo de la almohadilla del pie. Coloca los dos pulgares juntos y presiona suavemente contra los reflejos suprarrenales trazando círculos pequeños. Trabaja de esta forma durante quince segundos.

ZONA REFLEJA DE LAS GLÁNDULAS LINFÁTICAS SUPERIORES

Trabaja sobre la parte dorsal del pie utilizando tus dedos índice y pulgar para caminar entre los metatarsianos, desde la base de los dedos hacia el tobillo. Trabaja con presión media llegando todo lo lejos que puedas, y vuelve a deslizarte hacia abajo trazando círculos suavemente entre los surcos de los dedos. Repite este movimiento cuatro veces.

Acné

El acné es un trastorno inflamatorio de la piel común entre los doce y los veinticuatro años, especialmente entre los varones, y está asociado a un desequilibrio hormonal durante la pubertad. También muchas mujeres sufren accesos premenstruales de acné asociados a la liberación de la hormona progesterona tras la ovulación. Aparte de un fuerte desequilibrio hormonal, otros factores que pueden provocarlo son la piel grasa, casos anteriores en la familia, el estrés y el consumo de comida basura y productos animales. También puede verse agravado por determinados cosméticos o por frotar repetidamente la piel. Debe eliminarse el azúcar para evitar brotes.

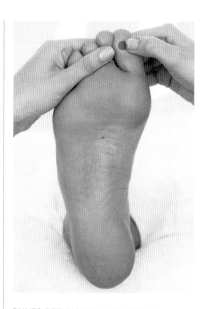

ZONAS Y PUNTOS REFLEJOS QUE DEBEN TRABAJARSE

- Pituitaria
- Ovarios/testículos
- Hígado
- Glándulas suprarrenales
- Páncreas
- Colon ascendente
- Colon descendente

PUNTO REFLEJO DE LA PITUITARIA

Sujeta el dedo gordo del pie con los dedos de una mano y emplea tu otro pulgar para hacer una cruz con el fin de encontrar el centro del pulgar del pie. Coloca tu pulgar en ese punto, presiona y traza círculos durante quince segundos.

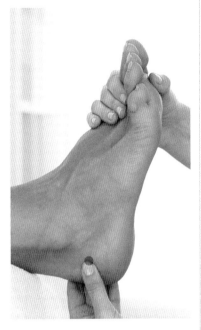

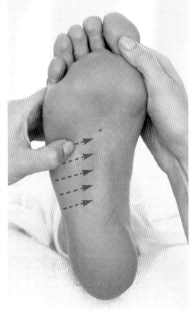

PUNTO REFLEJO DEL OVARIO/TESTÍCULO

Trabaja sobre la vista lateral del pie. Coloca tu dedo índice aproximadamente a medio camino entre la parte posterior del talón y el hueso del tobillo. Presiona suavemente y traza círculos durante diez segundos.

ZONA REFLEJA DEL HÍGADO

Esta zona refleja sólo se encuentra en el pie derecho. Sostén el pie con la mano derecha y coloca el pulgar de tu otra mano justo debajo de la línea del diafragma. Trabaja con lentitud y precisión, cruzando el pie horizontalmente por la zona cinco y la cuatro hasta entrar en la zona tres. Avanza en una dirección. Continúa así hasta llegar justo por encima de la zona oscura del talón. Completa el movimiento del reflejo del hígado seis veces.

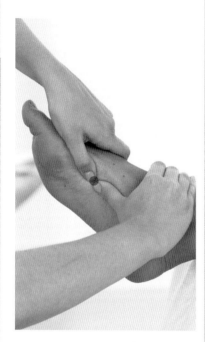 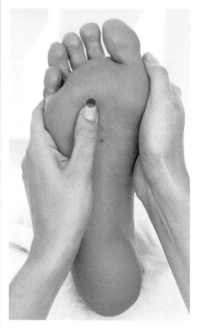

PUNTO REFLEJO DE LAS GLÁNDULAS SUPRARRENALES

Puedes encontrar los reflejos suprarrenales en la zona uno, tres pasos por debajo de la almohadilla del pie. Coloca los dos pulgares juntos y presiona suavemente contra los reflejos suprarrenales trazando círculos pequeños. Trabaja de esta forma durante quince segundos.

PUNTO REFLEJO DEL PÁNCREAS

Este punto reflejo sólo se encuentra en el pie derecho. Utiliza el pulgar y colócalo sobre el dedo corazón, trazando a continuación una línea hasta debajo de la del diafragma. Presiona hacia arriba y en gancho contra la articulación durante doce segundos.

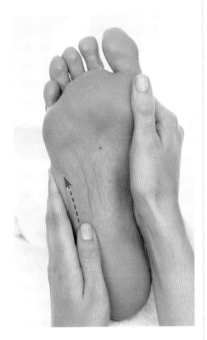

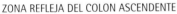

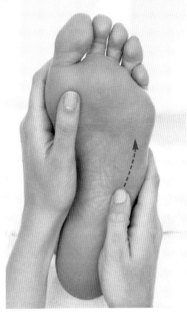

ZONA REFLEJA DEL COLON ASCENDENTE

Esta zona refleja se encuentra sólo en el pie derecho. Emplea tu pulgar izquierdo para caminar hacia arriba por la zona cuatro desde la parte más oscura del talón. Continúa así hasta llegar a medio camino del pie. Trabaja la zona refleja del colon ascendente cuatro veces y con movimientos lentos para ayudar a estimular su actividad peristáltica.

ZONA REFLEJA DEL COLON DESCENDENTE

Esta zona refleja se encuentra sólo en el pie izquierdo. Emplea tu pulgar derecho para caminar hacia arriba por la zona cuatro, a partir de la parte más oscura del talón, para trabajar el colon descendente. Continúa así hasta llegar a medio camino del pie. Trabaja la zona refleja del colon descendente seis veces y con movimientos lentos para estimular la actividad peristáltica del colon.

Dermatitis

Inflamación de la piel que produce picores, engrosamiento, descamación y cambios en la coloración. A menudo es el resultado de una alergia. La dermatitis alérgica puede estar causada por cualquier cosa con la que el cuerpo haya entrado en contacto. Entre los sospechosos se incluyen la sensibilidad a los perfumes, las pomadas, los cosméticos, los pegamentos, determinadas plantas y algunos metales usados en joyería y cremalleras. Si la piel está en contacto con el alérgeno, el trastorno no desaparece. También el gluten y los productos lácteos han sido asociados al empeoramiento de todos los trastornos cutáneos. El estrés agrava la dermatitis.

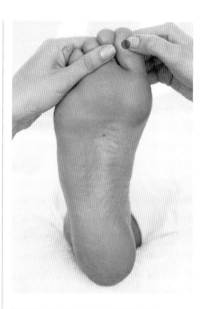

ZONAS Y PUNTOS REFLEJOS QUE DEBEN TRABAJARSE

- Pituitaria
- Glándulas linfáticas superiores
- Colon ascendente
- Colon descendente
- Hígado
- Bazo
- Glándulas suprarrenales

PUNTO REFLEJO DE LA PITUITARIA

Sujeta el dedo gordo del pie con los dedos de una mano y emplea tu otro pulgar para hacer una cruz con el fin de encontrar el centro del pulgar del pie. Coloca tu pulgar en ese punto, presiona y traza círculos durante quince segundos.

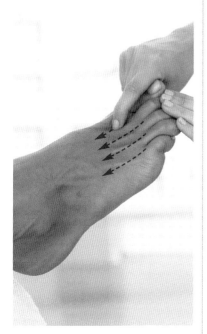

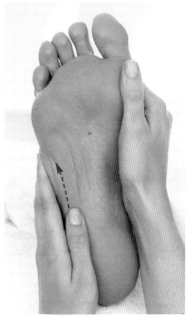

ZONA REFLEJA DE LAS GLÁNDULAS LINFÁTICAS SUPERIORES

Trabaja sobre la parte dorsal del pie utilizando tus dedos índice y pulgar para caminar entre los metatarsianos, desde la base de los dedos hacia el tobillo. Trabaja con presión media llegando todo lo lejos que puedas, y vuelve a deslizarte hacia abajo trazando círculos suavemente entre los surcos de los dedos. Repite este movimiento cinco veces.

ZONA REFLEJA DEL COLON ASCENDENTE

Esta zona refleja se encuentra sólo en el pie derecho. Emplea tu pulgar izquierdo para caminar hacia arriba por la zona cuatro, a partir de la parte más oscura del talón, para trabajar esta primera parte del colon. Continúa así hasta llegar a medio camino del pie. Trabaja la zona refleja del colon ascendente cuatro veces y con movimientos lentos para ayudar a eliminar eficazmente los productos de desecho.

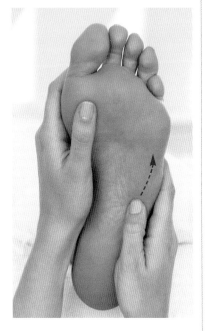

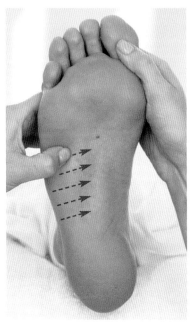

ZONA REFLEJA DEL COLON DESCENDENTE

Esta zona refleja se encuentra sólo en el pie izquierdo. Emplea tu pulgar derecho para caminar hacia arriba por la zona cuatro, a partir de la parte oscura del talón, para trabajar el colon descendente. Continúa así hasta llegar a medio camino del pie. Trabaja la zona refleja del colon descendente seis veces y con movimientos lentos para estimular la actividad peristáltica del colon.

ZONA REFLEJA DEL HÍGADO

Esta zona refleja sólo se encuentra en el pie derecho. Sostén el pie con la mano derecha y coloca el pulgar de la mano izquierda justo debajo de la línea del diafragma. Trabaja con lentitud y precisión, cruzando el pie horizontalmente por la zona cinco y la cuatro hasta entrar en la zona tres. Avanza en una dirección. Continúa así hasta llegar justo por encima de la zona oscura del talón. Completa el movimiento del reflejo del hígado seis veces.

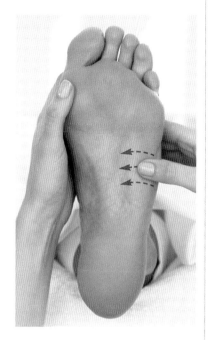

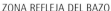

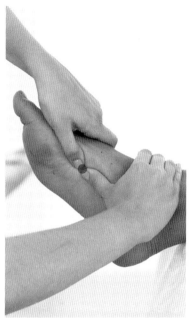

ZONA REFLEJA DEL BAZO

Esta zona refleja sólo se encuentra en el pie izquierdo. Sostén el pie con la mano izquierda y coloca el pulgar de tu otra mano justo debajo de la línea del diafragma. Trabaja con lentitud y precisión, cruzando el pie horizontalmente sobre las zonas cinco y cuatro hasta entrar en la zona tres. Avanza en una dirección. Continúa así hasta trazar cuatro líneas horizontales, completando el reflejo del bazo seis veces.

PUNTO REFLEJO DE LAS GLÁNDULAS SUPRARRENALES

Puedes encontrar los reflejos suprarrenales en la zona uno, tres pasos por debajo de la almohadilla del pie. Coloca los dos pulgares juntos y presiona suavemente contra los reflejos suprarrenales trazando círculos pequeños. Trabaja de esta forma durante veinte segundos.

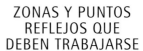

Espinillas

Las espinillas son unos bultos redondos y llenos de pus que aparecen en la piel como resultado de la inflamación y la infección producidas por bacterias. Es un trastorno común en niños y jóvenes. Las espinillas afectan a la porción más profunda del folículo piloso y pueden aparecer en el cuero cabelludo, bajo los brazos, en las nalgas y en la cara. A menudo son rojas y duelen, y sus síntomas pueden incluir picores, inflamación local y dolor. Pueden curarse en un mes, pero son contagiosas porque el pus puede contaminar la piel cercana provocando otras nuevas. Muchas veces son indicativos de que el paciente tiene un sistema inmune debilitado a causa de una mala nutrición, diabetes mellitus, el uso de medicamentos inmunodepresores o de que está enfermo. La cataplasma de cebolla es buena contra las espinillas porque reduce el dolor y extrae las toxinas de la zona infectada: pon una cebolla finamente picada entre dos trozos de tela y colócala sobre la zona afectada para extraer las impurezas.

ZONAS Y PUNTOS REFLEJOS QUE DEBEN TRABAJARSE

- Glándulas suprarrenales
- Pituitaria
- Glándulas linfáticas superiores
- Páncreas
- Bazo
- Toda la columna

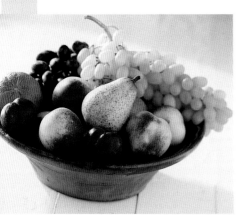

La dieta nutritiva contribuye a tener un sistema inmune saludable. Sustituye el azúcar por fruta fresca para eliminar las espinillas.

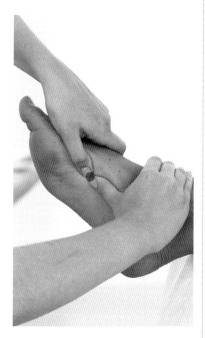

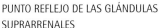

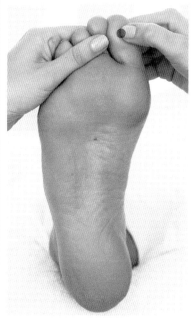

PUNTO REFLEJO DE LAS GLÁNDULAS SUPRARRENALES

Puedes encontrar los reflejos suprarrenales en la zona uno, tres pasos por debajo de la almohadilla del pie. Coloca los dos pulgares juntos y presiona suavemente contra los reflejos suprarrenales trazando círculos pequeños. Trabaja de esta forma durante veinte segundos.

PUNTO REFLEJO DE LA PITUITARIA

Sujeta el dedo gordo del pie con los dedos de una mano y emplea tu otro pulgar para hacer una cruz con el fin de encontrar el centro del pulgar del pie. Coloca tu pulgar en ese punto, presiona y traza círculos durante veinte segundos.

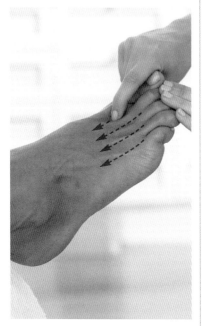

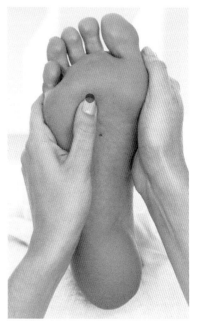

ZONA REFLEJA DE LAS GLÁNDULAS LINFÁTICAS SUPERIORES

Trabaja sobre la parte dorsal del pie utilizando tus dedos índice y pulgar para caminar entre los metatarsianos, desde la base de los dedos hacia el tobillo. Trabaja con presión media llegando todo lo lejos que puedas, y vuelve a deslizarte hacia abajo trazando círculos suavemente entre los surcos de los dedos. Repite este movimiento seis veces.

PUNTO REFLEJO DEL PÁNCREAS

Este punto reflejo sólo se encuentra en el pie derecho. Coloca el pulgar sobre el dedo corazón del pie y traza una línea hasta debajo de la del diafragma. Presiona hacia arriba y en gancho contra la articulación durante diez segundos.

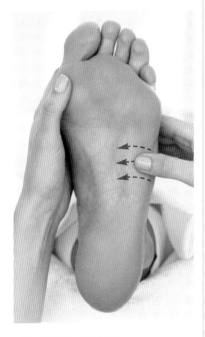

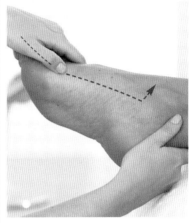

ZONA REFLEJA DEL BAZO

Esta zona refleja sólo se encuentra en el pie izquierdo. Sostén el pie con la mano izquierda y coloca el pulgar de tu otra mano justo debajo de la línea del diafragma. Trabaja con lentitud y precisión, cruzando el pie horizontalmente sobre las zonas cinco y cuatro hasta entrar en la zona tres. Procede en una dirección. Continúa así hasta trazar cuatro líneas horizontales. Completa el reflejo del bazo seis veces.

TODA LA COLUMNA

Trabaja sobre la zona medial del pie. Sujétalo con una mano y emplea el pulgar de la otra para dar siete pasos pequeños entre las articulaciones del dedo pulgar, recordando que cada uno representa una vértebra concreta. Camina hacia el pie. A continuación avanza doce pasos suaves desde la base de la articulación del dedo pulgar para trabajar las vértebras dorsales. Debes terminar en un hueso denominado navicular, que parece un nudillo y está situado a medio camino entre el punto de la vejiga y el tobillo. Camina alrededor del navicular, que representa la primera vértebra lumbar, dando cinco pasos hacia arriba hasta el hueco frente al hueso del tobillo, que representa la quinta vértebra lumbar. Repite este movimiento cinco veces.

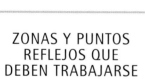

Psoriasis

Este trastorno de la piel aparece como manchas de escamas en los brazos, los codos, las rodillas, las piernas, las orejas, el cuero cabelludo y la espalda. Suele afectar a jóvenes entre quince y veinticinco años y puede dispararse por el estrés. Debe mantenerse el colon limpio con una dieta que contenga un cincuenta por ciento de alimentos crudos, porque se han vinculado los trastornos de colon con la psoriasis. Suele seguir un patrón de episodios de aparición seguidos por otros de remisión. A menudo es hereditaria y está vinculada con el crecimiento de células en la capa exterior de la piel, que produce manchas que se extienden por una amplia zona.

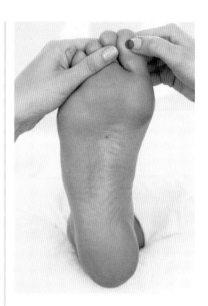

ZONAS Y PUNTOS REFLEJOS QUE DEBEN TRABAJARSE

- Pituitaria
- Estómago
- Hígado
- Colon ascendente
- Colon descendente
- Toda la columna
- Riñones/glándulas suprarrenales

PUNTO REFLEJO DE LA PITUITARIA

Sujeta el dedo gordo del pie con los dedos de una mano y emplea tu otro pulgar para hacer una cruz con el fin de encontrar el centro del pulgar del pie. Coloca tu pulgar en ese punto, presiona y traza círculos durante quince segundos.

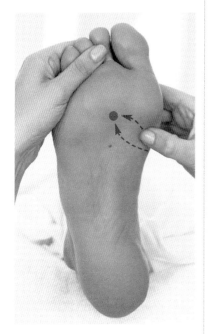

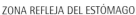

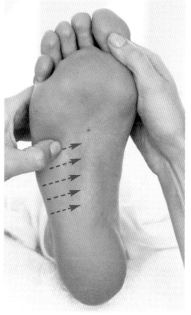

ZONA REFLEJA DEL ESTÓMAGO

Esta zona refleja está situada justo debajo de la almohadilla del pie. Sostén el pie con una mano y coloca el pulgar de la otra mano justo debajo de la zona refleja del tiroides. Asciende lateralmente con suavidad hasta el reflejo del plexo solar trazando círculos pequeños. Repite este movimiento seis veces.

ZONA REFLEJA DEL HÍGADO

Esta zona refleja sólo se encuentra en el pie derecho. Sostén el pie con la mano derecha y coloca el pulgar de tu otra mano justo debajo de la línea del diafragma. Trabaja con lentitud y precisión, cruzando el pie horizontalmente por la zona cinco y la cuatro hasta entrar en la zona tres. Avanza en una dirección. Continúa así hasta llegar justo por encima de la zona oscura del talón. Completa el movimiento del reflejo del hígado seis veces.

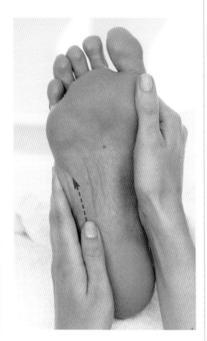

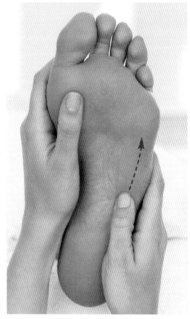

ZONA REFLEJA DEL COLON ASCENDENTE

Esta zona refleja se encuentra sólo en el pie derecho. Emplea tu pulgar izquierdo para caminar hacia arriba por la zona cuatro desde la parte más oscura del talón. Continúa así hasta llegar a medio camino del pie. Trabaja la zona refleja del colon ascendente seis veces y con movimientos lentos para mantenerlo limpio.

ZONA REFLEJA DEL COLON DESCENDENTE

Esta zona refleja se encuentra sólo en el pie izquierdo. Emplea el pulgar de tu mano derecha para caminar hacia arriba por la zona cuatro, a partir de la parte más oscura del talón, para trabajar el colon descendente. Continúa así hasta llegar a medio camino del pie. Trabaja la zona refleja del colon descendente seis veces y con movimientos lentos para estimular la actividad peristáltica del colon.

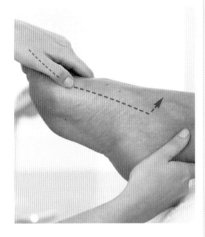

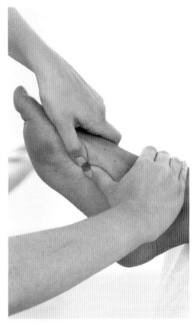

TODA LA COLUMNA

Trabaja sobre la zona medial del pie. Sujéta-
lo con una mano y emplea el pulgar de la
otra para dar siete pasos pequeños entre las
articulaciones del dedo pulgar, recordando
que cada uno representa una vértebra con-
creta. Camina hacia el pie. A continuación
avanza doce pasos suaves desde la base de
la articulación del dedo pulgar para trabajar
las vértebras dorsales. Debes terminar en
un hueso denominado navicular, que parece un
nudillo y está situado a medio camino entre el
punto de la vejiga y el tobillo. Camina alrede-
dor del navicular, que representa la primera
vértebra lumbar, dando cinco pasos hacia
arriba hasta el hueco frente al hueso del tobi-
llo, que representa la quinta vértebra lumbar.
Repite este movimiento cinco veces.

PUNTOS REFLEJOS DEL RIÑÓN/ GLÁNDULAS SUPRARRENALES

Puedes encontrar estos reflejos en la zona
uno, tres pasos por debajo de la almohadilla
del pie. Coloca los dos pulgares juntos y pre-
siona suavemente contra los reflejos del riñón
y las glándulas suprarrenales trazando círcu-
los pequeños. Trabaja de esta forma durante
veinte segundos.

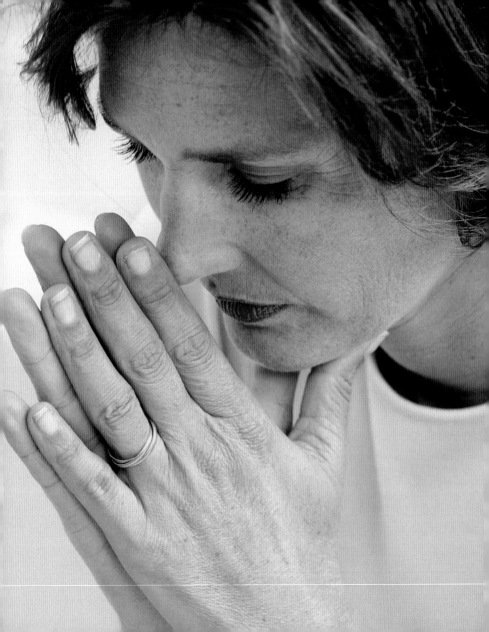

SEXTA PARTE

Reflexología
especializada

Cómo utilizar esta parte del libro

Esta parte te muestra cómo los tratamientos de reflexología podal pueden ayudar en determinadas etapas de la vida, desde el embarazo y la niñez a los años dorados; también estudia específicamente la reflexología para mujeres, para hombres y para parejas, así cómo combatir el estrés. Elige una secuencia que responda a las necesidades de tu cliente. Cada secuencia debe durar unos quince minutos para explotar al máximo sus beneficios. Empieza y termina siempre los tratamientos con técnicas de relajación.

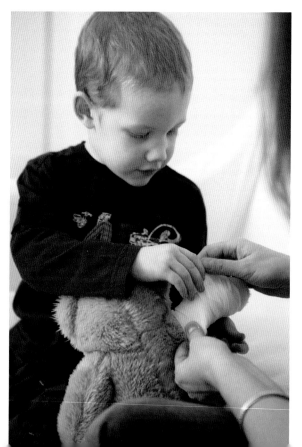

A los niños pequeños les suele gustar tener su juguete favorito con ellos durante el tratamiento.

Estados de ánimo y emociones

En primer lugar estudiaremos la forma en la que la reflexología puede ayudarnos a afrontar situaciones que creemos no poder controlar. En ocasiones tenemos que ser nuestro mejor amigo, comprobando que nos estamos cuidando adecuadamente. ¿Comemos la suficiente comida sana? ¿Nos permitimos suficiente tiempo de relajación sin sentirnos culpables? ¿Nos tomamos tiempo para mimarnos a nosotros mismos? Poner nuestras necesidades en primer lugar ocasionalmente no es un acto egoísta.

La enfermedad es una expresión natural de lo que está sucediendo dentro de nuestro cuerpo. Son muchos los factores que pueden desencadenar una enfermedad, y el más importante de todos ellos es nuestro estado mental. Las emociones pueden dañar el sistema hormonal, perjudicar a la digestión, trastornar la temperatura corporal y exacerbar la ansiedad. Los medicamentos pueden enmascarar los síntomas, pero si tu estado de ánimo y tus emociones son los responsables de tu condición física, necesitas hacerte con el control. Si una persona tiene una actitud negativa, una mente ocupada o sufre de ansiedad, pena, insomnio, miedo, pesadillas, trastorno de estrés postraumático o hipertensión, la reflexología suave es una forma efectiva de tranquilizar la mente y carece de efectos secundarios desagradables.

CONSEJOS DE VIDA

Muchos trastornos pueden estar directamente relacionados con el estrés, que constituye un caldo de cultivo para la enfermedad, y pueden ser exacerbados por sus efectos. Durante una época estresante el cuerpo puede agotar las vitaminas y minerales esenciales, por lo que debes preocuparte de comer de manera saludable y hacer ejercicio para librar al cuerpo de las hormonas del estrés y la glucosa no utilizada. Evita los alimentos preparados y el chocolate, los aperitivos y la comida basura, los fritos, los azúcares, los edulcorantes artificiales, los refrescos carbonatados y el exceso de carnes rojas. Una dieta rica en fruta y verdura fresca y cruda con multitud de infusiones y agua mineral es lo mejor. La reflexología anima al cuerpo a relajarse, permitiendo que todas las funciones trabajen con más eficacia.

Estrés

El estrés está relacionado con cualquier reacción a un estímulo físico, emocional o mental que afecte al equilibrio natural del cuerpo. A menudo se le considera un problema psicológico o mental, pero tiene diversos efectos físicos muy dañinos. Los síntomas del estrés incluyen tensión arterial elevada, altos niveles de colesterol, diabetes, dolor de cabeza, síndrome de fatiga crónica, pérdida de memoria y depresión.

Muchas veces afecta al apetito, causando indigestión o malas reacciones alimentarias, que dan como resultado estreñimiento o diarrea porque el sistema digestivo se ralentiza o se cierra. La cafeína puede contribuir al nerviosismo y al insomnio. Identifica la causa del estrés, porque ése puede ser el primer paso para tratarlo. Empieza un programa de ejercicio físico para despejar la mente, regular la respiración profunda y mantener el estrés bajo control.

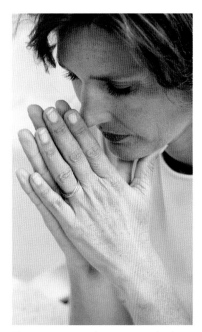

El estrés grave puede tener un profundo efecto negativo sobre los ciclos menstruales y los síntomas de la menopausia.

ZONAS Y PUNTOS REFLEJOS QUE DEBEN TRABAJARSE

- Diafragma
- Tiroides
- Pituitaria
- Toda la columna
- Riñones/glándulas suprarrenales
- Páncreas

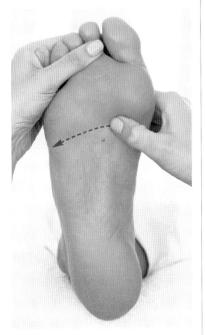

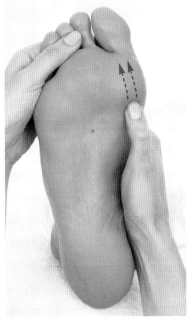

ZONA REFLEJA DEL DIAFRAGMA

*Flexiona el pie hacia atrás para estirar la piel.
Emplea el pulgar de la otra mano para trabajar bajo las cabezas metatarsianas, cruzando
la planta desde la zona lateral a la medial.
Da pasos lentos y repite el movimiento ocho
veces.*

ZONA REFLEJA DEL TIROIDES

*Emplea el pulgar para trabajar la almohadilla
del pie a partir de la línea del diafragma y
hasta las articulaciones de los dedos. Repite
el movimiento lentamente seis veces sobre
toda la zona. El funcionamiento óptimo del tiroides puede ayudar a estabilizar los niveles
de energía.*

REFLEXOLOGÍA ESPECIALIZADA

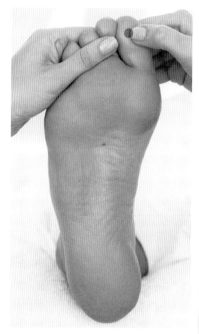

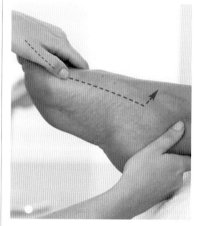

PUNTO REFLEJO DE LA PITUITARIA

Sujeta el dedo gordo del pie con los dedos de una mano y emplea tu otro pulgar para hacer una cruz con el fin de encontrar el centro del pulgar del pie. Coloca tu pulgar en ese punto, presiona y traza círculos durante quince segundos.

TODA LA COLUMNA

Trabaja sobre la zona medial del pie. Sujétalo con una mano y emplea el pulgar de la otra para dar siete pasos pequeños entre las articulaciones del dedo pulgar, recordando que cada uno representa una vértebra concreta. Camina hacia el pie. A continuación avanza doce pasos suaves desde la base de la articulación del dedo pulgar para trabajar las vértebras dorsales. Debes terminar en un hueso denominado navicular, que parece un nudillo y está situado a medio camino entre el punto de la vejiga y el tobillo. Camina alrededor del navicular, que representa la primera vértebra lumbar, dando cinco pasos hacia arriba hasta el hueco frente al hueso del tobillo, que representa la quinta vértebra lumbar. Repite este movimiento cinco veces.

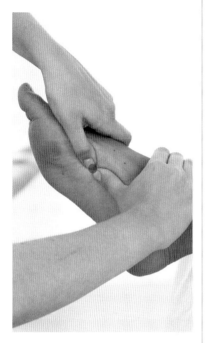

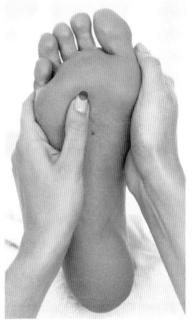

PUNTOS REFLEJOS DEL RIÑÓN/ GLÁNDULAS SUPRARRENALES

Puedes encontrar estos reflejos en la zona uno, tres pasos por debajo de la almohadilla del pie. Coloca los dos pulgares juntos y presiona suavemente contra los reflejos del riñón y las glándulas suprarrenales trazando círculos pequeños. Trabaja de esta forma durante veinte segundos.

PUNTO REFLEJO DEL PÁNCREAS

Este punto reflejo sólo se encuentra en el pie derecho. Coloca el pulgar sobre el dedo corazón del pie y traza una línea hasta debajo de la del diafragma. Presiona hacia arriba contra la articulación y traza círculos pequeños durante quince segundos.

Depresión

Las personas con depresión tienden a sentir que la enfermedad afecta a todo su cuerpo, incluidos los patrones de sueño, la forma en la que se sienten consigo mismos, lo que comen y el modo en que reaccionan ante la vida. Pierden interés por las personas y las cosas que les rodean y les cuesta experimentar placer. Los síntomas más comunes son dolor de espalda, fatiga crónica, cambios en el apetito y en los patrones de sueño, trastornos digestivos, inquietud, facilidad para enfadarse y sensación de falta de valía personal. El ejercicio ayuda porque libera endorfinas, las hormonas corporales para sentirse mejor, que producen un estímulo natural.

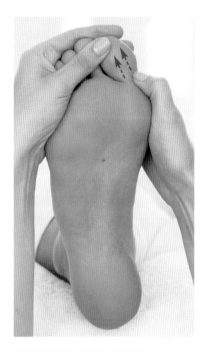

ZONAS Y PUNTOS REFLEJOS QUE DEBEN TRABAJARSE

- Cabeza
- Hipotálamo
- Toda la columna
- Tiroides
- Hígado
- Colon ascendente
- Colon descendente

ZONA REFLEJA DE LA CABEZA

Sostén el dedo gordo con los dedos de una mano. Emplea el pulgar de la otra mano para caminar desde la articulación hasta la parte superior del dedo. Repite varias veces durante un minuto trazando líneas que suban por él.

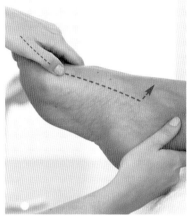

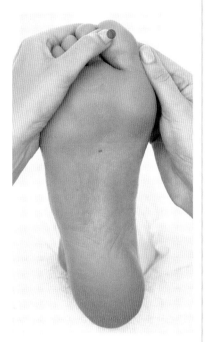

PUNTO REFLEJO DEL HIPOTÁLAMO

Sostén el dedo gordo del pie con los dedos de una mano y emplea el pulgar de la otra mano para hacer una cruz y encontrar el centro del dedo. Avanza con el pulgar un paso hacia la punta del dedo gordo y da otro paso pequeño lateralmente. Presiona en gancho durante diez segundos.

TODA LA COLUMNA

Trabaja sobre la zona medial del pie. Sujétalo con una mano y emplea el pulgar de la otra para dar siete pasos pequeños entre las articulaciones del dedo pulgar, recordando que cada uno representa una vértebra concreta. Camina hacia el pie. A continuación avanza doce pasos suaves desde la base de la articulación del dedo pulgar para trabajar las vértebras dorsales. Debes terminar en un hueso denominado navicular, que parece un nudillo y está situado a medio camino entre el punto de la vejiga y el tobillo. Camina alrededor del navicular, que representa la primera vértebra lumbar, dando cinco pasos hacia arriba hasta el hueco frente al hueso del tobillo, que representa la quinta vértebra lumbar. Repite este movimiento cinco veces.

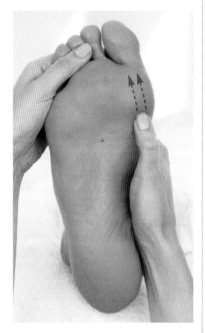

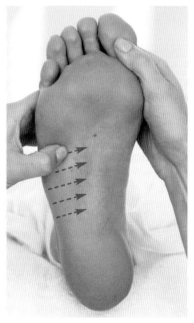

ZONA REFLEJA DEL TIROIDES

Emplea el pulgar para trabajar la almohadilla del pie, a partir de la línea del diafragma y hasta las articulaciones de los dedos. Repite el movimiento lentamente seis veces sobre toda la zona. El tiroides puede devolvernos la energía necesaria para seguir con las actividades diarias.

ZONA REFLEJA DEL HÍGADO

Esta zona refleja sólo se encuentra en el pie derecho. Sostén el pie con la mano derecha y coloca el pulgar de la otra mano justo debajo de la línea del diafragma. Trabaja con lentitud y precisión, cruzando el pie horizontalmente por la zona cinco y la cuatro hasta entrar en la zona tres. Avanza en una dirección. Continúa así hasta llegar justo por encima de la zona oscura del talón. Completa el movimiento del reflejo del hígado seis veces.

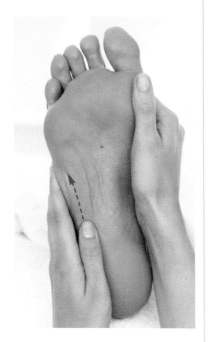
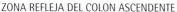
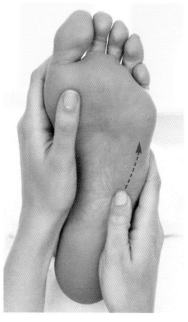

ZONA REFLEJA DEL COLON ASCENDENTE

Esta zona refleja se encuentra sólo en el pie derecho. Emplea tu pulgar izquierdo para caminar hacia arriba por la zona cuatro desde la parte más oscura del talón. Continúa así hasta llegar a medio camino del pie. Trabaja la zona refleja del colon ascendente cuatro veces y con movimientos lentos para ayudarle a deshacerse de los productos de desecho.

ZONA REFLEJA DEL COLON DESCENDENTE

Esta zona refleja se encuentra sólo en el pie izquierdo. Emplea tu pulgar derecho para caminar hacia arriba por la zona cuatro, a partir de la parte más oscura del talón, para trabajar esta parte del colon. Continúa así hasta llegar a medio camino del pie. Trabaja la zona refleja del colon descendente seis veces y con movimientos lentos para estimular la actividad peristáltica del colon.

Trastorno de ansiedad

La ansiedad puede manifestarse como un ataque de pánico y afecta a todas las edades. Suele ser abrupto, corto e intenso, y tiene lugar cuando las respuestas naturales de «lucha o huida» del cuerpo se activan en el momento equivocado. Todas las respuestas ante el estrés se aceleran, lo que resulta penoso y perturbador para la persona que está sufriendo el ataque.

Es corriente que el paciente se sienta abrumado por una sensación de desastre inminen-

ZONAS Y PUNTOS REFLEJOS QUE DEBEN TRABAJARSE

- Cabeza
- Pituitaria
- Diafragma
- Pulmones
- Riñones/glándulas suprarrenales
- Vértebras dorsales

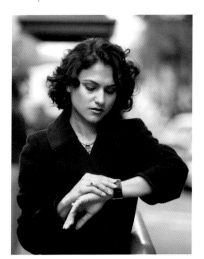

Los ataques de pánico pueden afectar al paciente en cualquier lugar y momento.

te o puede creer que está sufriendo un ataque al corazón o una apoplejía. Otros síntomas incluyen mareo, palpitaciones cardíacas, sudoración, náuseas, dificultades para respirar o pensar claramente y sensación de irrealidad. Evita el estrés, el azúcar, los alimentos preparados, los productos con cafeína, el exceso de alcohol y las drogas. Mantén un diario nutricional, porque la alergia a determinados alimentos puede disparar un ataque de pánico. Utiliza las técnicas de relajación de la reflexología en las manos si sufres un ataque.

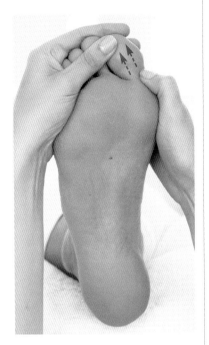
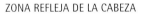

ZONA REFLEJA DE LA CABEZA

Sostén el dedo gordo con los dedos de una mano. Emplea el pulgar de la otra mano para caminar desde la articulación hasta la parte superior del dedo. Repite varias veces durante un minuto trazando líneas que suban por él.

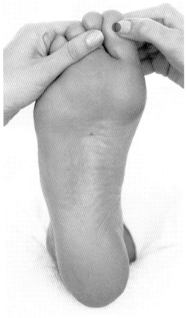

PUNTO REFLEJO DE LA PITUITARIA

Sujeta el dedo gordo del pie con los dedos de una mano y emplea tu otro pulgar para hacer una cruz con el fin de encontrar el centro del pulgar del pie. Coloca tu pulgar en ese punto, presiona y traza círculos durante quince segundos.

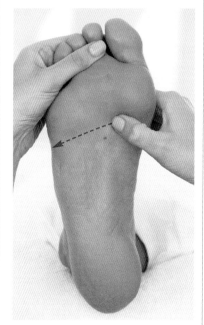

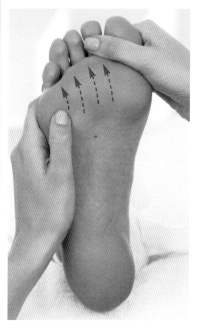

ZONA REFLEJA DEL DIAFRAGMA

Flexiona el pie hacia atrás para estirar la piel. Emplea el pulgar de la otra mano para trabajar bajo las cabezas metatarsianas, cruzando la planta desde la zona lateral a la medial. Da pasos lentos y repite el movimiento ocho veces.

ZONA REFLEJA DEL PULMÓN

Flexiona el pie hacia atrás con una mano para estirar la piel. Emplea el pulgar de la otra mano para trabajar hacia arriba, desde la línea del diafragma hasta la zona refleja general de ojo y oído. Debes estar trabajando entre los metatarsianos. Repite este proceso cinco veces, asegurándote de que has trabajado entre todos los metatarsianos.

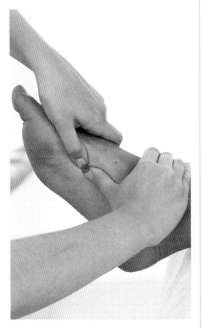

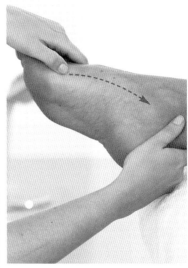

PUNTOS REFLEJOS DEL RIÑÓN/ GLÁNDULAS SUPRARRENALES

Puedes encontrar estos reflejos en la zona uno, tres pasos por debajo de la almohadilla del pie. Coloca los dos pulgares juntos y presiona suavemente contra los reflejos del riñón y las glándulas suprarrenales trazando círculos pequeños. Trabaja de esta forma durante veinte segundos.

ZONA REFLEJA DE LAS VÉRTEBRAS DORSALES

Sujeta el pie y avanza doce pasos desde la base de la articulación del dedo pulgar del pie para trabajar las vértebras dorsales. Debes terminar en un hueso llamado navicular, que parece un nudillo y está situado a medio camino entre el punto de la vejiga y el tobillo.

Cada paso representa una vértebra concreta y debe ser lento, con una presión entre ligera y media. Repite este movimiento tres veces para acceder a los nervios espinales.

REFLEXOLOGÍA PARA MUJERES

Las mujeres sufren muchos trastornos relacionados con sus hormonas, y si este sistema no funciona bien puede producir un efecto dominó por todo el cuerpo. Son más las mujeres que los hombres que padecen trastornos digestivos, porque el aparato digestivo se ralen-

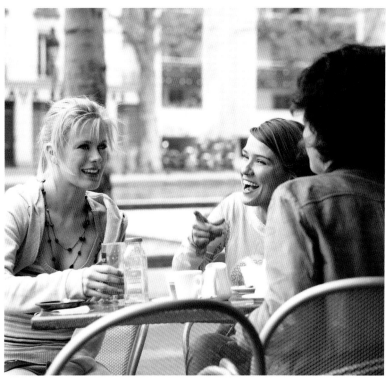

La reflexología puede proporcionar ayuda a bastantes de los trastornos y síntomas que sufren muchas mujeres.

CONSEJOS DE VIDA

El sobrepeso puede alterar los ciclos menstruales produciendo un exceso de estrógenos, lo que interfiere en el sistema de respuesta normal del ciclo hormonal. La grasa fabrica y almacena estrógenos, por lo que si sufres de algún trastorno al que afecte el exceso de estrógenos (como una endometriosis o miomas) es preferible perder peso que reducir los niveles de estrógenos.

Comer de forma regular es importante para estabilizar el nivel de azúcar en la sangre, dado que cuando está bajo afecta a los niveles de progesterona. Comer más pan integral, avena, centeno y arroz moreno cada dos horas puede ayudar a estabilizar el nivel de azúcar en la sangre, lo que alivia la tensión sobre las hormonas. Cuando el azúcar se desploma pueden subir los niveles de adrenalina, lo que afecta al estado de ánimo y a tu respuesta ante el estrés.

tiza durante la menstruación debido a que el nivel de la hormona progesterona relaja los tejidos musculares del cuerpo. Los dolores de cabeza relacionados con el síndrome premenstrual (véase página 270) son otro motivo habitual de visitas al médico.

Se ha asociado el exceso de estrógenos en el cuerpo con el síndrome del ovario poliquístico, los miomas (véase página 278) y la endometriosis (véase página 274), por lo que es aconsejable evitar los esteroides de la leche y la carne y el estrógeno sintético de los plásticos blandos. Las hormonas afectan a nuestro estado de ánimo y nuestras emociones, así como a la forma en la que reaccionamos ante los demás. La clave de la reflexología para mujeres es centrarnos en los sistemas hormonal y nervioso del cuerpo.

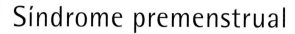

Síndrome premenstrual

Hasta el setenta por ciento de las mujeres padece alguna forma de síndrome premenstrual. Uno de sus motivos es el desequilibrio hormonal: demasiados estrógenos y unos niveles inadecuados de progesterona. El síndrome premenstrual afecta a las mujeres entre una y dos semanas antes de la menstruación, cuando los niveles hormonales están cambiando.

Los síntomas son múltiples e incluyen calambres musculares, ansiedad, cambios de humor, dolores de cabeza, torpeza, dolor de espalda, acné, sensibilidad en los pechos, depresión, insomnio, estreñimiento y retención de líquidos. Come abundante fruta y verdura fresca, cereales orgánicos, frutos secos, pescado, pollo y pavo orgánicos para mantener el hígado libre del exceso de toxinas.

Elimina la sal de la dieta para reducir la retención de líquidos. Evita la cafeína porque agota los nutrientes del cuerpo, pues está asociada con el incremento de la ansiedad y está vinculada a la sensibilidad en los pechos. Las infusiones de manzanilla te ayudarán a incrementar los niveles de glicina; se sabe que este aminoácido alivia los espasmos musculares (incluidos los calambres menstruales) al relajar el útero.

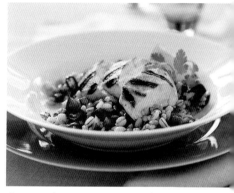

Comer verduras orgánicas y pescado puede ayudar a equilibrar los niveles hormonales e impedir el síndrome premenstrual.

ZONAS Y PUNTOS REFLEJOS QUE DEBEN TRABAJARSE

- Pituitaria
- Tiroides
- Páncreas
- Glándulas suprarrenales
- Ovarios
- Toda la columna

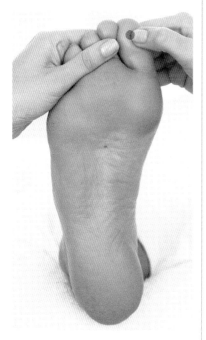

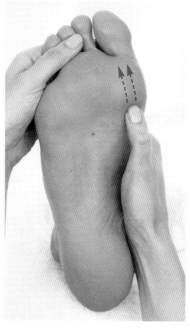

PUNTO REFLEJO DE LA PITUITARIA

Sujeta el dedo gordo del pie con los dedos de una mano y emplea tu otro pulgar para hacer una cruz con el fin de encontrar el centro del pulgar del pie. Coloca tu pulgar en ese punto, presiona y traza círculos durante quince segundos.

ZONA REFLEJA DEL TIROIDES

Emplea el pulgar para trabajar la almohadilla del pie, a partir de la línea del diafragma y hasta las articulaciones de los dedos. Repite el movimiento lentamente seis veces sobre toda la zona.

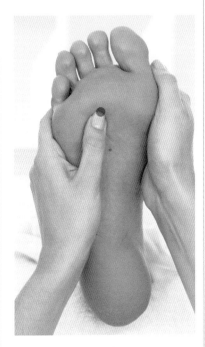

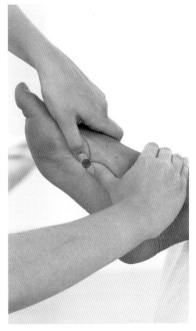

PUNTO REFLEJO DEL PÁNCREAS

Este punto reflejo sólo se encuentra en el pie derecho. Coloca el pulgar sobre el dedo corazón del pie y traza una línea hasta debajo de la del diafragma. Presiona hacia arriba contra la articulación trazando pequeños círculos durante doce segundos.

PUNTO REFLEJO DE LAS GLÁNDULAS SUPRARRENALES

Puedes encontrar los reflejos de las glándulas suprarrenales en la zona uno, tres pasos por debajo de la almohadilla del pie. Coloca los dos pulgares juntos y presiona suavemente contra los reflejos de las glándulas suprarrenales trazando círculos pequeños. Trabaja de esta forma durante quince segundos.

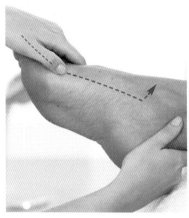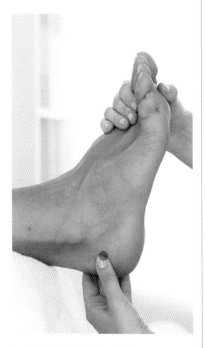

PUNTO REFLEJO DEL OVARIO

Trabaja sobre la vista lateral del pie. Coloca tu dedo índice aproximadamente a medio camino entre la parte posterior del talón y el hueso del tobillo. Presiona suavemente y traza círculos durante veinte segundos.

TODA LA COLUMNA

Trabaja sobre la zona medial del pie. Sujétalo con una mano y emplea el pulgar de la otra para dar siete pasos pequeños entre las articulaciones del dedo pulgar, recordando que cada uno representa una vértebra concreta. Camina hacia el pie. A continuación avanza doce pasos suaves desde la base de la articulación del dedo pulgar para trabajar las vértebras dorsales. Debes terminar en un hueso denominado navicular, que parece un nudillo y está situado a medio camino entre el punto de la vejiga y el tobillo. Camina alrededor del navicular, que representa la primera vértebra lumbar, dando cinco pasos hacia arriba hasta el hueco frente al hueso del tobillo, que representa la quinta vértebra lumbar. Repite este movimiento suavemente cinco veces.

Endometriosis

Se trata de una dolencia que afecta a las mujeres entre los veinte y los cuarenta años; nadie conoce su causa. Las células del tejido que recubre el útero crecen en otro lugar del cuerpo. Estos implantes siguen respondiendo a los cambios hormonales que controlan la menstruación, lo que quiere decir que sangran cada mes provocando adherencias. Los síntomas comunes incluyen un dolor excesivo, un sangrado menstrual anormalmente abundante, dolor en la parte baja de la espalda, náuseas, diarrea y estreñimiento y, en algunos casos, sangrado rectal. El uso de tampones puede estimular el «reflujo de la menstruación», lo que empeora la endometriosis.

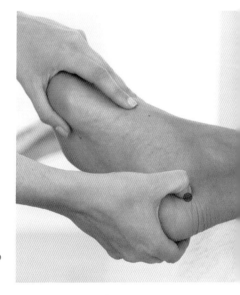

ZONAS Y PUNTOS REFLEJOS QUE DEBEN TRABAJARSE

- Útero
- Ovarios
- Colon ascendente
- Colon descendente
- Pituitaria
- Glándulas suprarrenales
- Vértebras dorsales y lumbares

PUNTO REFLEJO DEL ÚTERO

Trabaja sobre la vista medial del pie. Coloca tu dedo índice aproximadamente a medio camino entre la parte posterior del talón y el hueso del tobillo. Presiona suavemente y traza círculos durante veinte segundos.

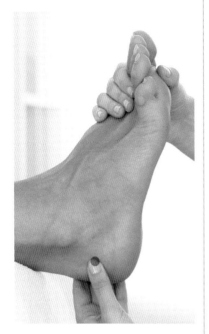

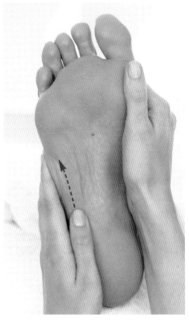

PUNTO REFLEJO DEL OVARIO

Trabaja sobre la vista lateral del pie. Coloca tu dedo índice aproximadamente a medio camino entre la parte posterior del talón y el hueso del tobillo. Presiona suavemente y traza círculos durante veinte segundos.

ZONA REFLEJA DEL COLON ASCENDENTE

Esta zona refleja se encuentra sólo en el pie derecho. Emplea tu pulgar izquierdo para caminar hacia arriba por la zona cuatro, desde la parte más oscura del talón. Continúa así hasta llegar a medio camino del pie. Trabaja la zona refleja del colon ascendente cuatro veces y con movimientos lentos para ayudarle a eliminar el exceso de hormonas que puede causar el caos en el interior del cuerpo.

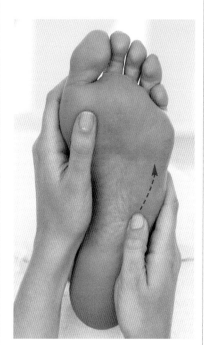

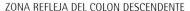

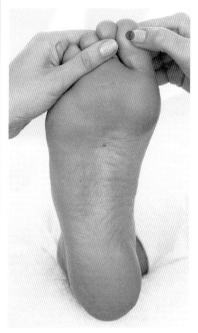

ZONA REFLEJA DEL COLON DESCENDENTE

Esta zona refleja se encuentra sólo en el pie izquierdo. Emplea el pulgar de la mano derecha para caminar hacia arriba por la zona cuatro, a partir de la parte más oscura del talón, para trabajar el colon descendente. Continúa así hasta llegar a medio camino del pie. Trabaja la zona refleja del colon descendente seis veces y con movimientos lentos para estimular la actividad peristáltica del colon.

PUNTO REFLEJO DE LA PITUITARIA

Sujeta el dedo gordo del pie con los dedos de una mano y emplea tu otro pulgar para hacer una cruz con el fin de encontrar el centro del pulgar del pie. Coloca tu pulgar en ese punto, presiona y traza círculos durante quince segundos para ayudar a equilibrar los niveles hormonales.

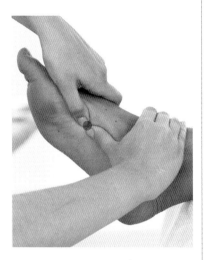

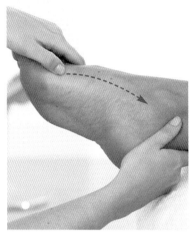

PUNTO REFLEJO DE LAS GLÁNDULAS SUPRARRENALES

Puedes encontrar los reflejos de las glándulas suprarrenales en la zona uno, tres pasos por debajo de la almohadilla del pie. Coloca los dos pulgares juntos y presiona suavemente contra los reflejos de las glándulas suprarrenales trazando círculos pequeños. Trabaja de esta forma durante quince segundos para aliviar el dolor.

ZONA REFLEJA DE LAS VÉRTEBRAS DORSALES Y LUMBARES

Está situada en la zona medial del pie. Sujeta el pie con una mano. Con el otro pulgar avanza doce pasos por debajo del hueso, desde la base de la articulación del dedo gordo del pie, para trabajar las vértebras dorsales. Debes terminar sobre un hueso llamado navicular, que parece un nudillo y está a medio camino entre el punto de la vejiga y el tobillo. Camina alrededor del navicular, que representa la primera vértebra lumbar, dando cinco pasos hasta el hueco delante del hueso del tobillo, que representa la quinta vértebra lumbar. Repite este movimiento cuatro veces.

Miomas

Los miomas, o fibroides uterinos, son tumores no cancerosos del útero. Están formados por masas de células musculares anormales y se pueden formar tanto sobre la pared interior como sobre el exterior del útero. Tienden a afectar a mujeres entre los treinta y cinco y los cuarenta años, y suelen disminuir tras la menopausia. Muchas mujeres que desarrollan miomas no lo saben hasta que no son descubiertos por un examen pélvico. Si se hacen muy grandes pueden afectar a las reglas, haciéndolas abundantes, frecuentes o dolorosas. Otros síntomas incluyen anemia (debida

ZONAS Y PUNTOS REFLEJOS QUE DEBEN TRABAJARSE

- Sacro
- Vejiga
- Vértebras lumbares
- Útero
- Pituitaria
- Glándulas suprarrenales

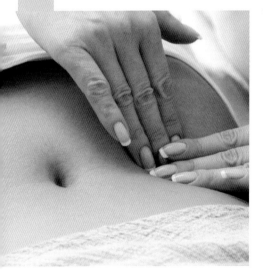

a la significativa pérdida de sangre), sangrado entre periodos, aumento de la secreción vaginal y dolor en las relaciones sexuales. Se ha asociado el uso de anticonceptivos orales con el desarrollo de miomas.

Haz que te diagnostiquen siempre los problemas digestivos porque pueden enmascarar trastornos ginecológicos tales como los miomas.

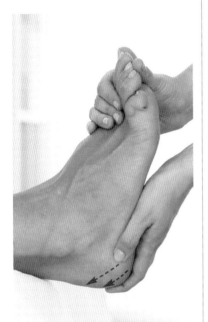

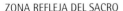

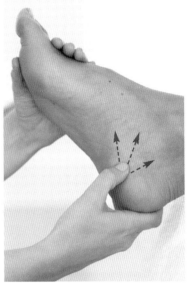

ZONA REFLEJA DEL SACRO

Trabaja sobre la zona lateral del pie. Coloca el pulgar en el cuadrante trasero del talón y camina con movimientos lentos y precisos durante veinticinco segundos. Repite hasta haber cubierto esta sección del talón, manteniendo siempre una posición baja para evitar tocar el punto reflejo del ovario y del testículo.

ZONA REFLEJA DE LA VEJIGA

Trabaja sobre la zona medial del pie. Coloca el pulgar en el punto de la vejiga, situado en el borde de la zona blanda aproximadamente a un tercio del camino desde la parte trasera del talón. Emplea el pulgar para realizar movimientos en abanico (como los radios de una rueda de bicicleta) sobre la zona, volviendo siempre al punto de la vejiga. Trabaja sobre esta zona diez veces.

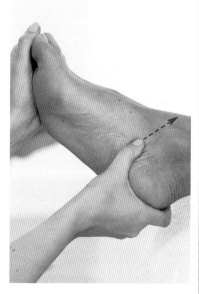

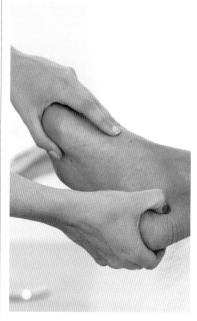

ZONA REFLEJA DE LAS VÉRTEBRAS LUMBARES

Esta zona está situada en la parte medial del pie. Sujeta éste con una mano. Coloca el pulgar sobre un hueso llamado navicular, que parece un nudillo y está a medio camino entre el punto de la vejiga y el tobillo. Camina alrededor del navicular, que representa la primera vértebra lumbar, dando cinco pasos hacia arriba hasta el hueco situado delante del hueso del tobillo, que representa la quinta lumbar. Repite el movimiento cuatro veces.

PUNTO REFLEJO DEL ÚTERO

Trabaja sobre la vista medial del pie. Coloca tu dedo índice aproximadamente a medio camino entre la parte posterior del talón y el hueso del tobillo. Presiona suavemente y traza círculos durante quince segundos.

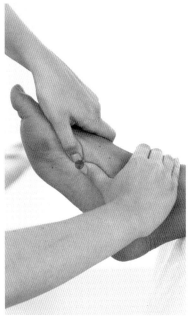

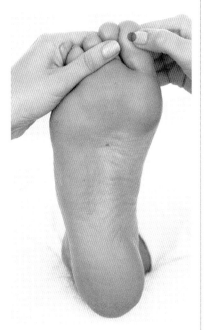

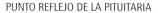

PUNTO REFLEJO DE LA PITUITARIA

Sujeta el dedo gordo del pie con los dedos de una mano y emplea tu otro pulgar para hacer una cruz con el fin de encontrar el centro del pulgar del pie. Coloca tu pulgar en ese punto, presiona y traza círculos durante quince segundos.

PUNTO REFLEJO DE LAS GLÁNDULAS SUPRARRENALES

Puedes encontrar los reflejos de las glándulas suprarrenales en la zona uno, tres pasos por debajo de la almohadilla del pie. Coloca los dos pulgares juntos y presiona suavemente contra los reflejos de las glándulas suprarrenales trazando círculos pequeños. Trabaja de esta forma durante quince segundos.

Menopausia

Indica el fin de la fertilidad de la mujer y tiene lugar cuando ésta deja de ovular y menstruar cada mes. Suele aparecer alrededor de los cincuenta años, pero a algunas mujeres se les ha diagnosticado una menopausia temprana entre los veinte y los treinta. La producción de estrógenos desciende drásticamente tras la menopausia, y esta hormona es necesaria para el funcionamiento normal de las células de la piel, las arterias, el corazón, la vejiga y el hígado, así como para la correcta formación ósea. En esta época las mujeres corren más riesgo de padecer osteoporosis y enfermedades cardiovasculares. Para optimizar tu salud haz ejercicio regularmente y reduce el consumo de productos lácteos y carne roja,

ZONAS Y PUNTOS REFLEJOS QUE DEBEN TRABAJARSE

- Hipotálamo/pituitaria
- Tiroides
- Paratiroides
- Hígado
- Riñones/glándulas suprarrenales
- Toda la columna

pues estimulan los sofocos y la pérdida de calcio de los huesos.

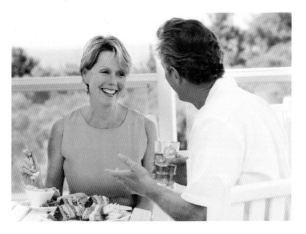

Una dieta saludable y el ejercicio ayudan a aliviar los síntomas de la menopausia.

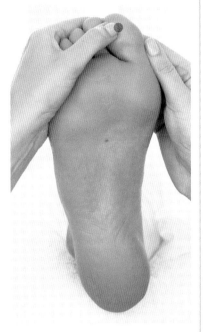

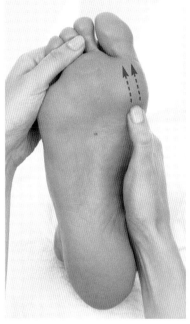

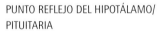

PUNTO REFLEJO DEL HIPOTÁLAMO/PITUITARIA

Sujeta el dedo gordo del pie con los dedos de una mano y calcula su centro. Coloca tu pulgar en ese punto para trabajar la glándula pituitaria. Coloca el otro pulgar un paso hacia arriba y un paso lateral pequeño a partir del punto de la pituitaria. Junta los dos pulgares y traza círculos durante treinta segundos.

ZONA REFLEJA DEL TIROIDES

Emplea el pulgar para trabajar la almohadilla del pie, a partir de la línea del diafragma y hasta las articulaciones de los dedos. Repite el movimiento lentamente seis veces sobre toda la zona. El tiroides produce calcitonina, una hormona que ayuda a mantener los huesos sanos.

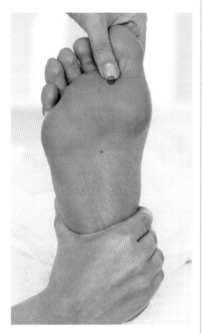

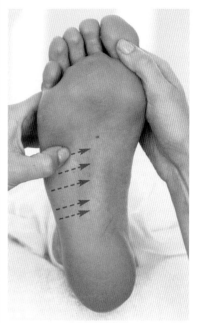

PUNTO REFLEJO DE LAS PARATIROIDES

Este punto se encuentra entre el dedo pulgar y el índice del pie. Emplea tus dedos índice y pulgar para pellizcar la sección de piel situada entre aquéllos. Mantén la presión y traza círculos suavemente durante quince segundos.

ZONA REFLEJA DEL HÍGADO

Esta zona refleja sólo se encuentra en el pie derecho. Sostén el pie con la mano derecha y coloca el pulgar de tu mano izquierda justo debajo de la línea del diafragma. Trabaja con lentitud y precisión, cruzando el pie horizontalmente por la zona cinco y la cuatro hasta entrar en la zona tres. Avanza en una dirección. Continúa así hasta llegar justo por encima de la zona oscura del talón. Completa el movimiento del reflejo del hígado seis veces.

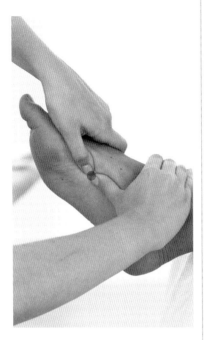

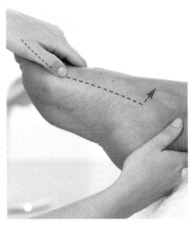

PUNTOS REFLEJOS DEL RIÑÓN/ GLÁNDULAS SUPRARRENALES

Puedes encontrar estos reflejos en la zona uno, tres pasos por debajo de la almohadilla del pie. Coloca los dos pulgares juntos y presiona suavemente contra los reflejos del riñón y las glándulas suprarrenales trazando círculos pequeños. Trabaja de esta forma durante quince segundos.

TODA LA COLUMNA

Trabaja sobre la zona medial del pie. Sujétalo con una mano y emplea el pulgar de la otra para dar siete pasos pequeños entre las articulaciones del dedo pulgar, recordando que cada uno representa una vértebra concreta. Camina hacia el pie. A continuación avanza doce pasos suaves desde la base de la articulación del dedo pulgar para trabajar las vértebras dorsales. Debes terminar en un hueso denominado navicular, que parece un nudillo y está situado a medio camino entre el punto de la vejiga y el tobillo. Camina alrededor del navicular, que representa la primera vértebra lumbar, dando cinco pasos hacia arriba hasta el hueco frente al hueso del tobillo, que representa la quinta vértebra lumbar. Repite este movimiento suavemente tres veces.

REFLEXOLOGÍA PARA HOMBRES

Algunos científicos han observado que las diferencias entre las células de los organismos masculinos y los femeninos no dependen de las hormonas, sino de piezas básicas como los cromosomas. Eso significa que todos los órganos y todas las partes del cuerpo tienen el potencial de responder de forma distinta en cada uno de los sexos.

La reflexología para hombres no debe centrarse exclusivamente en enfermedades masculinas como las que afectan a los órganos reproductores —impotencia (véase página 288), hiperplasia de próstata (véase página 292), prostatitis (véase página 296) e infertilidad (véase página 300)—, sino también en la forma en la que muchas de las enfermedades se expresan de forma diferente en los hombres.

La Asociación China de Reflexología descubrió que esta terapia es excelente para tratar a hombres con disfunciones sexuales, incluida la impotencia, la eyaculación precoz y las deficiencias eyaculatorias.

En su *Informe del Simposio de Reflexología China* de 1996 describe un estudio realizado con treinta y siete hombres tratados con reflexología; tuvo una efectividad del ochenta y siete y medio por ciento en los casos de impotencia y del cien por cien en los otros trastornos.

CONSEJOS DE VIDA

La impotencia es un trastorno común que puede agravarse por el estrés que lo rodea, además de por los efectos del estilo de vida. A medida que nuestros cuerpos envejecen, los órganos sexuales pueden tardar más en responder, por lo que debemos tomar en consideración la forma en la que hacemos el amor. Cuando se alteran las funciones sexuales puede ser necesario un periodo más largo de estimulación para lograr una erección. La arterioesclerosis es una enfermedad que afecta a los nervios que rigen el impulso sexual y el aporte de sangre al pene. Una dieta baja en grasas puede ayudar a invertir esta obturación de los vasos sanguíneos. Si estás preocupado, existen muchas opciones terapéuticas que puedes discutir con tu médico.

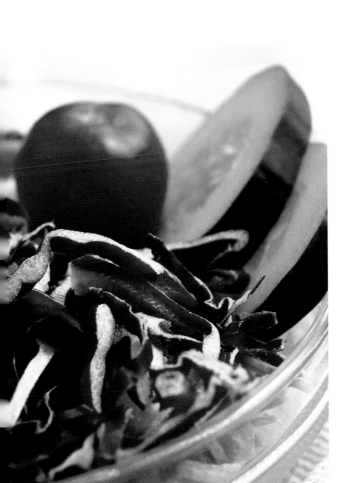

Una dieta baja en grasas y rica en fruta y verdura cruda puede beneficiar la actuación sexual masculina y la fertilidad.

Impotencia

La impotencia se caracteriza por la incapacidad de conseguir o mantener una erección adecuada para la relación sexual. Alrededor de dos millones y medio de hombres en el Reino Unido y treinta millones en Estados Unidos padecen problemas de erección, y entre uno y tres hombres de cada sesenta está afectado por algún grado de impotencia. Las erecciones son el resultado de una combinación de estímulos cerebrales, acciones de los vasos sanguíneos y hormonales y la función nerviosa. Existen algunas enfermedades y factores que pueden contribuir a la impotencia, incluidas la arterioesclerosis, la tensión arterial elevada, el alcohol, el tabaco y un historial de

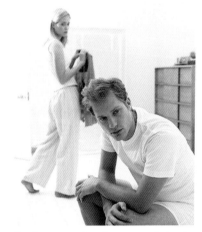

Estudia siempre los efectos secundarios de cualquier medicamento que estés tomando, porque algunos pueden producir impotencia.

ZONAS Y PUNTOS REFLEJOS QUE DEBEN TRABAJARSE

- Próstata
- Testículos
- Vértebras dorsales y lumbares
- Glándulas suprarrenales
- Diafragma
- Pulmones

enfermedades de transmisión sexual. La impotencia puede ser también un efecto secundario de determinados medicamentos, tales como los antidepresivos, los antihistamínicos y los medicamentos para la úlcera. A veces tiene raíces psicológicas. Evita el estrés, el humo de tabaco, las grasas animales, el azúcar, los fritos y la comida basura; aléjate del alcohol, porque puede provocar el equivalente masculino de la menopausia. La reflexología puede ayudar a mejorar la impotencia.

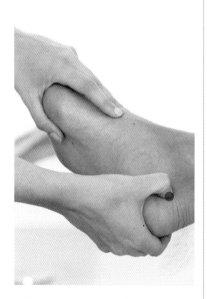

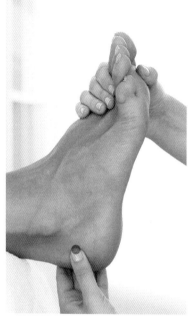

PUNTO REFLEJO DE LA PRÓSTATA

Trabaja sobre la vista medial del pie. Coloca tu dedo índice aproximadamente a medio camino entre la parte posterior del talón y el hueso del tobillo. Presiona suavemente y traza círculos durante veinte segundos.

PUNTO REFLEJO DE LOS TESTÍCULOS

Trabaja sobre la vista lateral del pie. Coloca tu dedo índice aproximadamente a medio camino entre la parte posterior del talón y el hueso del tobillo. Presiona suavemente y traza círculos durante diez segundos.

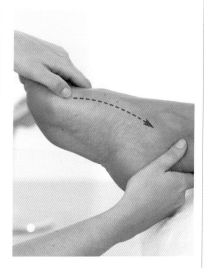

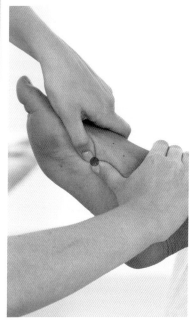

ZONA REFLEJA DE LAS VÉRTEBRAS DORSALES Y LUMBARES

Está situada en la zona medial del pie. Sujeta el pie con una mano. Con el otro pulgar avanza doce pasos por debajo del hueso, desde la base de la articulación del dedo gordo del pie, para trabajar las vértebras dorsales. Debes terminar sobre un hueso llamado navicular, que parece un nudillo y está a medio camino entre el punto de la vejiga y el tobillo. Camina alrededor del navicular, que representa la primera vertebra lumbar, dando cinco pasos hasta el hueco delante del hueso del tobillo, que representa la quinta vértebra lumbar. Repite este movimiento cuatro veces.

PUNTO REFLEJO DE LAS GLÁNDULAS SUPRARRENALES

Puedes encontrar los reflejos de las glándulas suprarrenales en la zona uno, tres pasos por debajo de la almohadilla del pie. Coloca los dos pulgares juntos y presiona suavemente contra los reflejos de las glándulas suprarrenales trazando círculos pequeños. Trabaja de esta forma durante quince segundos.

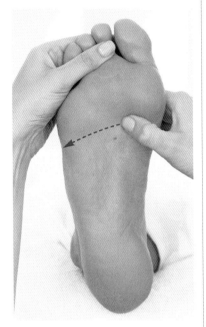
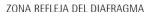

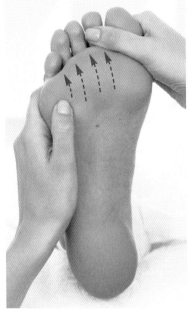

ZONA REFLEJA DEL DIAFRAGMA

Sujeta el pie con una mano y emplea el pulgar de la otra mano para trabajar bajo las cabezas metatarsianas, cruzando la planta desde la zona lateral a la medial. Da pasos lentos y repite el movimiento ocho veces.

ZONA REFLEJA DEL PULMÓN

Flexiona el pie hacia atrás con una mano para estirar la piel. Emplea el pulgar de la otra mano para trabajar hacia arriba desde la línea del diafragma hasta la zona refleja general de ojo y oído. Debes estar trabajando entre los metatarsianos. Repite este proceso cinco veces, asegurándote de que has trabajado entre todos los metatarsianos y has dispersado cualquier cristal que hayas encontrado.

Hiperplasia de próstata

Este trastorno es el gradual agrandamiento de la glándula de la próstata. Puede ser debido a cambios hormonales producidos por el envejecimiento, dado que los niveles de testosterona de un hombre van reduciéndose paulatinamente. Afecta a más de la mitad de los hombres mayores de cincuenta años y al setenta y cinco por ciento de los mayores de setenta. Es una dolencia no cancerosa que puede producir síntomas desagradables, entre los que se incluyen la dificultad para orinar, tener que levantarse

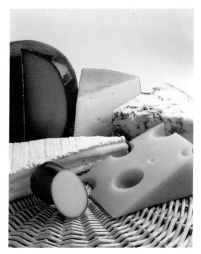

Evita los alimentos ricos en colesterol, pues un nivel alto de éste puede estar ligado a los trastornos de próstata.

ZONAS Y PUNTOS REFLEJOS QUE DEBEN TRABAJARSE

- Pituitaria
- Próstata
- Vejiga
- Hígado
- Riñones/glándulas suprarrenales
- Vértebras dorsales y lumbares

frecuentemente por la noche para hacerlo, sangre en la orina, dolor y quemazón, dificultad para empezar y detener la orina, infecciones de vejiga y daño de los riñones. Se recomiendan pautas del estilo de vida que reduzcan los niveles de colesterol en la sangre, porque la investigación ha demostrado que existe conexión entre los trastornos de próstata y el colesterol alto; deben incluirse en la dieta, por tanto, gran cantidad de los siguientes alimentos: zanahorias, plátanos, manzanas, pescado de agua fría, ajo, tomates y aceite de oliva. Los tratamientos regulares de reflexología también ayudan a reducir el estrés y la tensión sostenida, que favorecen niveles elevados de colesterol en la sangre.

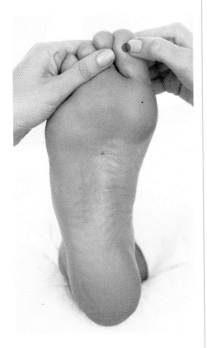

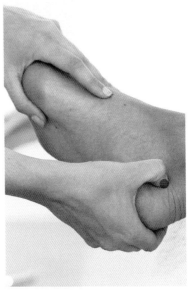

PUNTO REFLEJO DE LA PITUITARIA

Sujeta el dedo gordo del pie con los dedos de una mano y emplea tu otro pulgar para hacer una cruz con el fin de encontrar el centro del pulgar del pie. Coloca tu pulgar en ese punto, presiona y traza círculos durante quince segundos.

PUNTO REFLEJO DE LA PRÓSTATA

Trabaja sobre la vista medial del pie. Coloca tu dedo índice aproximadamente a medio camino entre la parte posterior del talón y el hueso del tobillo. Presiona suavemente y traza círculos durante veinte segundos.

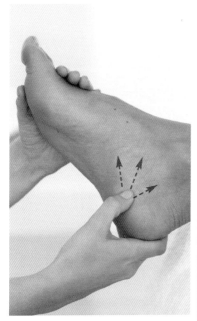

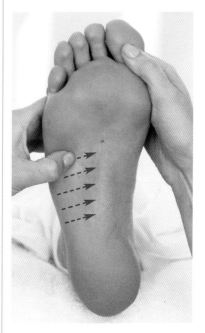

ZONA REFLEJA DE LA VEJIGA

Trabaja sobre la zona medial del pie. Coloca el pulgar en el punto de la vejiga, situado en el borde de la zona blanda aproximadamente a un tercio del camino desde la parte trasera del talón. Emplea el pulgar para realizar movimientos en abanico (como los radios de una rueda de bicicleta) sobre la zona, volviendo siempre al punto de la vejiga. Trabaja sobre esta zona diez veces.

ZONA REFLEJA DEL HÍGADO

Esta zona refleja sólo se encuentra en el pie derecho. Sostén el pie con la mano derecha y coloca el pulgar de tu otra mano justo debajo de la línea del diafragma. Trabaja con lentitud y precisión, cruzando el pie horizontalmente por la zona cinco y la cuatro hasta entrar en la zona tres. Avanza en una dirección. Continúa así hasta llegar justo por encima de la zona oscura del talón. Completa el movimiento del reflejo del hígado seis veces.

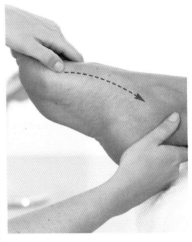

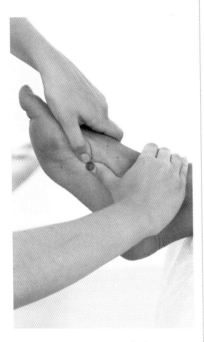

PUNTOS REFLEJOS DEL RIÑÓN/ GLÁNDULAS SUPRARRENALES

Puedes encontrar estos reflejos en la zona uno, tres pasos por debajo de la almohadilla del pie. Coloca los dos pulgares juntos y presiona suavemente contra los reflejos del riñón y las glándulas suprarrenales trazando círculos pequeños. Trabaja de esta forma durante quince segundos.

ZONA REFLEJA DE LAS VÉRTEBRAS DORSALES Y LUMBARES

Está situada en la zona medial del pie. Sujeta el pie con una mano. Con el otro pulgar avanza doce pasos por debajo del hueso, desde la base de la articulación del dedo gordo del pie, para trabajar las vértebras dorsales. Debes terminar sobre un hueso llamado navicular, que parece un nudillo y está a medio camino entre el punto de la vejiga y el tobillo. Camina alrededor del navicular, que representa la primera vértebra lumbar, dando cinco pasos hasta el hueco delante del hueso del tobillo, que representa la quinta vértebra lumbar. Repite este movimiento cuatro veces.

Prostatitis

La prostatitis (inflamación de la próstata) es común en hombres de todas las edades. Las causas más frecuentes son las bacterias que invaden la próstata o los cambios hormonales debidos a la edad. La próstata es una glándula sexual masculina y su función es presionar fluido durante la eyaculación (este fluido conforma la mayor parte del semen). Los síntomas de la prostatitis son: retención de orina (que puede afectar a la vejiga y a los riñones), dolor entre el escroto y el recto, fiebre, sensación de quemazón al orinar y sensación de plenitud de la vejiga. Aumenta el consumo de cinc, porque es beneficioso en todos los problemas prostáticos.

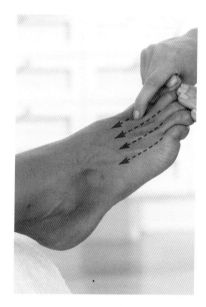

ZONAS Y PUNTOS REFLEJOS QUE DEBEN TRABAJARSE

- Glándulas linfáticas superiores
- Pituitaria
- Próstata
- Vértebras dorsales y lumbares
- Vejiga
- Uréter
- Riñones/glándulas suprarrenales

ZONA REFLEJA DE LAS GLÁNDULAS LINFÁTICAS SUPERIORES

Trabaja sobre la parte dorsal del pie. Utiliza el dedo índice y el pulgar para caminar entre los metatarsianos, desde la base de los dedos de los pies hacia el tobillo. Trabaja con presión media llegando todo lo lejos que puedas y vuelve a deslizarte hacia abajo trazando círculos suavemente entre los surcos de los dedos. Repite este movimiento seis veces para fortalecer el sistema inmune del cuerpo.

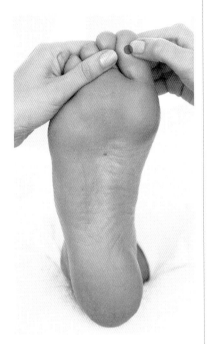

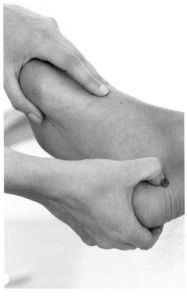

PUNTO REFLEJO DE LA PITUITARIA

Sujeta el dedo gordo del pie con los dedos de una mano y emplea tu otro pulgar para hacer una cruz con el fin de encontrar el centro del pulgar del pie. Coloca tu pulgar en ese punto, presiona y traza círculos durante quince segundos.

PUNTO REFLEJO DE LA PRÓSTATA

Trabaja sobre la vista medial del pie. Coloca tu dedo índice aproximadamente a medio camino entre la parte posterior del talón y el hueso del tobillo. Presiona suavemente y traza círculos durante veinte segundos.

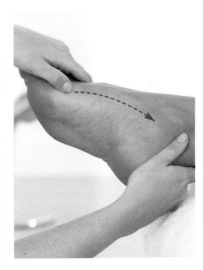

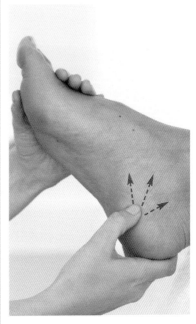

ZONA REFLEJA DE LAS VÉRTEBRAS DORSALES Y LUMBARES

Está situada en la zona medial del pie. Sujeta el pie con una mano. Con el otro pulgar avanza doce pasos por debajo del hueso, desde la base de la articulación del dedo gordo del pie, para trabajar las vértebras dorsales. Debes terminar sobre un hueso llamado navicular, que parece un nudillo y está a medio camino entre el punto de la vejiga y el tobillo. Camina alrededor del navicular, que representa la primera vértebra lumbar, dando cinco pasos hasta el hueco delante del hueso del tobillo, que representa la quinta vértebra lumbar. Repite este movimiento cuatro veces.

ZONA REFLEJA DE LA VEJIGA

Trabaja sobre la zona medial del pie. Coloca el pulgar en el punto de la vejiga, situado en el borde de la zona blanda aproximadamente a un tercio del camino desde la parte trasera del talón. Emplea el pulgar para realizar movimientos en abanico (como los radios de una rueda de bicicleta) sobre la zona, volviendo siempre al punto de la vejiga. Trabaja sobre esta zona diez veces.

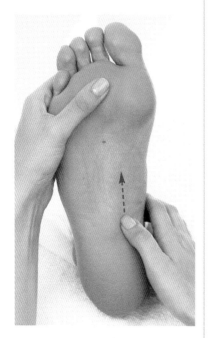
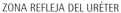

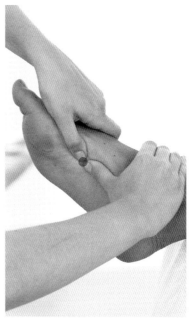

ZONA REFLEJA DEL URÉTER

Flexiona ligeramente el pie hacia atrás y ca-
mina lentamente hacia arriba por el tendón
que encontrarás a un tercio de la anchura del
pie. Repite este movimiento siete veces.

PUNTOS REFLEJOS DEL RIÑÓN/ GLÁNDULAS SUPRARRENALES

Puedes encontrar estos reflejos en la zona
uno, tres pasos por debajo de la almohadilla
del pie. Coloca los dos pulgares juntos y pre-
siona suavemente contra los reflejos del riñón
y las glándulas suprarrenales trazando círcu-
los pequeños. Trabaja de esta forma durante
diez segundos. Son unos reflejos naturalmen-
te sensibles, por lo que la presión debe ser
suave para ayudar a reducir la presión san-
guínea.

Infertilidad masculina

Suele ser el resultado de un número reducido de espermatozoides o de un esperma anormal. Alrededor de una de cada cinco parejas padece infertilidad, y los factores espermáticos son los responsables del cuarenta por ciento de los casos. Son diversos los factores que pueden influir en ella, como a un exceso de calor, toxinas o radiaciones, las lesiones testiculares, los trastornos hormonales, un acceso prolongado de fiebre, las paperas y el consumo de alcohol. Algunas de las causas de insuficiencia espermática (la exposición al calor, los trastornos endocrinos y las enfermedades recientes) pueden ser reversibles. Los hombres deben pasar un examen endocrinológico para comprobar si

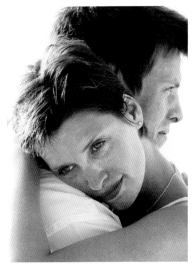

Algunas parejas pueden tardar hasta tres años en concebir. Una dieta saludable es importante para tener un bebé.

existe alguna anormalidad; el examen puede revelar hipotiroidismo, hipertiroidismo o problemas de la glándula pituitaria. El exceso de trabajo y el estrés pueden afectar a la fertilidad. La testosterona la fabrica el cuerpo a partir del colesterol, por lo que dietas bajas en éste pueden hacer descender los niveles de testosterona. Los nutrientes antioxidantes, como la vitamina E, pueden ayudar a proteger el llamado colesterol «bueno».

ZONAS Y PUNTOS REFLEJOS QUE DEBEN TRABAJARSE

- Pituitaria
- Testículos
- Conducto deferente
- Tiroides
- Hígado
- Glándulas suprarrenales

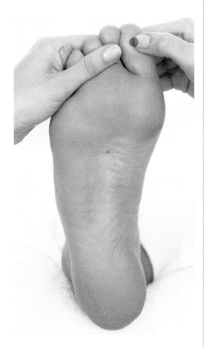

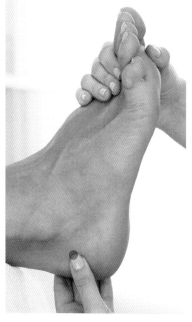

PUNTO REFLEJO DE LA PITUITARIA

Sujeta el dedo gordo del pie con los dedos de una mano y emplea tu otro pulgar para hacer una cruz con el fin de encontrar el centro del pulgar del pie. Coloca tu pulgar en ese punto, presiona y traza círculos durante quince segundos.

PUNTO REFLEJO DE LOS TESTÍCULOS

Trabaja sobre la vista lateral del pie. Coloca tu dedo índice aproximadamente a medio camino entre la parte posterior del talón y el hueso del tobillo. Presiona suavemente y traza círculos durante quince segundos.

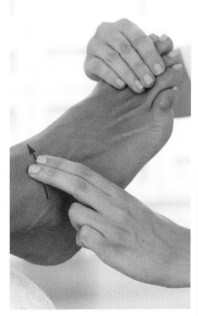

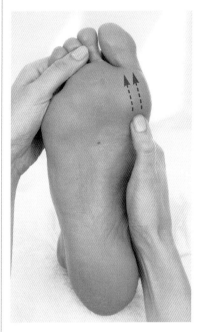

ZONA REFLEJA DEL CONDUCTO DEFERENTE

Esta zona refleja está situada en la parte superior del pie. Utiliza tus dedos índice y corazón para caminar desde la zona lateral hasta la zona medial del pie, conectando los huesos de ambos lados del tobillo, y vuelta. Trabaja así doce veces.

ZONA REFLEJA DEL TIROIDES

Emplea el pulgar para trabajar la almohadilla del pie, a partir de la línea del diafragma y hasta las articulaciones de los dedos. Repite el movimiento lentamente seis veces sobre toda la zona, dispersando los cristales siempre que los encuentres.

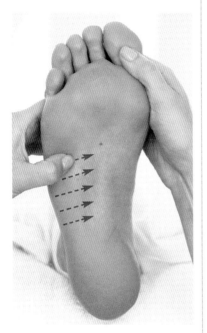

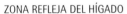

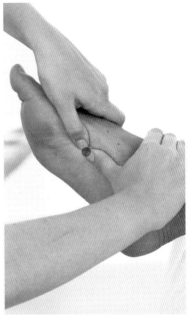

ZONA REFLEJA DEL HÍGADO

Esta zona refleja sólo se encuentra en el pie derecho. Sostén el pie con la mano derecha y coloca el pulgar de tu mano izquierda justo debajo de la línea del diafragma. Trabaja con lentitud y precisión, cruzando el pie horizontalmente por la zona cinco y la cuatro hasta entrar en la zona tres. Avanza en una dirección. Continúa así hasta llegar justo por encima de la zona oscura del talón. Completa el movimiento del reflejo del hígado seis veces.

PUNTO REFLEJO DE LAS GLÁNDULAS SUPRARRENALES

Puedes encontrar los reflejos de las glándulas suprarrenales en la zona uno, tres pasos por debajo de la almohadilla del pie. Coloca los dos pulgares juntos y presiona suavemente contra los reflejos de las glándulas suprarrenales trazando círculos pequeños. Trabaja de esta forma durante quince segundos.

EMBARAZO

La reflexología y el embarazo se relacionan muy bien y es abundante la investigación que apoya esta realidad. La reflexología puede ayudar a equilibrar las hormonas, regular las reglas y la ovulación, aliviar los trastornos relacionados con el embarazo, conseguir un parto natural y reducir la duración de éste. La mayoría de los trastornos que tienen lugar en el embarazo son el resultado de los cambios hormonales del cuerpo, de las deficiencias

Durante el embarazo, la reflexología puede ayudar en problemas como el cansancio, el dolor de espalda y el sueño.

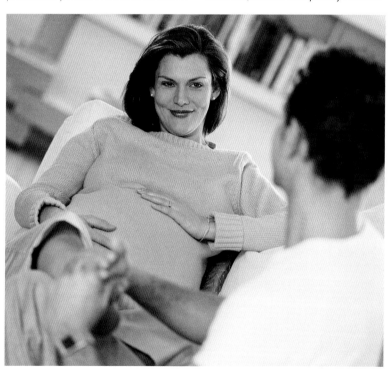

CONSEJOS DE VIDA

La fertilidad disminuye en ambos sexos a partir de los veinticinco o treinta años, y como las personas están retrasando el momento de fundar una familia hasta que ya han cumplido esa edad, la infertilidad es cada vez más corriente. He aquí algunas sugerencias para la concepción. Elimina el tabaco y la cafeína, pues dificultan la nutrición de un embrión. Hazte un análisis capilar para identificar cualquier deficiencia de minerales (como el cinc) o toxina del cuerpo. Sé consciente de que los trastornos digestivos, como las enfermedades celíaca e inflamatoria intestinal, pueden que provoquen una deficiencia de vitaminas y minerales. Elimina el consumo de alcohol, pues reduce las posibilidades de concebir a la mitad. El alcohol puede retrasar la ovulación e impide que el hígado funcione correctamente, lo que puede afectar al equilibrio de azúcar en la sangre y a la eliminación de toxinas y hormonas del cuerpo. El alcohol es también una supertoxina, que puede bloquear la absorción de ácidos grasos esenciales, vitaminas y nutrientes esenciales por parte del cuerpo.

de vitaminas y minerales y de la redistribución del peso a causa de su inevitable aumento. El peso es un factor importante en la ovulación: una mujer necesita un dieciocho por ciento de grasa corporal para ovular, y ésa es la razón de que las mujeres con trastornos alimentarios tengan dificultades para concebir.

La reflexología ha sido utilizada con éxito por las mujeres que desean quedarse embarazadas y dar a luz un bebé. Trátalas de forma holística en su programa de cuidado anterior a la concepción: los tentempiés saludables estabilizan el azúcar en la sangre (éste afecta a los niveles de progesterona). Para concebir son necesarios altos niveles de proteínas, y el cinc es importante para los dos sexos. Evita dosis altas de vitamina C, pues seca el fluido cervical impidiendo al esperma alcanzar el huevo.

Infertilidad en mujeres

La infertilidad es la incapacidad de concebir tras un año o más de actividad sexual regular durante la época de ovulación. También puede referirse al hecho de que una mujer no sea capaz de llevar un embarazo a término. Las causas más frecuentes incluyen carencia o defectos en la ovulación, obstrucción de las trompas de Falopio, endometriosis y miomas uterinos. Algunas mujeres desarrollan anticuerpos al esperma de su pareja, y las enfermedades de transmisión sexual pueden provocar algunos casos de esterilidad. Los estrógenos sintéticos pueden trastornar el equilibrio hormonal y han sido asociados con la infertilidad, el cáncer de mama, el bajo recuento espermático y la pubertad temprana;

se encuentran en el agua del grifo que contiene residuos de anticonceptivos orales y terapia hormonal sustitutiva, en los esteroides de la carne, la leche y los productos lácteos no orgánicos, y en algunos cosméticos, detergentes y plásticos blandos.

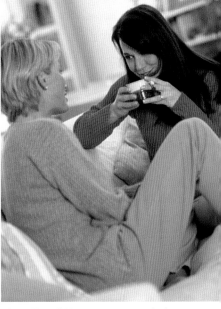

El equilibrio del bienestar emocional y físico de una mujer es extremadamente importante cuando se intenta concebir un hijo.

ZONAS Y PUNTOS REFLEJOS QUE DEBEN TRABAJARSE

- Pituitaria
- Tiroides
- Ovarios
- Trompas de Falopio
- Vértebras dorsales y lumbares
- Glándulas linfáticas superiores

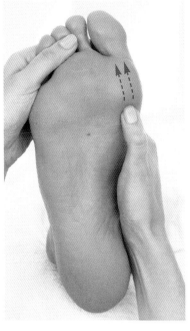

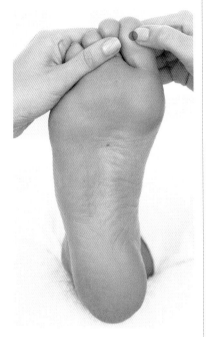

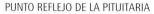

PUNTO REFLEJO DE LA PITUITARIA

Sujeta el dedo gordo del pie con los dedos de una mano y emplea tu otro pulgar para hacer una cruz con el fin de encontrar el centro del pulgar del pie. Coloca tu pulgar en ese punto, presiona y traza círculos durante quince segundos.

ZONA REFLEJA DEL TIROIDES

Emplea el pulgar para trabajar la almohadilla del pie, a partir de la línea del diafragma y hasta las articulaciones de los dedos. Repite el movimiento lentamente seis veces sobre toda la zona para ayudar a equilibrar las hormonas.

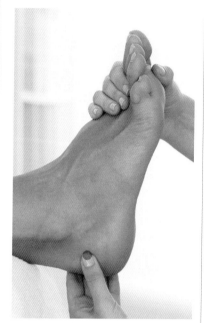

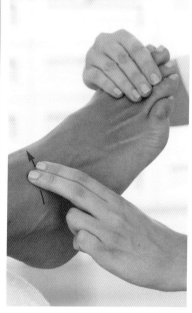

PUNTO REFLEJO DEL OVARIO

Trabaja sobre la vista lateral del pie. Coloca tu dedo índice aproximadamente a medio camino entre la parte posterior del talón y el hueso del tobillo. Presiona suavemente y traza círculos durante quince segundos.

ZONA REFLEJA DE LAS TROMPAS DE FALOPIO

Esta zona refleja está situada en la parte superior del pie. Utiliza tus dedos índice y corazón para caminar desde la zona lateral hasta la zona medial del pie, conectando los huesos de ambos lados del tobillo, y vuelta. Continúa así durante doce segundos.

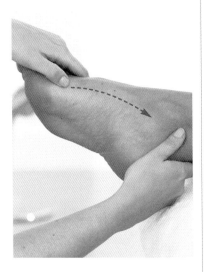 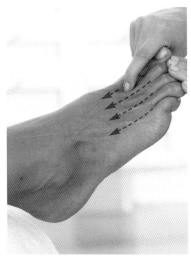

ZONA REFLEJA DE LAS VÉRTEBRAS DORSALES Y LUMBARES

Está situada en la zona medial del pie. Sujeta el pie con una mano. Con el otro pulgar avanza doce pasos por debajo del hueso, desde la base de la articulación del dedo gordo del pie, para trabajar las vértebras dorsales. Debes terminar sobre un hueso llamado navicular, que parece un nudillo y está a medio camino entre el punto de la vejiga y el tobillo. Camina alrededor del navicular, que representa la primera vértebra lumbar, dando cinco pasos hasta el hueco delante del hueso del tobillo, que representa la quinta vértebra lumbar. Repite este movimiento cuatro veces.

ZONA REFLEJA DE LAS GLÁNDULAS LINFÁTICAS SUPERIORES

Trabaja sobre la parte dorsal del pie. Utiliza los dedos índice y pulgar para caminar entre los metatarsianos, desde la base de los dedos de los pies hacia el tobillo. Trabaja con presión media llegando todo lo lejos que puedas y vuelve a deslizarte hacia abajo trazando círculos suavemente entre los surcos de los dedos. Repite este movimiento seis veces.

Embarazo, semanas 14–36

La reflexología puede facilitar un estado de armonía y bienestar. Durante el embarazo el cuerpo cambia constantemente según las necesidades del bebé nonato, y la reflexología puede ayudar a aliviar los problemas asociados con él. El tratamiento debe empezar en la decimocuarta semana; rara vez se emplea durante el primer trimestre para que el cuerpo pueda irse adaptando de forma natural. Es importante seguir una dieta bien equilibrada, evitar la comida basura y los alimentos muy sazonados o fritos para proporcionar al bebé en desarrollo las vitaminas y minerales correctos. Limita el consumo de atún a una vez por semana debido a su contenido en mercurio.

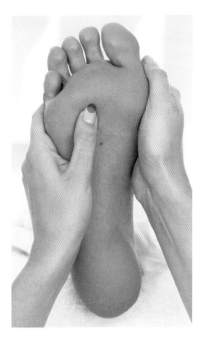

ZONAS Y PUNTOS REFLEJOS QUE DEBEN TRABAJARSE

- Páncreas
- Hígado
- Colon ascendente
- Colon descendente
- Vejiga
- Riñones/glándulas suprarrenales
- Toda la columna

PUNTO REFLEJO DEL PÁNCREAS

Este punto reflejo sólo se encuentra en el pie derecho. Coloca el pulgar sobre el dedo corazón del pie y traza una línea hasta debajo de la del diafragma. Presiona hacia arriba contra la articulación trazando pequeños círculos durante seis segundos.

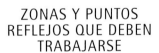

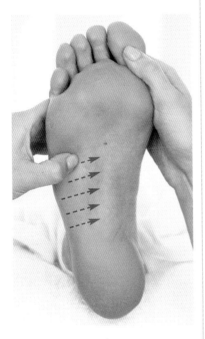

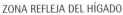

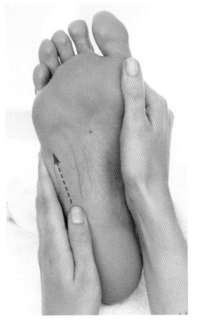

ZONA REFLEJA DEL HÍGADO

Esta zona refleja sólo se encuentra en el pie derecho. Sostén el pie con la mano derecha y coloca el pulgar de tu otra mano justo debajo de la línea del diafragma. Trabaja con lentitud y precisión, cruzando el pie horizontalmente por la zona cinco y la cuatro hasta entrar en la zona tres. Avanza en una dirección. Continúa así hasta llegar justo por encima de la zona oscura del talón. Completa el movimiento del reflejo del hígado seis veces.

ZONA REFLEJA DEL COLON ASCENDENTE

Esta zona refleja se encuentra sólo en el pie derecho. Emplea tu pulgar izquierdo para caminar hacia arriba por la zona cuatro desde la parte más oscura del talón. Continúa así hasta llegar a medio camino del pie. Trabaja la zona refleja del colon ascendente cuatro veces y con movimientos lentos para ayudarle a eliminar los productos de desecho y las toxinas.

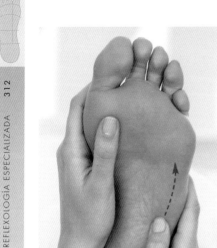

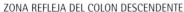

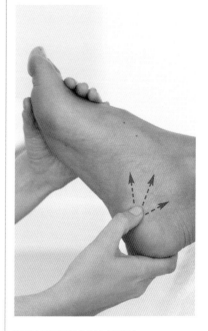

ZONA REFLEJA DEL COLON DESCENDENTE

Esta zona refleja se encuentra sólo en el pie izquierdo. Emplea tu pulgar derecho para caminar hacia arriba por la zona cuatro, a partir de la parte más oscura del talón, para trabajar el colon descendente. Continúa así hasta llegar a medio camino del pie. Trabaja la zona refleja del colon descendente seis veces y con movimientos lentos para estimular la actividad peristáltica del colon.

ZONA REFLEJA DE LA VEJIGA

Trabaja sobre la zona medial del pie. Coloca el pulgar en el punto de la vejiga, situado en el borde de la zona blanda aproximadamente a un tercio del camino desde la parte trasera del talón. Emplea el pulgar para realizar movimientos en abanico (como los radios de una rueda de bicicleta) sobre la zona, volviendo siempre al punto de la vejiga. Trabaja sobre esta zona seis veces.

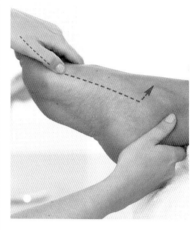

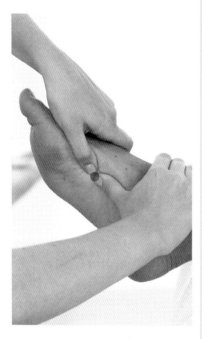

PUNTOS REFLEJOS DEL RIÑÓN/
GLÁNDULAS SUPRARRENALES

Puedes encontrar estos reflejos en la zona uno, tres pasos por debajo de la almohadilla del pie. Coloca los dos pulgares juntos y presiona suavemente contra los reflejos del riñón y las glándulas suprarrenales trazando círculos pequeños. Trabaja de esta forma durante veinte segundos.

TODA LA COLUMNA

Trabaja sobre la zona medial del pie. Sujétalo con una mano y emplea el pulgar de la otra para dar siete pasos pequeños entre las articulaciones del dedo pulgar, recordando que cada uno representa una vértebra concreta. Camina hacia el pie. A continuación avanza doce pasos suaves desde la base de la articulación del dedo pulgar para trabajar las vértebras dorsales. Debes terminar en un hueso denominado navicular, que parece un nudillo y está situado a medio camino entre el punto de la vejiga y el tobillo. Camina alrededor del navicular, que representa la primera vértebra lumbar, dando cinco pasos hacia arriba hasta el hueco frente al hueso del tobillo, que representa la quinta vértebra lumbar. Repite este movimiento suavemente tres veces.

Embarazo, semanas 37–40

Utiliza la reflexología para prepararte para el parto, física y psicológicamente, y lo que es más importante: para equilibrar las hormonas. El insomnio es muy frecuente durante las últimas semanas de embarazo debido a la preocupación por el parto y a la dificultad para encontrar una postura cómoda para dormir; también está ligado a los bajos niveles de vitamina B. Recurre a las almohadas para cubrir tus necesidades, incluida una bajo el abdomen que alivie las dificultades para respirar. Evita el beicon, el queso, el azúcar, los tomates, el chocolate, las patatas y el vino cerca de la hora de acostarte, porque estos alimentos contienen un estimulante cerebral. Al anochecer toma plátanos, higos, yogur y galletas de cereales integrales, porque contienen agentes que favorecen el sueño. La mayoría de las mujeres desea un parto

ZONAS Y PUNTOS REFLEJOS QUE DEBEN TRABAJARSE

- Pituitaria
- Tiroides
- Útero
- Ovarios
- Riñones/glándulas suprarrenales
- Toda la columna

natural, y al trabajar el reflejo de la pituitaria puedes estimular la producción de oxitocina, que contrae el útero durante el parto. La oxitocina sintética puede usarse para inducir el parto y a veces para expulsar la placenta. Una o dos tazas de infusión de hoja de frambuesa al día puede ayudarte en las últimas etapas de embarazo e incluso puede tomarse durante el parto. Sin embargo sólo se recomienda durante los dos últimos meses de embarazo. Se cree que fortalece las paredes del útero y acorta la segunda fase del parto.

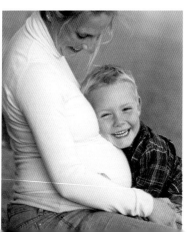

Es muy corriente que el bebé esté activo después de un tratamiento de reflexología.

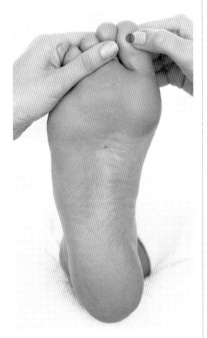

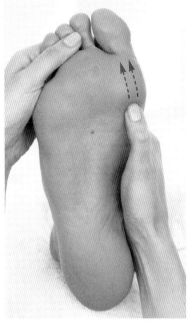

PUNTO REFLEJO DE LA PITUITARIA

Sujeta el dedo gordo del pie con los dedos de una mano y emplea tu otro pulgar para hacer una cruz con el fin de encontrar el centro del pulgar del pie. Coloca tu pulgar en ese punto, presiona y traza círculos durante veinticinco segundos.

ZONA REFLEJA DEL TIROIDES

Emplea el pulgar para trabajar la almohadilla del pie, a partir de la línea del diafragma y hasta las articulaciones de los dedos. Repite el movimiento lentamente siete veces sobre toda la zona.

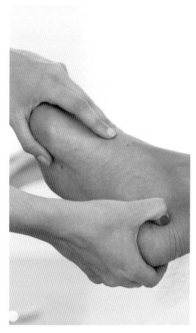

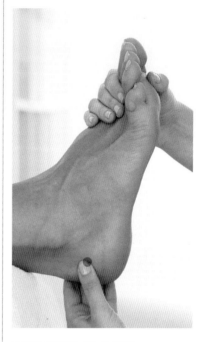

PUNTO REFLEJO DEL ÚTERO

Trabaja sobre la vista medial del pie. Coloca tu dedo índice aproximadamente a medio camino entre la parte posterior del talón y el hueso del tobillo. Presiona suavemente y traza círculos durante diez segundos.

PUNTO REFLEJO DEL OVARIO

Trabaja sobre la vista lateral del pie. Coloca tu dedo índice aproximadamente a medio camino entre la parte posterior del talón y el hueso del tobillo. Presiona suavemente y traza círculos durante quince segundos.

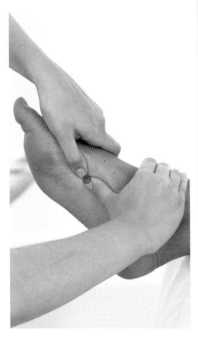

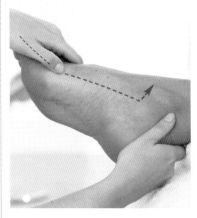

TODA LA COLUMNA

Trabaja sobre la zona medial del pie. Sujéta-lo con una mano y emplea el pulgar de la otra para dar siete pasos pequeños entre las articulaciones del dedo pulgar, recordando que cada uno representa una vértebra con-creta. Camina hacia el pie. A continuación avanza doce pasos suaves desde la base de la articulación del dedo pulgar para trabajar las vértebras dorsales. Debes terminar en un hueso denominado navicular, que parece un nudillo y está situado a medio camino entre el punto de la vejiga y el tobillo. Camina alrede-dor del navicular, que representa la primera vértebra lumbar, dando cinco pasos hacia arriba hasta el hueco frente al hueso del tobi-llo, que representa la quinta lumbar. Repite este movimiento suavemente cinco veces.

PUNTOS REFLEJOS DEL RIÑÓN/ GLÁNDULAS SUPRARRENALES

Puedes encontrar estos reflejos en la zona uno, tres pasos por debajo de la almohadilla del pie. Coloca los dos pulgares juntos y pre-siona suavemente contra los reflejos del riñón y las glándulas suprarrenales trazando círcu-los pequeños. Trabaja de esta forma durante veinticinco segundos para ayudar a relajar el cuerpo.

Después del parto

Durante el embarazo suben los niveles de estrógenos y progesterona, suavizando los músculos del útero, los intestinos y las venas. Tras el parto descienden en cuestión de minutos y al segundo día están muy bajos. La reflexología puede ayudar a los tejidos a volver al estado anterior al embarazo y puede apoyar el bienestar emocional y mental. La depresión postparto puede experimentarse como una languidez abrumadora y debilitante. Tareas sencillas que rodean al bebé pueden resultar muy duras de sobrellevar. Es posible que esta depresión no salga a la superficie hasta varias semanas después del parto, y los momentos más graves pueden no tener lugar hasta que el bebé no tiene entre tres y seis meses.

ZONAS Y PUNTOS REFLEJOS QUE DEBEN TRABAJARSE

- Pituitaria
- Tiroides
- Hígado
- Pulmones
- Riñones/glándulas suprarrenales
- Toda la columna

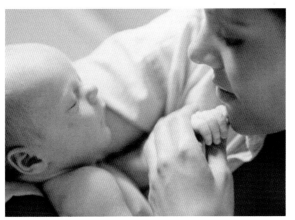

Tras el parto, la reflexología puede ayudar a reequilibrar los niveles hormonales de la madre.

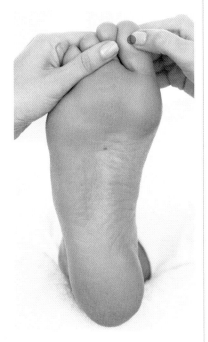

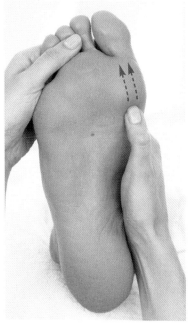

PUNTO REFLEJO DE LA PITUITARIA

Sujeta el dedo gordo del pie con los dedos de una mano y emplea tu otro pulgar para hacer una cruz con el fin de encontrar el centro del pulgar del pie. Coloca tu pulgar en ese punto, presiona y traza círculos durante veinticinco segundos.

ZONA REFLEJA DEL TIROIDES

Emplea el pulgar para trabajar la almohadilla del pie, a partir de la línea del diafragma y hasta las articulaciones de los dedos. Repite el movimiento lentamente diez veces sobre toda la zona para ayudar a restaurar los niveles de energía.

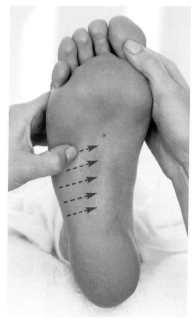

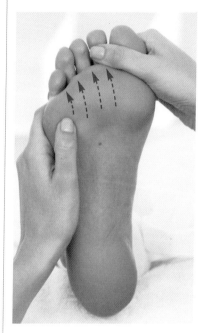

ZONA REFLEJA DEL HÍGADO

Esta zona refleja sólo se encuentra en el pie derecho. Sostén el pie con la mano derecha y coloca tu pulgar izquierdo justo debajo de la línea del diafragma. Trabaja con lentitud y precisión, cruzando el pie horizontalmente por la zona cinco y la cuatro hasta entrar en la zona tres. Avanza en una dirección. Continúa así hasta llegar justo por encima de la zona oscura del talón. Completa el movimiento del reflejo del hígado seis veces.

ZONA REFLEJA DEL PULMÓN

Flexiona el pie hacia atrás con una mano para estirar la piel. Emplea el pulgar de la otra mano para trabajar hacia arriba desde la línea del diafragma hasta la zona refleja general de ojo y oído. Debes estar trabajando entre los metatarsianos. Repite este proceso siete veces, asegurándote de que has trabajado entre todos los metatarsianos.

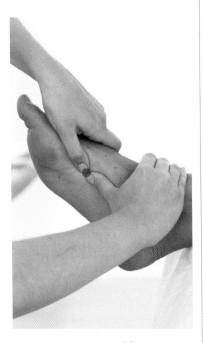

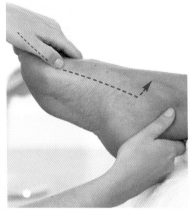

TODA LA COLUMNA

Trabaja sobre la zona medial del pie. Sujéta-
lo con una mano y emplea el pulgar de la
otra para dar siete pasos pequeños entre las
articulaciones del dedo pulgar, recordando
que cada uno representa una vértebra con-
creta. Camina hacia el pie. A continuación
avanza doce pasos suaves desde la base de
la articulación del dedo pulgar para trabajar
las vértebras dorsales. Debes terminar en un
hueso denominado navicular, que parece
un nudillo y está situado a medio camino en-
tre el punto de la vejiga y el tobillo. Camina
alrededor del navicular, que representa la pri-
mera vértebra lumbar, dando cinco pasos ha-
cia arriba hasta el hueco frente al hueso del
tobillo, que representa la quinta lumbar. Repi-
te este movimiento suavemente tres veces.

PUNTOS REFLEJOS DEL RIÑÓN/
GLÁNDULAS SUPRARRENALES

Puedes encontrar estos reflejos en la zona
uno, tres pasos por debajo de la almohadilla
del pie. Coloca los dos pulgares juntos y pre-
siona suavemente contra los reflejos del riñón
y las glándulas suprarrenales trazando círcu-
los pequeños. Trabaja de esta forma durante
veinte segundos.

EL TRATAMIENTO A LOS NIÑOS

La reflexología es beneficiosa para los niños y puede ayudar a estimular sus procesos curativos, además de asegurar que todos los sistemas de su cuerpo están funcionando en todos los niveles. A veces la preocupación de la madre o el padre puede provocar an-

gustia en el niño, por lo que siempre es aconsejable que uno de ellos reciba reflexología también, para ayudar en los problemas que les afecten. Cuando ambos progenitores y el niño están recibiendo tratamiento, esto puede reforzar el lazo entre ellos, y la relación

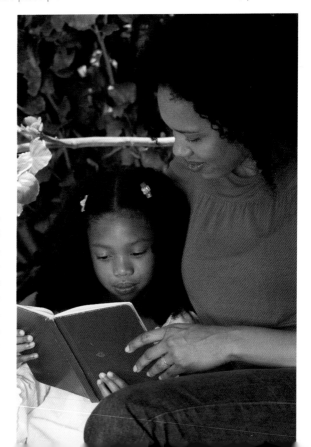

La reflexología puede fortalecer el vínculo entre padres e hijos; a ser posible realiza la secuencia justo antes o justo después de su cuento de buenas noches.

CONSEJOS DE VIDA

Alrededor de uno de entre cada doscientos niños menores de doce años sufre depresión, trastorno de déficit de atención e hiperactividad (véanse páginas 332-335) u obsesiones y compulsiones benignas. La causa más corriente es el estrés o un cambio en sus circunstancias, ya sea en casa o en el colegio. Otros factores holísticos incluyen alergias alimentarias, aditivos, deficiencias de vitaminas y nutrientes, desequilibrios del nivel de azúcar en la sangre, enfermedad de Lyme, un desequilibrio de la serotonina cerebral y, en ocasiones, una infección bacteriana. Emplea una aproximación holística a la salud dando a tu hijo fruta y verdura orgánica cada dos horas; incluye aceites de pescado en su dieta y evita el azúcar, los alimentos preparados, los aditivos, la cafeína y el trigo. Los carbohidratos elevan los niveles de serotonina en el cerebro, que tiene un efecto calmante, y los aceites de pescado se sabe que mejoran la concentración y ayudan en casos de dislexia. Consulta a un médico para eliminar la enfermedad de Lyme o la faringitis estreptocócica.

entre el niño y sus padres constituye un aspecto importante del proceso de curación. La aplicación de una presión suave a los puntos reflejos produce cambios fisiológicos en el cuerpo, porque se estimula su propio potencial curativo. La secuencia debe realizarse en una habitación tranquila, con luz suave, sin teléfonos y con música tranquila; asegúrate de que el niño está cómodo y que puede dormirse si lo necesita, así como de que tienes al alcance cualquier juguete o elemento tranquilizador que pudieras precisar. Es mejor que los padres realicen esta secuencia por la noche, justo antes o después del cuento. Evidentemente, si un niño padece alguna afección médica es aconsejable llevarle inmediatamente al médico o al centro de urgencias más cercano.

Falta de apetito

Esto no es en sí mismo un trastorno, sino normalmente un síntoma de algún otro problema que está afectando al niño. A menudo los factores emocionales —estrés, ansiedad, depresión, enfermedad, problemas en el colegio, preocupaciones por los amigos, abusos o problemas en casa— pueden provocar que

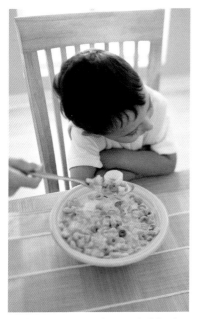

Los factores que contribuyen a la falta de apetito de un niño son: estrés, ansiedad o problemas en casa.

ZONAS Y PUNTOS REFLEJOS QUE DEBEN TRABAJARSE

- Hipotálamo/pituitaria
- Diafragma
- Estómago
- Colon ascendente/transverso
- Glándulas suprarrenales
- Toda la columna

el apetito de un niño disminuya notablemente. Un problema subyacente indetectado puede ser también el motivo, y puede incluir un trastorno alimentario o una dieta de comida basura, que da como resultado deficiencias nutricionales. Para estimular el apetito se necesita una dieta sana, interesante y divertida, dependiendo de las tolerancias y gustos del niño. La reflexología puede ayudar a estimular el apetito, así como a reducir la ansiedad que quita al niño las ganas de comer.

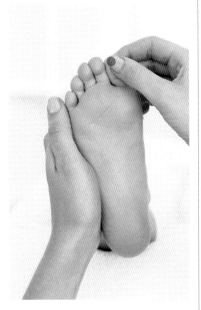

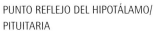

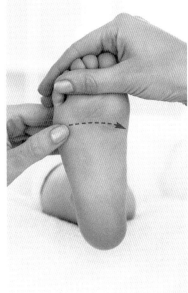

PUNTO REFLEJO DEL HIPOTÁLAMO/ PITUITARIA

Sujeta el dedo gordo del pie con los dedos de una mano y encuentra el centro del pulgar del pie. Coloca tu pulgar en ese punto para trabajar el punto reflejo de la pituitaria. A continuación da un paso hacia arriba y otro pequeño lateral. Realiza movimientos circulares durante treinta segundos.

ZONA REFLEJA DEL DIAFRAGMA

Flexiona el pie hacia atrás para estirar la piel. Emplea el pulgar de la otra mano para trabajar bajo las cabezas metatarsianas, cruzando la planta desde la zona lateral a la medial. Da pasos lentos y repite el movimiento ocho veces.

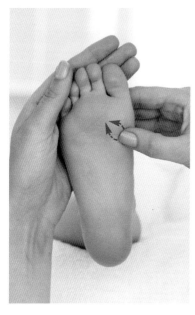

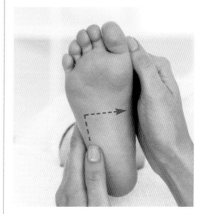

ZONA REFLEJA DEL COLON ASCENDENTE Y TRANSVERSO

Esta zona refleja se encuentra sólo en el pie derecho. Emplea tu pulgar izquierdo para caminar hacia arriba por la zona cuatro desde la parte más oscura del talón. Continúa así hasta llegar a medio camino del pie. Trabaja la zona refleja del colon ascendente cuatro veces y con movimientos lentos. A continuación camina cruzando el colon transverso.

ZONA REFLEJA DEL ESTÓMAGO

Esta zona refleja está situada justo debajo de la almohadilla del pie. Sostén el pie con una mano y coloca el pulgar de la otra mano justo debajo de la zona refleja del tiroides. Asciende lateralmente con suavidad hasta el reflejo del plexo solar trazando círculos pequeños durante cuatro segundos. Repite este movimiento ocho veces.

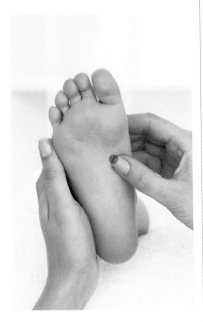

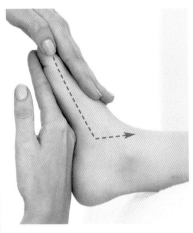

PUNTO REFLEJO DE LAS GLÁNDULAS SUPRARRENALES

Puedes encontrar los reflejos suprarrenales en la zona uno, tres pasos por debajo de la almohadilla del pie. Coloca los dos pulgares juntos y presiona suavemente contra los reflejos suprarrenales trazando círculos pequeños. Trabaja de esta forma durante quince segundos.

TODA LA COLUMNA

Trabaja sobre la zona medial del pie. Sujétalo con una mano y emplea el pulgar de la otra para dar siete pasos pequeños entre las articulaciones del dedo pulgar, recordando que cada uno representa una vértebra concreta. Camina hacia el pie. A continuación avanza doce pasos suaves desde la base de lu articulación del dedo pulgar para trabajar las vértebras dorsales. Debes terminar en un hueso denominado navicular, que parece un nudillo y está situado a medio camino entre el punto de la vejiga y el tobillo. Camina alrededor del navicular, que representa la primera vértebra lumbar, dando cinco pasos hacia arriba hasta el hueco frente al hueso del tobillo, que representa la quinta lumbar. Repite este movimiento suavemente tres veces.

Crup

Es una infección respiratoria que estrecha la garganta a causa de la inflamación. Puede ser muy grave y debe ser tratada debidamente por un médico si el niño tiene dificultad para respirar. Comúnmente ataca a los niños pequeños, cuyas vías respiratorias son mucho más estrechas que las de los adultos. La mayoría de los ataques tienen lugar por la noche, cuando la mucosidad aumenta y obstruye las vías respiratorias. Sus síntomas incluyen espasmos en la garganta, dificultad para respirar, un sonido estridente, ronquera, sensación de ahogo, presión en los pulmones y una tos perruna. Los ataques de tos son otra señal característica. El crup suele estar precedido por un ataque de aler-gia, un resfriado, bronquitis o la inhalación de un cuerpo extraño. Para ayudar a licuar la mucosidad es bueno dar al niño muchos líquidos, incluidas infusiones y sopas caseras. Los baños templados con jengibre pueden ser buenos; a continuación envuelve inmediatamente al niño en una toalla grande y acuéstalo para que sude, lo que ayuda a expulsar la mucosidad y a librar al cuerpo de toxinas. La reflexología puede trabajar sobre todos los sistemas del cuerpo para aliviar el estrés que el niño está sufriendo y relajar las vías respiratorias.

Mete al niño con crup en un baño templado de jengibre y envuélvelo en una toalla para que sude; así expulsará la mucosidad.

ZONAS Y PUNTOS REFLEJOS QUE DEBEN TRABAJARSE

- Esófago
- Diafragma
- Pulmones
- Glándulas suprarrenales
- Glándulas linfáticas superiores
- Toda la columna

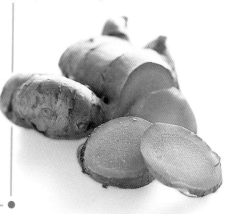

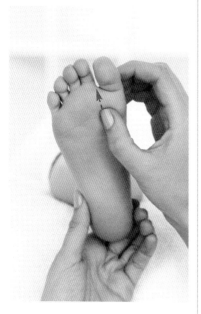

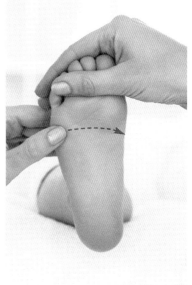

ZONA REFLEJA DEL ESÓFAGO

Flexiona el pie con una mano para tensar la piel. Coloca el pulgar de la otra mano en la línea del diafragma, entre las zonas uno y dos. Trabaja hacia arriba entre los metatarsianos, desde la línea del diafragma hasta la zona refleja general de ojo y oído. Continúa así seis veces. Trabajar esta zona puede aliviar los trastornos del esófago, el mal aliento, los problemas de deglución y el ardor de estómago, y fortalece el esófago.

ZONA REFLEJA DEL DIAFRAGMA

Flexiona el pie hacia atrás con una mano para estirar la piel. Emplea el pulgar de la otra mano para trabajar bajo las cabezas metatarsianas, cruzando la planta desde la zona lateral a la medial. Da pasos lentos y repite el movimiento seis veces.

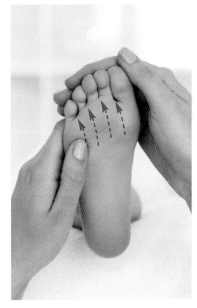

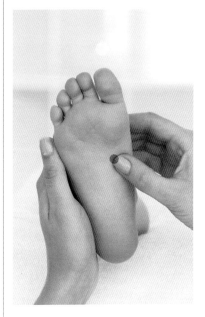

ZONA REFLEJA DEL PULMÓN

Flexiona el pie hacia atrás con una mano para estirar la piel. Emplea el pulgar de la otra mano para trabajar hacia arriba desde la línea del diafragma hasta la zona refleja general de ojo y oído. Debes estar trabajando entre los metatarsianos. Repite este proceso siete veces, asegurándote de que has trabajado entre todos los metatarsianos.

PUNTO REFLEJO DE LAS GLÁNDULAS SUPRARRENALES

Puedes encontrar los reflejos suprarrenales en la zona uno, tres pasos por debajo de la almohadilla del pie. Coloca los dos pulgares juntos y presiona suavemente contra los reflejos suprarrenales trazando círculos pequeños. Trabaja de esta forma durante quince segundos.

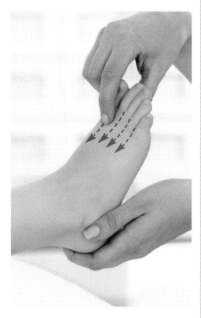

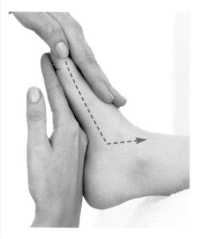

ZONA REFLEJA DE LAS GLÁNDULAS LINFÁTICAS SUPERIORES

Trabaja sobre la parte dorsal del pie. Utiliza los dedos índice y pulgar para caminar entre los metatarsianos, desde la base de los dedos de los pies hacia el tobillo. Trabaja con presión media llegando todo lo lejos que puedas y vuelve a deslizarte hacia abajo trazando círculos suavemente entre los surcos de los dedos. Repite este movimiento seis veces para fortalecer el sistema inmune del cuerpo.

TODA LA COLUMNA

Trabaja sobre la zona medial del pie. Sujétalo con una mano y emplea el pulgar de la otra para dar siete pasos pequeños entre las articulaciones del dedo pulgar, recordando que cada uno representa una vértebra concreta. Camina hacia el pie. A continuación avanza doce pasos suaves desde la base de la articulación del dedo pulgar para trabajar las vértebras dorsales. Debes terminar en un hueso denominado navicular, que parece un nudillo y está situado a medio camino entre el punto de la vejiga y el tobillo. Camina alrededor del navicular, que representa la primera vértebra lumbar, dando cinco pasos hacia arriba hasta el hueco frente al hueso del tobillo, que representa la quinta lumbar. Repite este movimiento suavemente tres veces.

Hiperactividad

Médicamente, este trastorno se denomina trastorno por déficit de atención con hiperactividad (TDAH). Provoca problemas de aprendizaje y conducta, y afecta a los niños. La hiperactividad puede caracterizarse por una serie de problemas de comportamiento, como la incapacidad para finalizar tareas, golpearse la cabeza, una conducta autodestructiva, los berrinches, discapacidades de aprendizaje, baja tolerancia al estrés y falta de concentración. Los factores ligados a la hiperactividad incluyen la predisposición hereditaria, fumar durante el embarazo, la falta de oxígeno en el parto y las alergias alimentarias. Se cree que el consumo de azúcar y aditivos está conectado con el comportamiento hiperactivo. Es por tanto preferible evitar los siguientes alimentos: beicon, mantequilla, bebidas carbonatadas, mostaza, pasteles, chocolate, refrescos, quesos coloreados, perritos calientes, jamón, maíz, leche, sal, salami, té y trigo. Si crees que alguna alergia alimentaria está contribuyendo a la hiperactividad de tu hijo, consulta con un dietista especializado en el tratamiento del TDAH. La reflexología puede trabajar sobre los sistemas nervioso y endocrino para fomentar un estado de tranquilidad y equilibrio, y sobre el aparato digestivo para ayudar a eliminar los alérgenos y otros productos de desecho.

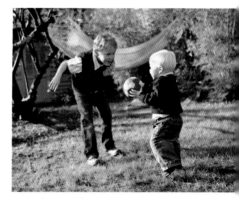

Se ha demostrado que los ácidos grasos esenciales pueden beneficiar a los niños con problemas de concentración.

ZONAS Y PUNTOS REFLEJOS QUE DEBEN TRABAJARSE

- Pituitaria
- Páncreas
- Glándulas suprarrenales
- Colon ascendente/transverso
- Hígado
- Toda la columna

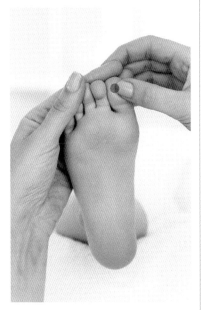

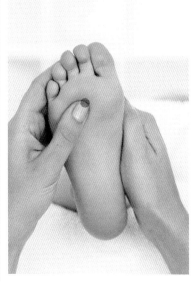

PUNTO REFLEJO DE LA PITUITARIA

Sujeta el dedo gordo del pie con los dedos de una mano y emplea tu otro pulgar para hacer una cruz con el fin de encontrar el centro del pulgar del pie. Coloca tu pulgar en ese punto, presiona y traza círculos durante quince segundos.

PUNTO REFLEJO DEL PÁNCREAS

Este punto reflejo sólo se encuentra en el pie derecho. Coloca el pulgar sobre el dedo corazón y traza una línea hasta debajo de la del diafragma. Presiona hacia arriba contra la articulación trazando en gancho pequeños círculos durante doce segundos.

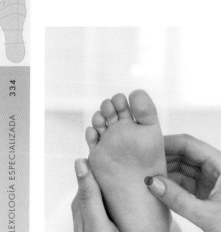

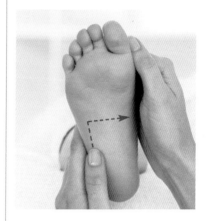

ZONA REFLEJA DEL COLON ASCENDENTE Y TRANSVERSO

Esta zona refleja se encuentra sólo en el pie derecho. Emplea el pulgar de tu mano izquierda para caminar hacia arriba por la zona cuatro desde la parte más oscura del talón. Continúa así hasta llegar a medio camino del pie. A continuación gira el pulgar para cruzar el colon transverso. Repite con movimientos lentos cuatro veces.

PUNTO REFLEJO DE LAS GLÁNDULAS SUPRARRENALES

Puedes encontrar los reflejos suprarrenales en la zona uno, tres pasos por debajo de la almohadilla del pie. Coloca los dos pulgares juntos y presiona suavemente contra los reflejos suprarrenales trazando círculos pequeños. Trabaja de esta forma durante quince segundos.

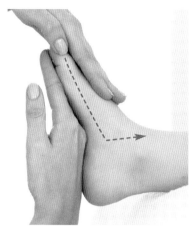

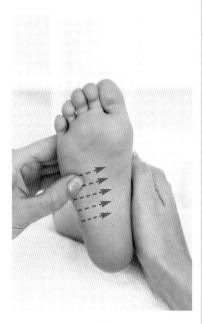

ZONA REFLEJA DEL HÍGADO

Esta zona refleja sólo se encuentra en el pie derecho. Sostén el pie con la mano derecha y coloca el pulgar de tu otra mano justo debajo de la línea del diafragma. Trabaja con lentitud y precisión, cruzando el pie horizontalmente por la zona cinco y la cuatro hasta entrar en la zona tres. Avanza en una dirección. Continúa así hasta llegar justo por encima de la zona oscura del talón. Completa el movimiento del reflejo del hígado seis veces. Trabaja con presión suave.

TODA LA COLUMNA

Trabaja sobre la zona medial del pie. Sujétalo con una mano y emplea el pulgar de la otra para dar siete pasos pequeños entre las articulaciones del dedo pulgar, recordando que cada uno representa una vértebra concreta. Camina hacia el pie. A continuación avanza doce pasos suaves desde la base de la articulación del dedo pulgar para trabajar las vértebras dorsales. Debes terminar en un hueso denominado navicular, que parece un nudillo y está situado a medio camino entre el punto de la vejiga y el tobillo. Camina alrededor del navicular, que representa la primera vértebra lumbar, dando cinco pasos hacia arriba hasta el hueco frente al hueso del tobillo, que representa la quinta lumbar. Repite este movimiento suavemente tres veces.

LOS AÑOS DORADOS

Cuando envejecemos, nuestro sistema inmune se deteriora y nos hace más propensos a las enfermedades. La mayoría de los ancianos padecen al menos tres enfermedades crónicas, carecen de energía vital y se cansan muy deprisa. El envejecimiento es un proceso natural, como también lo es el ir más despacio, porque el cuerpo se está debilitando; pero eso no es un indicativo de que algo vaya mal. Todos nos sentimos cansados tras un día duro y nuestros cuerpos se ralentizan como respuesta natural; es sencillamente parte de los ciclos y energías naturales en diferentes momentos de nuestra vida. Son muchos los factores que pueden minar el entusiasmo por la vida de las personas mayores, entre los que se incluyen una dieta pobre, dinero insuficiente y soledad, y eso puede producir una especie de aburrimiento e indiferencia hacia otros miembros de la familia y hacia el mundo. Puede aparecer un ciclo depresivo que se alimente a sí mismo, por el cual un exceso de preocupación acerca de achaques menores produce estrés que, a su vez, debilita el sistema inmune haciendo a la persona aún más propensa a las enfermedades.

La reflexología es un tratamiento muy eficaz para las personas en los años dorados y puede aportarles una sensación de bienestar, ayudándoles a sentirse más equilibrados y

CONSEJOS DE VIDA

El desarrollo de un sistema inmune saludable es esencial para los ancianos. Una buena forma de lograrlo es tomar infusiones de manzanilla durante el día, porque aumenta los niveles de hipurato, que ha sido asociado con el aumento de la actividad antibacteriana. Eso explica por qué la manzanilla parece estimular el sistema inmune y luchar contra las infecciones.

mejor consigo mismos. También puede aliviar muchos achaques, así como los síntomas de enfermedades crónicas. Recuerda siempre que en el nivel más básico la reflexología puede aumentar la circulación, algo muy importante para las personas mayores.

El ejercicio suave es una forma estupenda de estimular el sistema inmune y favorecer la buena salud y la longevidad.

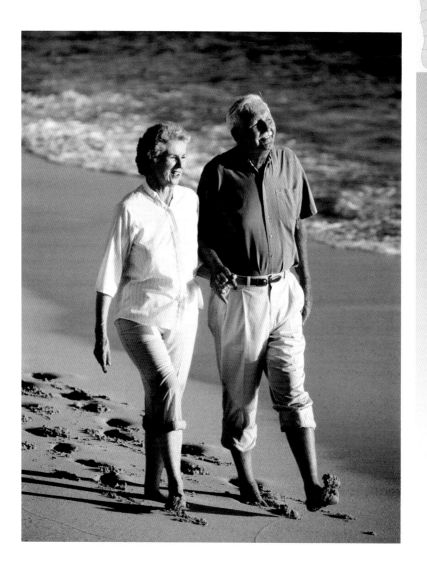

Enfermedad de Alzheimer

La enfermedad de Alzheimer es un tipo de demencia que afecta a los ancianos, aunque puede darse en personas de cuarenta años. Hasta el cincuenta por ciento de los norteamericanos mayores de ochenta y cinco años padece Alzheimer, que se caracteriza por una progresiva degeneración mental que interfiere en su capacidad para funcionar. Los síntomas incluyen pérdida de memoria, depresión y fuertes cambios de humor, y la muerte suele tener lugar entre cinco y diez años después del comienzo de la enfermedad. Su causa concreta se desconoce, aunque la investigación apunta hacia las deficiencias nutricionales. Las autopsias de personas

ZONAS Y PUNTOS REFLEJOS QUE DEBEN TRABAJARSE

- Cabeza
- Hipotálamo/pituitaria
- Diafragma
- Pulmones
- Riñones/glándulas suprarrenales
- Toda la columna

La reflexología es un método de comunicación calmante y tranquilizador.

que han muerto de Alzheimer revelan cantidades excesivas de mercurio y aluminio en el cerebro. Los pescados de aguas profundas, como el atún, contienen gran cantidad de mercurio, así como los suplementos de aceite de hígado de pescado. Una dieta orgánica equilibrada puede ayudar a elevar los niveles de vitaminas y minerales del cuerpo. Incluye técnicas de relajación en tu tratamiento para ayudar a tu cliente a sentir que está en un sitio seguro.

En 2006, el doctor Ed Okella, de la Universidad de Newcastle, descubrió que los tés verde y negro inhibían la actividad de las enzimas conectadas con el desarrollo del Alzheimer.

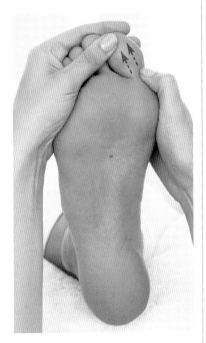

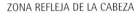

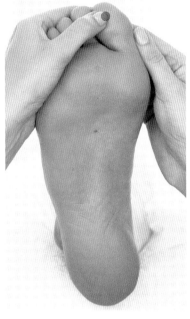

ZONA REFLEJA DE LA CABEZA

Sostén el dedo gordo con los dedos de una mano. Emplea el pulgar de la otra mano para caminar desde la articulación hasta la parte superior del dedo. Repite varias veces trazando líneas que suban por él de forma lenta y suave.

PUNTO REFLEJO DEL HIPOTÁLAMO/ PITUITARIA

Sujeta el dedo gordo del pie con los dedos de una mano y calcula su centro. Coloca tu pulgar en ese punto para estimular la glándula pituitaria y, a continuación, camina con el pulgar un paso hacia arriba y otro pequeño lateralmente, y traza círculos durante treinta segundos.

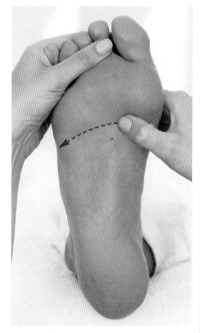

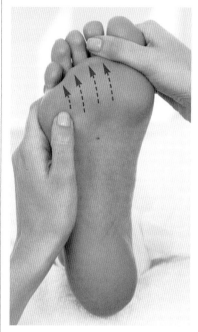

ZONA REFLEJA DEL DIAFRAGMA

Flexiona el pie hacia atrás para estirar la piel. Emplea el pulgar de la otra mano para trabajar bajo las cabezas metatarsianas, cruzando la planta desde la zona lateral a la medial. Da pasos lentos y repite el movimiento seis veces.

ZONA REFLEJA DEL PULMÓN

Flexiona el pie hacia atrás con una mano para estirar la piel. Emplea el pulgar de la otra mano para trabajar hacia arriba desde la línea del diafragma hasta la zona refleja general de ojo y oído. Debes estar trabajando entre los metatarsianos. Repite este proceso siete veces, asegurándote de que has trabajado entre todos los metatarsianos.

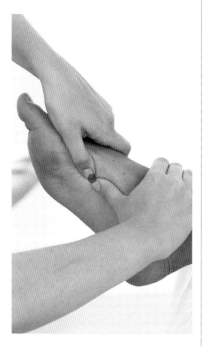

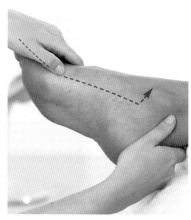

TODA LA COLUMNA

Trabaja sobre la zona medial del pie. Sujétalo con una mano y emplea el pulgar de la otra para dar siete pasos pequeños entre las articulaciones del dedo pulgar, recordando que cada uno representa una vértebra concreta. Camina hacia el pie. A continuación avanza doce pasos suaves desde la base de la articulación del dedo pulgar para trabajar las vértebras dorsales. Debes terminar en un hueso denominado navicular, que parece un nudillo y está situado a medio camino entre el punto de la vejiga y el tobillo. Camina alrededor del navicular, que representa la primera vértebra lumbar, dando cinco pasos hacia arriba hasta el hueco frente al hueso del tobillo, que representa la quinta lumbar. Repite este movimiento suavemente tres veces.

PUNTOS REFLEJOS DEL RIÑÓN/ GLÁNDULAS SUPRARRENALES

Puedes encontrar estos reflejos en la zona uno, tres pasos por debajo de la almohadilla del pie. Coloca los dos pulgares juntos y presiona suavemente contra los reflejos del riñón y las glándulas suprarrenales trazando círculos pequeños. Trabaja de esta forma durante quince segundos.

Artritis

Ésta es una de las dolencias más comunes en los ancianos, y es la inflamación de una o más articulaciones; se caracteriza por la rigidez, el dolor y la inflamación. A menudo aparece una disminución en la capacidad de movimiento, lo que dificulta la realización de actividades diarias. La artritis no es un trastorno unitario, sino un problema articular con un gran número de causas. En la mayoría de los casos el paciente experimenta un dolor casi constante. La presión general debe ser ligera, pues las articulaciones ancianas son frágiles y menos flexibles, y no debemos producir ninguna molestia; en caso necesario, reduce la presión hasta alcanzar un nivel agradable.

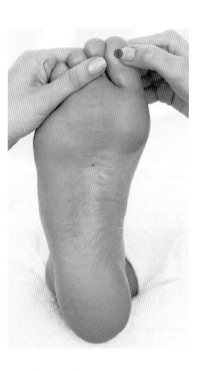

ZONAS Y PUNTOS REFLEJOS QUE DEBEN TRABAJARSE

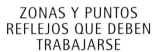

- Pituitaria
- Paratiroides
- Riñones/glándulas suprarrenales
- Colon ascendente
- Colon descendente
- Toda la columna
- Hígado

PUNTO REFLEJO DE LA PITUITARIA

Sujeta el dedo gordo del pie con los dedos de una mano y emplea tu otro pulgar para hacer una cruz con el fin de encontrar el centro del pulgar del pie. Coloca tu pulgar en ese punto, presiona y traza círculos durante quince segundos.

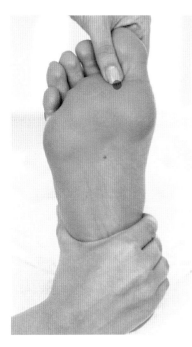

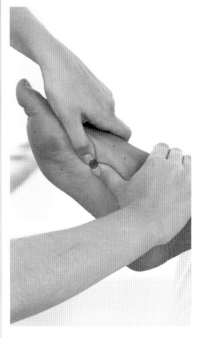

PUNTO REFLEJO DE LAS PARATIROIDES

Este punto se encuentra entre el dedo pulgar y el índice del pie. Emplea tus dedos índice y pulgar para pellizcar la sección de piel situada entre aquéllos. Mantén la presión y traza círculos suavemente durante seis segundos.

PUNTOS REFLEJOS DEL RIÑÓN/ GLÁNDULAS SUPRARRENALES

Puedes encontrar estos reflejos en la zona uno, tres pasos por debajo de la almohadilla del pie. Coloca los dos pulgares juntos y presiona suavemente contra los reflejos del riñón y las glándulas suprarrenales trazando círculos pequeños. Trabaja de esta forma durante quince segundos.

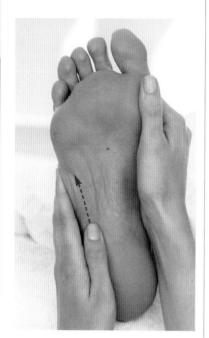

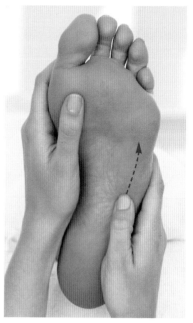

ZONA REFLEJA DEL COLON ASCENDENTE

Esta zona refleja se encuentra sólo en el pie derecho. Emplea tu pulgar izquierdo para caminar hacia arriba por la zona cuatro desde la parte más oscura del talón. Continúa así hasta llegar a medio camino del pie. Trabaja la zona refleja del colon ascendente cuatro veces y con movimientos lentos para ayudar a limpiarlo.

ZONA REFLEJA DEL COLON DESCENDENTE

Esta zona refleja se encuentra sólo en el pie izquierdo. Emplea el pulgar de tu mano derecha para caminar hacia arriba por la zona cuatro, a partir de la parte más oscura del talón, para trabajar el colon descendente. Continúa así hasta llegar a medio camino del pie. Trabaja la zona refleja del colon descendente seis veces y con movimientos lentos para estimular la actividad peristáltica del colon.

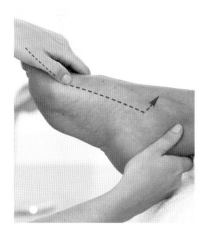

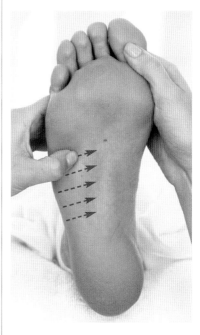

TODA LA COLUMNA

Trabaja sobre la zona medial del pie. Sujétalo con una mano y emplea el pulgar de la otra para dar siete pasos pequeños entre las articulaciones del dedo pulgar, recordando que cada uno representa una vértebra concreta. Camina hacia el pie. A continuación avanza doce pasos suaves desde la base de la articulación del dedo pulgar para trabajar las vértebras dorsales. Debes terminar en un hueso denominado navicular, que parece un nudillo y está situado a medio camino entre el punto de la vejiga y el tobillo. Camina alrededor del navicular, que representa la primera vértebra lumbar, dando cinco pasos hacia arriba hasta el hueco frente al hueso del tobillo, que representa la quinta lumbar. Repite este movimiento suavemente tres veces.

ZONA REFLEJA DEL HÍGADO

Esta zona refleja sólo se encuentra en el pie derecho. Sostén el pie con la mano derecha y coloca el pulgar de la otra mano justo debajo de la línea del diafragma. Trabaja con lentitud y precisión, cruzando el pie horizontalmente por la zona cinco y la cuatro hasta entrar en la zona tres. Avanza en una dirección. Continúa así hasta llegar justo por encima de la zona oscura del talón. Completa el movimiento del reflejo del hígado seis veces.

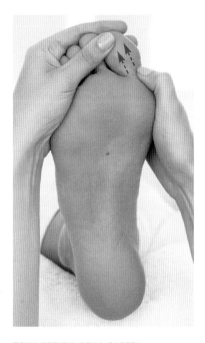

REFLEXOLOGÍA PARA PAREJAS

El tacto es una forma de mejorar las relaciones íntimas. La intimidad de una pareja es importante para la autoestima y la consideración personal positiva. Puede abrir los canales de energía que fluyen por todo el cuerpo, permitiéndote relajarte y facilitando la expresión tanto verbal como física. La reflexología es un paso sencillo hacia la recuperación de la intimidad y puede ayudar a rejuvenecer una relación positiva. Acuerda un momento para dar a tu pareja una sesión de reflexología y para que ésta te la dé a ti. Cuando ambos hayáis disfrutado de los tratamientos, sentaros uno frente al otro y emplead las técnicas de relajación en plan de juego.

ZONAS Y PUNTOS REFLEJOS QUE DEBEN TRABAJARSE

- Cabeza
- Toda la columna
- Diafragma
- Tiroides
- Pulmones
- Colon ascendente
- Colon descendente

ZONA REFLEJA DE LA CABEZA

Sostén el dedo gordo con los dedos de una mano. Emplea el pulgar de la otra mano para caminar desde la articulación hasta la parte superior del dedo. Repite varias veces trazando líneas que suban por él.

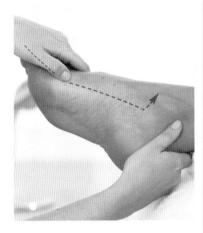

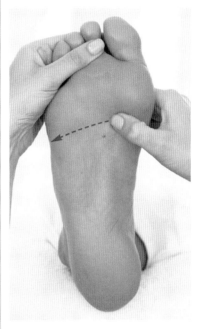

TODA LA COLUMNA

*Trabaja sobre la zona medial del pie. Sujéta-
lo con una mano y emplea el pulgar de la
otra para dar siete pasos pequeños entre las
articulaciones del dedo pulgar, recordando
que cada uno representa una vértebra concreta. Camina hacia el pie. A continuación
avanza doce pasos suaves desde la base de
la articulación del dedo pulgar, para trabajar
las vértebras dorsales. Debes terminar en un
hueso denominado navicular, que parece un
nudillo y está situado a medio camino entre el
punto de la vejiga y el tobillo. Camina alrededor del navicular, que representa la primera
vértebra lumbar, dando cinco pasos hacia
arriba hasta el hueco frente al hueso del tobillo, que representa la quinta lumbar. Repite
este movimiento suavemente tres veces.*

ZONA REFLEJA DEL DIAFRAGMA

*Flexiona el pie hacia atrás para estirar la piel.
Emplea el pulgar de la otra mano para trabajar bajo las cabezas metatarsianas, cruzando
la planta desde la zona lateral a la medial. Da
pasos lentos y repite el movimiento seis veces.*

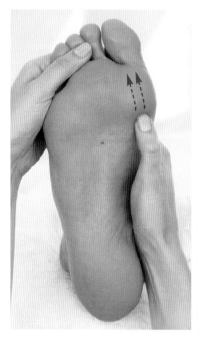

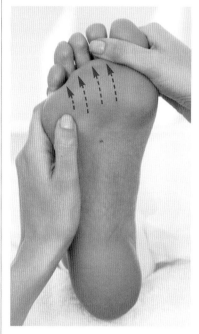

ZONA REFLEJA DEL TIROIDES

Emplea el pulgar para trabajar la almohadilla del pie, a partir de la línea del diafragma y hasta las articulaciones de los dedos. Repite el movimiento lentamente seis veces sobre toda la zona para ayudar a estimular los niveles de energía.

ZONA REFLEJA DEL PULMÓN

Flexiona el pie hacia atrás con una mano para estirar la piel. Emplea el pulgar de la otra mano para trabajar hacia arriba desde la línea del diafragma hasta la zona refleja general de ojo y oído. Debes estar trabajando entre los metatarsianos. Repite este proceso siete veces, asegurándote de que has trabajado entre todos los metatarsianos.

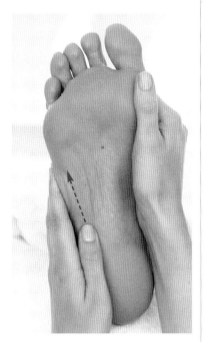

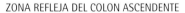

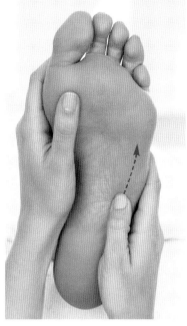

ZONA REFLEJA DEL COLON ASCENDENTE

Esta zona refleja se encuentra sólo en el pie derecho. Emplea tu pulgar izquierdo para caminar hacia arriba por la zona cuatro desde la parte más oscura del talón. Continúa así hasta llegar a medio camino del pie. Trabaja la zona refleja del colon ascendente cuatro veces y con movimientos lentos para ayudar a mantenerlo limpio.

ZONA REFLEJA DEL COLON DESCENDENTE

Esta zona refleja se encuentra sólo en el pie izquierdo. Emplea tu pulgar derecho para caminar hacia arriba por la zona cuatro, a partir de la parte más oscura del talón, para trabajar el colon descendente. Continúa así hasta llegar a medio camino del pie. Trabaja la zona refleja del colon descendente seis veces y con movimientos lentos para estimular la actividad peristáltica del colon.

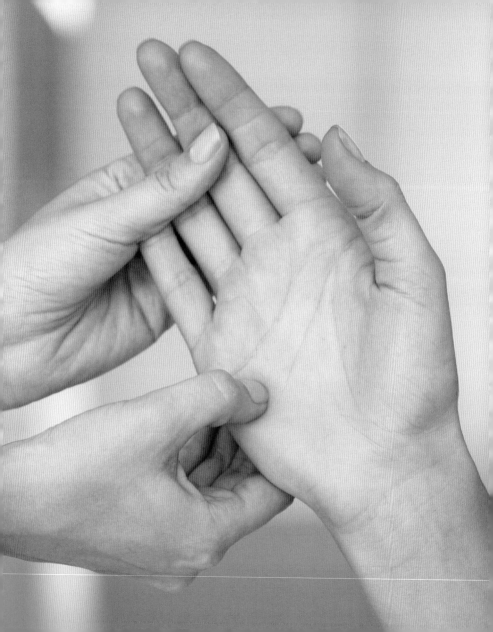

SÉPTIMA PARTE

El tratamiento de las manos

Trabajar en las manos

Recibir un tratamiento de reflexología en las manos resulta excepcionalmente relajante y proporciona al que lo recibe la oportunidad de relajarse plenamente. Lo más fantástico acerca de dar un tratamiento de reflexología en las manos es que se puede hacer prácticamente en cualquier sitio, desde un avión, tren o coche hasta una oficina, una tienda o en casa. Es un arte de curación seguro y natural que también puedes emplear para tratarte a ti mismo en cualquier momento y lugar que te apetezca.

La reflexología en las manos ofrece grandes posibilidades porque, cuando una persona padece síndrome de intestino irritable, si-

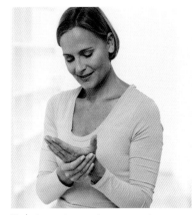

Trabajar en tus propias manos, siempre que sientas la necesidad, te autopotencia.

SITUACIONES EN LAS QUE ES PREFERIBLE LA REFLEXOLOGÍA DE LAS MANOS

- Los pies están seriamente afectados por infecciones fúngicas, tales como el pie de atleta.
- Los pies tienen muchos papilomas que cubren grandes zonas.
- Los pies han sufrido recientemente un esguince o una torcedura.
- Hay un hueso roto en el pie.
- Los pies están escayolados.

- Uno de los pies (o ambos) han sido amputados.
- Cuando siente vergüenza de sus pies.
- El cliente tiene demasiadas cosquillas en los pies para permitir el tratamiento.
- Los pies padecen un dolor estructural extremo (quizá producido por la artritis).

nusitis, dolor de cabeza o necesita alivio para el estrés, es capaz de servir de ayuda. Puede utilizarse como alternativa a la reflexología podal cuando, por ejemplo, la persona tiene una lesión en el pie, una pierna y un pie escayolados, cosquillas en los pies o si no quiere que trabajes en esa zona por razones personales. También es una buena opción para aquellos que sufren infecciones como el pie de atleta y para los amputados.

Autotratamiento

Son muy pocas las terapias corporales que podemos usar con efectividad en nosotros mismos. Aunque la reflexología podal es muy conocida, no es fácil aplicársela a uno mismo porque en conjunto resulta incómodo. Con la reflexología de manos puedes tratarte a ti mismo y conseguir unos resultados sorprendentes. Los tratamientos pueden enfocarse sólo a dos o tres puntos reflejos, para que puedas trabajar sobre ellos a lo largo del día para estimular los mecanismos curativos del propio cuerpo.

Creer que te estás haciendo bien a ti mismo utiliza el poder de la mente y, junto con la acción positiva de la reflexología de manos, puede servir de ayuda en muchos niveles. Piensa en el poder que puedes tener sobre tu propio cuerpo. Puedes ayudar a aliviarte trastornos tales como el estreñimiento, el hombro congelado y los ataques de ansiedad traba-

jando el punto reflejo principal en tus propias manos.

Beneficios de la reflexología en las manos

Este tipo de reflexología tiene muchos beneficios, incluyendo los siguientes:

- Las manos son más accesibles que los pies.
- Si dispones de poco tiempo, la reflexología en las manos puede ser más suave y trastorna menos.
- Es un tratamiento que las personas mayores prefieren por lo relajante que resulta.
- Las manos están más cerca de la columna vertebral y las raíces nerviosas, por lo que los tratamientos relajan de verdad el sistema nervioso central.
- Ayuda en cualquier trastorno relacionado con el estrés.
- Ayuda a aliviar el dolor de las manos y los brazos asociado con trastornos tales como la esclerosis múltiple, la tenosinovitis, el hombro congelado, el codo de tenista, los traumatismos cervicales, el síndrome de túnel carpiano, las lesiones por tensión repetitiva y la artritis reumatoide.
- Puedes trabajar en tus propias manos.
- Los clientes pueden trabajar en sus manos entre tratamientos.

Vistas de las manos

En la reflexología de manos se identifican cuatro vistas de las manos, exactamente igual que en la reflexología podal. Todos los puntos y zonas reflexológicas se localizan en lugares muy concretos, como en la reflexología podal, y familiarizarte con las diferentes vistas te ayudará a localizar estos puntos y zonas cuando llegues al tratamiento básico de reflexología en las manos (véanse páginas 374-389). Las vistas son las siguientes:

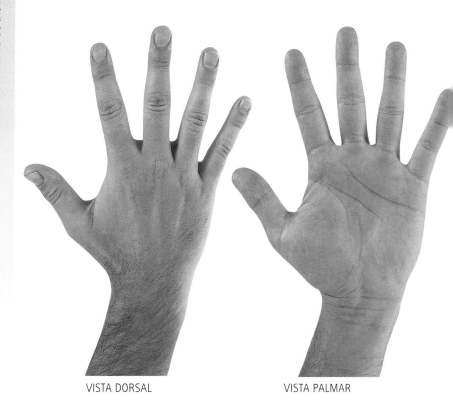

VISTA DORSAL   VISTA PALMAR

- **Vista dorsal:** la vista de la parte superior de la mano al mirarla desde arriba.
- **Vista palmar:** la vista de la palma o lado inferior de la mano.
- **Vista medial:** el borde interior de la mano, desde el pulgar hasta la muñeca.
- **Vista lateral:** el borde exterior de la mano, desde el meñique hasta la muñeca.

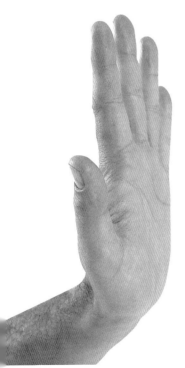

VISTA MEDIAL

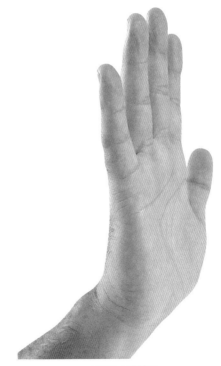

VISTA LATERAL

Gráficos de reflexología de manos

Los gráficos de reflexología de manos te ayudarán a identificar el lugar donde puedes encontrar los puntos reflexológicos que se corresponden con las diferentes partes del cuerpo. Cuanto más los mires, más fácil te resultará dar un tratamiento porque estarás familiarizado con la localización de muchos de los puntos reflejos.

REFLEXOLOGÍA DE LAS MANOS: VISTA DORSAL

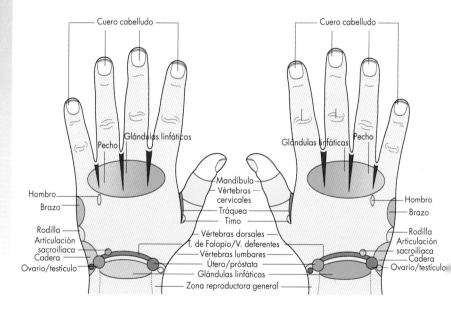

Cuero cabelludo — Cuero cabelludo

Pecho — Glándulas linfáticas — Glándulas linfáticas — Pecho

Hombro
Brazo
Rodilla
Articulación sacroilíaca
Cadera
Ovario/testículo

Mandíbula
Vértebras cervicales
Tráquea
Timo
Vértebras dorsales
T. de Falopio/V. deferentes
Vértebras lumbares
Útero/próstata
Glándulas linfáticas
Zona reproductora general

Hombro
Brazo
Rodilla
Articulación sacroilíaca
Cadera
Ovario/testículo

MANO IZQUIERDA   MANO DERECHA

REFLEXOLOGÍA DE LAS MANOS: VISTA PALMAR

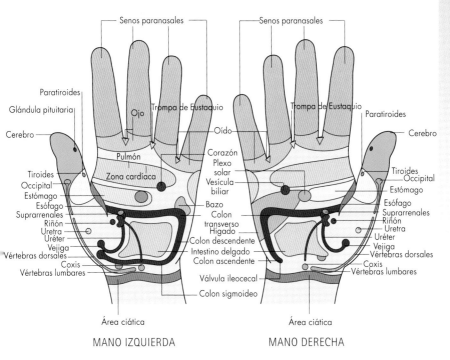

Senos paranasales

Senos paranasales

Paratiroides

Glándula pituitaria

Cerebro

Ojo

Trompa de Eustaquio

Trompa de Eustaquio

Paratiroides

Cerebro

Oído

Pulmón

Corazón
Plexo
solar

Tiroides

Tiroides

Zona cardíaca

Occipital

Occipital

Estómago

Vesícula
biliar

Estómago

Esófago

Esófago

Suprarrenales

Bazo

Suprarrenales

Riñón

Colon
transverso

Riñón

Uretra

Uretra

Uréter

Hígado

Uréter

Vejiga

Colon descendente

Vejiga

Vértebras dorsales

Intestino delgado

Vértebras dorsales

Coxis

Colon ascendente

Coxis

Vértebras lumbares

Vértebras lumbares

Válvula ileocecal

Área ciática

Colon sigmoideo

Área ciática

MANO IZQUIERDA

MANO DERECHA

Preparación para el tratamiento

Tratar a alguien con reflexología de manos puede significar simplemente tomar su mano y trabajar los puntos reflejos. Puedes hacerlo de pie o sentado, y puedes tardar desde veinte segundos a un par de minutos. Sin embargo, el tratamiento de reflexología de manos básico debe llevarte unos cuarenta minutos. He aquí algunos puntos que debes tener en cuenta antes de dar un tratamiento:

• Intenta parecer profesional (véase la página 106), porque eso demuestra que respetas el tratamiento y a la persona a la que se lo das; es también la mejor forma de asegurarte de que tu cliente respetará el tratamiento.
• Ten siempre las uñas cortas y limpias cuando des tratamientos de reflexología.
• Prepara un entorno cálido y cómodo.
• Cubre un almohadón con una toalla antes de colocar las manos de tu cliente sobre él; eso mantiene las manos bien apoyadas y puedes utilizar la toalla para mantener abrigada la mano en la que no estés trabajando.
• Asegúrate de que tanto tu cliente como tú estáis cómodos durante todo el tratamiento.
• Establece contacto visual con tu cliente para poder ajustar la presión y evitar cualquier molestia.
• Quítate las joyas que lleves y pide a tu cliente que haga lo mismo.

Elementos para el masaje

A mí me gusta utilizar harina de maíz, con la que he creado un aroma personalizado, pues constituye una alternativa segura a los polvos de talco. Si esto es lo que empleas, también estarás cuidando de tus manos. Como alternativa puedes utilizar un buen aceite base, como el de pepita de uva, que a tu cliente le resultará relajante y que no le resecará la piel de las manos. Las personas mayores prefieren que se use aceite con ellos, pero depende de lo que tú creas que le va a gustar a tu cliente.

Antes de empezar un tratamiento te sugiero que te mojes las manos con agua templada: si las tienes frías, el tratamiento no resultará igual de relajante para tu cliente. Es conveniente no tomar comidas especiadas ni con ajo antes de un tratamiento de reflexología de manos, porque tu cliente podría percibir su olor en tu aliento. Puedes incluso enjuagarte la boca, ya que durante el tratamiento estarás muy cerca de él.

Acuérdate siempre de sujetar las manos lo mejor posible para que tu cliente pueda relajarse y sentirse cómodo durante todo el tratamiento.

Quítate las joyas antes de empezar un tratamiento y lávate las manos para limpiarlas y calentarlas.

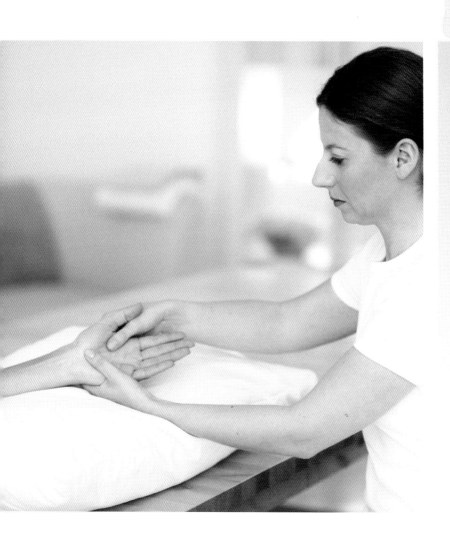

El espacio curativo

No necesitas ningún equipamiento específico para dar un tratamiento de reflexología de manos. Puedes sencillamente utilizar lo que esté disponible y adaptar el entorno para que tanto tu cliente como tú estéis cómodos.

Posiciones de tratamiento

Las diferentes posiciones en las que puedes dar un tratamiento de reflexología de manos son seis, dependiendo de dónde estés. Un gran beneficio de la reflexología de manos es su versatilidad. Cuanto más cómodos estéis ambos, más larga puedes hacer la sesión, lo que traerá consigo un tratamiento más completo.

1. De pie

Colócate de pie frente a tu cliente, que también deberá estar de pie y muy cerca de ti. Si coges sus manos una por una puedes acceder a los puntos reflejos. No es la posición ideal para dar un tratamiento completo, pero puede usarse con éxito para trabajar sobre unos reflejos determinados.

2. Tumbado en una cama o un sofá

Pide a tu cliente que se tumbe cómodamente en la cama o en el sofá. Siéntate en un taburete cerca de su mano derecha, que estará preferiblemente apoyada sobre un almoha-dón situado sobre tus rodillas. Colócate de cara a tu cliente para observar todas sus reacciones al tratamiento. Pásate al otro lado de la cama para empezar el tratamiento en la mano izquierda.

3. Sentados uno frente al otro en el suelo a una distancia que te permita cogerle las manos

Coloca dos almohadones en el suelo para que podáis sentaros cómodamente uno frente al otro. Coloca la mano derecha de tu cliente en un almohadón sobre tus rodillas. Cuando hayas terminado de tratarla, trabaja sobre la mano izquierda. Intenta mantener la espalda recta durante toda la sesión. Es una buena posición si no dispones de muebles adecuados.

4. Sentados uno frente al otro a ambos lados de una mesa y en sillas cómodas

Busca una mesita pequeña, coloca un almohadón en su centro y siéntate en una silla frente a tu cliente. Tus manos deben alcanzar el otro lado de la mesa mientras ambos permanecéis cómodamente sentados.

5. Sentados en sillas uno frente al otro

Busca dos sillas y colócalas una frente a la otra, pero tocándose lado con lado (de forma que si tienen brazos éstos estén en contacto).

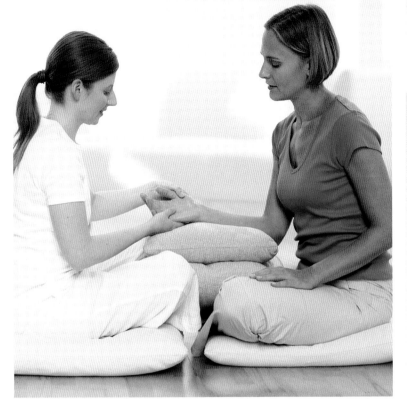

Sentaros en las sillas uno frente al otro. Coloca la mano derecha de tu cliente sobre un almohadón situado en tus rodillas y comienza la sesión. Pásate al otro lado de la silla del cliente para empezar el tratamiento de la mano izquierda.

6. Sentados en un sofá

Pide a tu cliente que se siente o se tumbe cómodamente en un sofá. Ponte cómodo en una si-

Si eliges el suelo, sentaros en almohadones y coloca la mano del cliente sobre más cojines a la altura adecuada.

lla, taburete o sobre el borde del sofá junto a su mano derecha. Coloca su mano sobre un almohadón situado en tus rodillas. Cuando hayas terminado de tratarla, pide a tu cliente que se cambie de dirección para que puedas alcanzar fácilmente su mano izquierda.

Fortalece tus manos

Mantener tus manos fuertes es importante en reflexología, porque si abusas de ellas puedes padecer una lesión de tensión repetitiva. Mantén una presión entre suave y media, y emplea ambas manos para que compartan el esfuerzo. En conjunto, puedes usar una presión mucho más ligera que la que emplearías para la reflexología podal. La prevención de muchas lesiones de las manos gira en torno a un punto muy importante: calentarlas. Antes de empezar estira las manos y los dedos, y utiliza los ejercicios reflexológicos que te mostramos aquí. El fortalecimiento de las manos puede prevenir daños y lesiones por abuso. Ejercitar las manos puede fortalecer el agarre, aumentar la destreza y mejorar la movilidad de la muñeca. Favorece la coordinación, aumenta la amplitud de movimiento y supone una ayuda neuromuscular y de entrenamiento del equilibrio.

No necesitas emplear más de uno o dos minutos en estos ejercicios, pero, por favor, no dejes de calentarte las manos al menos durante ese tiempo. Una vez que lo hayas hecho, los músculos de tus manos y muñecas estarán suficientemente calientes para evitar lesiones importantes.

Técnicas

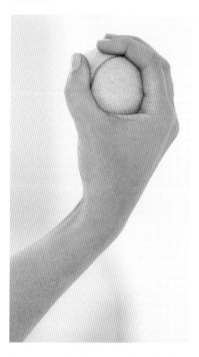

Coge una pelota de tenis en la palma de la mano y apriétala tan fuerte como puedas durante dos minutos; a continuación, cambia de mano. Esto estimulará el aporte sanguíneo de las manos y fortalecerá los músculos, nervios y articulaciones.

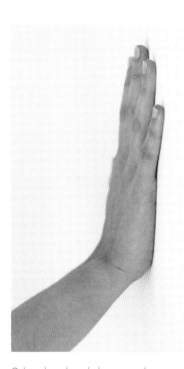

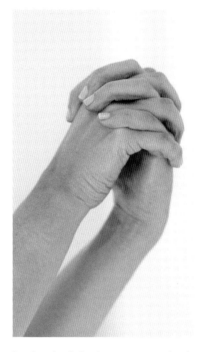

Coloca la palma de la mano sobre una pared lisa. Empuja contra la pared, lo que hará que se flexionen la mano y la muñeca. Mantén el movimiento durante diez segundos y cambia de mano. Repite este ejercicio dos minutos cada día.

Entrelaza los dedos de una mano con los de la otra. Gira despacio las manos trazando círculos, en el sentido de las agujas del reloj, durante un minuto. A continuación gíralas despacio, en sentido contrario al de las agujas del reloj, durante un minuto.

Cómo utilizar los tratamientos

La secuencia básica de reflexología de manos puede utilizarse en cualquier persona, desde los primeros años a los años dorados. La presión variará de suave a media, dependiendo de la persona a la que estés tratando. Intenta crear un ritmo constante durante la terapia.

Siempre notarás más cristales y producirás un mejor flujo de tratamiento si trabajas en la dirección de tu pulgar o uña. Las técnicas que se ilustran en esta sección incluyen flechas para mostrar la dirección del movimiento donde convenga.

Flexiona mucho la mano de tu cliente durante el tratamiento, porque eso te permitirá notar más cristales y tu cliente percibirá mejor las sensaciones de un punto reflejo. También deberás permanecer sobre los puntos de reflexología de manos más tiempo que en la reflexología podal, porque las manos son menos sensibles al tratamiento. Ten en cuenta que uno de los objetivos importantes es atender las necesidades de tu cliente y hacer que el tratamiento sea relajante y memorable para que produzca beneficios.

Si estás tratando a un bebé, la técnica varía. Debes seguir la dirección de las flechas, pero no emplear las técnicas de la serpiente de compresión (véase página 371), el topo (véase página 372) o las pinzas del cangre-

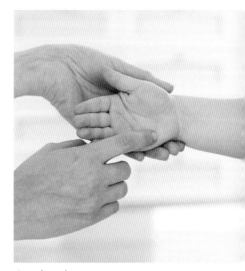

Cuando realices un tratamiento sobre un bebé o un niño pequeño, la presión que ejerzas debe ser siempre muy ligera.

jo (véase página 373) con tus dedos. En su lugar utiliza la punta de tu dedo índice y acaricia suavemente las zonas reflejas como si fueses el director de una orquesta. Cuando estés trabajando con reflexología sobre un bebé, recuerda que necesitan menos presión que los adultos.

Lectura de reflejos en las manos

Durante el tratamiento estás ayudando a restaurar la energía de todo el cuerpo y a estimular sus capacidades naturales de curación. También estás intentando «leer» las manos para identificar las zonas débiles para las que tu cliente necesita ayuda, buscando cristales y zonas de dolor o molestia.

Puedes preguntar a tu cliente si alguna zona le resulta dolorosa o puedes sentir cómo echa los dedos hacia atrás cuando trabajas en un punto o un área sensibles. En las manos se sienten menos cristales que en los pies, pero cuando los encuentres utiliza las técnicas de reflexología de manos para deshacerlos con suavidad (véanse páginas 370-373). Los cristales y el dolor indican un desequilibrio en la zona correspondiente del cuerpo. Por ejemplo, un cristal en el reflejo del hombro puede señalar un problema en el hombro pasado, presente o futuro.

La diferencia principal con respecto a los pies es que usamos las manos de muchas más formas. Nuestras manos están también más expuestas a la presión, lo que rompe de forma natural muchos de los cristales que de otro modo encontraríamos. Si alguien te dice que una zona está sensible, reduce la presión y continúa trabajando muy suavemente sobre esa zona durante unos diez segundos más.

Observa la cara de tu cliente, manteniendo contacto visual a ser posible, para que puedas aflojar la presión si la molestia es evidente.

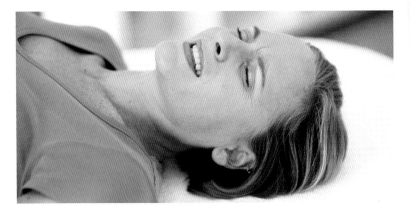

Relajar las manos

Los siguientes movimientos de relajación están diseñados para transportar a tu cliente a un estado de tranquilidad y equilibrio, y a un lugar seguro. Mientras trabajas en sus manos, observa cómo su rostro se relaja y todas sus preocupaciones se esfuman. Su respiración cambiará para adoptar un ritmo más profundo y lento. Percibirás cómo su tensión se elimina desde los hombros y a lo largo de los brazos. Los músculos de sus manos se volverán más sencillos de trabajar y su cuerpo comenzará a explorar sus propias capacidades de autocuración. Comienza y termina siempre tus tratamientos con estos movimientos de relajación. Pueden durar el tiempo que desees.

Recibir un tratamiento de reflexología de manos puede ser una forma estupenda de relajarse y desconectar.

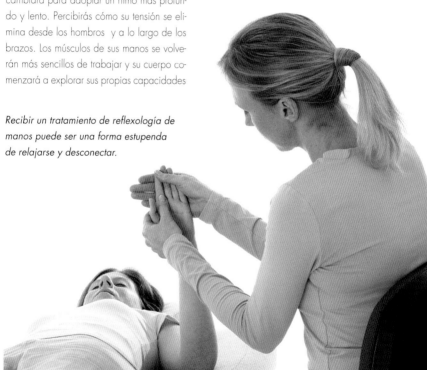

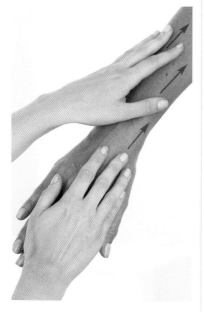

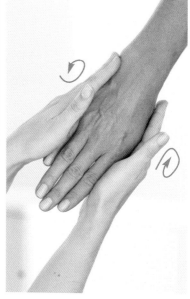

TOQUE DE MARIPOSA

Coloca las palmas de tus manos sobre la mano derecha de tu cliente y deslízalas suavemente hacia arriba a lo largo del brazo y otra vez hacia abajo. Las dos manos deben trabajar juntas con una presión media. A continuación trabaja sobre la mano izquierda. Continúa este movimiento durante un minuto en cada mano.

CARICIA CONFORTADORA

Coloca las palmas de tus manos sobre los bordes de la mano derecha de tu cliente. Comienza a balancearlas, separándolas y acercándolas a tu cuerpo con una presión suave. A continuación trabaja sobre la mano izquierda. Continúa con este movimiento durante treinta segundos en cada mano.

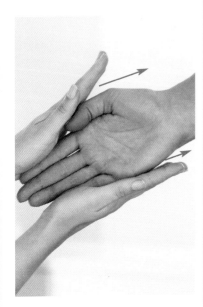

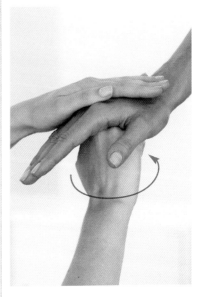

ELEVACIÓN DE FÉNIX

Coloca las palmas de tus manos a ambos lados de la muñeca derecha de tu cliente. Deslízalas suavemente desde la base de su mano hasta sus dedos. Sostén éstos suavemente durante tres segundos y a continuación vuelve tus manos a ambos lados de su muñeca. Repite esta técnica cinco veces con presión media y, mientras lo haces, imagina que la energía curativa está acumulándose en tus manos lista para el tratamiento. A continuación trabaja sobre la mano izquierda.

SUJECIÓN DEL COYOTE

Coloca el puño de tu mano sobre la palma de la mano derecha del cliente. Coloca la palma de tu otra mano sobre la parte superior de su mano. Despacio gira tus manos con presión media mientras recorres toda su palma. A continuación trabaja sobre su mano izquierda. Continúa con este movimiento durante treinta segundos en cada mano.

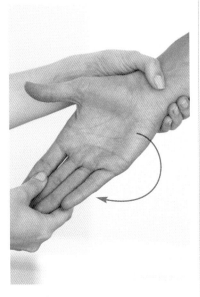

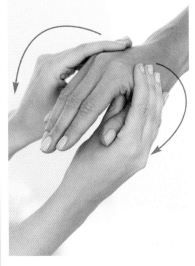

ALA DE ÁNGEL

Sujeta la mano derecha de tu cliente por la muñeca con una mano y utiliza la otra para girarla con suavidad, primero hacia la derecha y luego hacia la izquierda, trazando círculos grandes. A continuación flexiona la mano hacia atrás y mantén durante cinco segundos. Trabaja luego sobre la mano izquierda. Continúa con este movimiento durante treinta segundos en cada mano.

RESPIRACIÓN DE APOLO

Coloca tus dos manos sobre la mano derecha del cliente, con tus dedos sobre el dorso de su mano y tus pulgares en su palma. Debes tener los pulgares en la zona refleja de los pulmones, a unos dos centímetros y medio uno del otro. Con suavidad lleva tus dedos hacia ti mientras presionas un poco más con los pulgares. Pide a tu cliente que visualice al aspirar que su aliento está curando la zona que necesita ayuda. Completa este movimiento cinco veces. A continuación trabaja sobre la mano izquierda. Continúa este movimiento durante treinta segundos en cada mano.

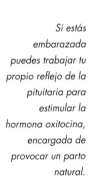

Técnicas básicas

En las siguientes páginas encontrarás tres técnicas sencillas de reflexología de manos fáciles de recordar y usar, que son además muy relajantes.

Debes emplearlas durante todo el tratamiento; por tanto, empieza a adquirir confianza en su utilización ya. Al leer las descripciones ve practicándolas en tu propia mano y centrándote en la presión que estás empleando, así como en la velocidad del tratamiento. En general, cuanto más despacio las hagas, más oportunidad tendrás de encontrar y deshacer cristales, y más relajantes resultarán para tu cliente.

Estas técnicas te ayudarán a dar un tratamiento profesional y a activar los procesos curativos del cuerpo. Respira profundamente al practicar para relajarte.

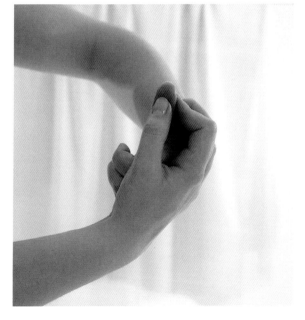

Si estás embarazada puedes trabajar tu propio reflejo de la pituitaria para estimular la hormona oxitocina, encargada de provocar un parto natural.

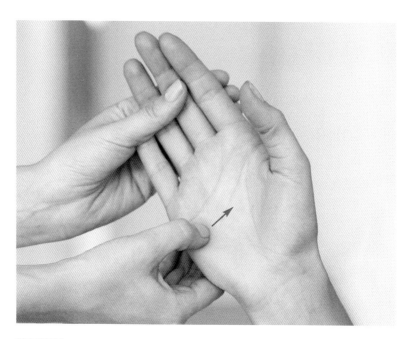

SERPIENTE

Es la técnica de compresión más utilizada y puedes emplear para ella el índice o el pulgar. Para realizar la serpiente, afloja y tensa el dedo que esté trabajando mientras caminas con él hacia delante en pasos diminutos. Utiliza la yema del dedo en lugar de la punta, por comodidad para ti y para tu cliente. Es una técnica de presión alterna y tu dedo aplicará *presión al apretar hacia abajo y la aliviará al deslizarse hacia delante. Cuando presiones hacia abajo percibirás la presencia de cristales, bien saltando bajo la piel o como granos de azúcar. Practica primero esta técnica sobre la palma de tu mano para crear un ritmo que te resulte agradable para trabajar. Mantén el mismo paso lento todo el tiempo.*

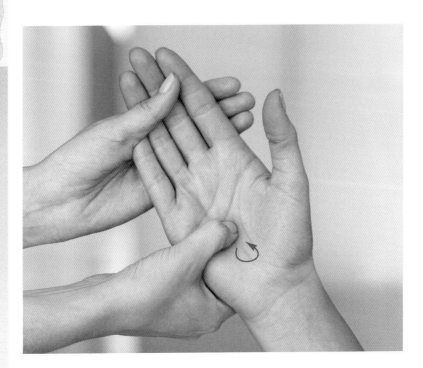

TOPO

Utiliza la técnica del topo para profundizar en un punto reflejo o en una zona refleja y dispersar los cristales con un movimiento circular. Puedes emplear tanto el pulgar como el índice. Gíralo hacia la derecha o hacia la izquierda para romper los cristales. Utiliza siempre la yema del dedo en lugar de la punta, porque por muy cortas que tengas las uñas es muy probable que produzcas molestias a tu cliente. Prueba este movimiento en el centro de la pal-

ma de tu mano manteniendo los dedos relajados. Sentirás que cuanto más tiempo permanezcas ahí, más sensaciones recibirá tu mano. Esta técnica es efectiva incluso si el terapeuta no tiene mucha fuerza en las manos, pero desea dar un buen tratamiento terapéutico.

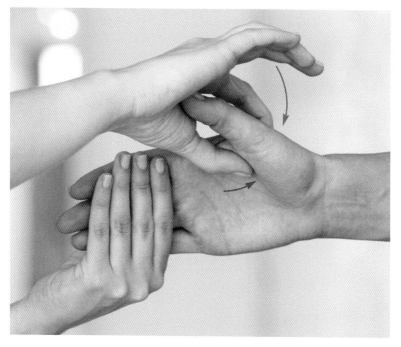

PINZAS DEL CANGREJO

Utiliza la técnica de las pinzas del cangrejo para acceder de forma efectiva a un punto reflejo, trabajando con calma para producir una presión desde muy ligera a muy fuerte. Coloca el dedo índice sobre el dorso de la mano y el pulgar sobre la palma. Utiliza siempre la yema del dedo en lugar de la punta. Puedes caminar hasta un punto reflejo con esta técnica y llegar a él aplicando una presión suave, para luego balancearte hacia de-

lante y hacia atrás como si estuvieras columpiándote. Observarás que tus dedos pulgar e índice comienzan suavemente a distender la zona sobre la que están situados, y ese movimiento de la piel estimulará el punto reflejo de las pinzas del cangrejo. Establece siempre contacto visual con tu cliente cuando uses esta poderosa técnica, de forma que puedas ajustar la presión para evitar cualquier molestia.

Tratamiento general de las manos

La mejor forma de empezar y terminar tu tratamiento es con las técnicas de relajación descritas en las páginas 366-369. A continuación debes aplicar la siguiente secuencia, primero en la mano derecha y luego en la izquierda, con movimientos suaves y seguros. Cuando hayas completado el tratamiento de la mano derecha, cúbrela con una toalla para mantenerla abrigada y cómoda mientras tratas la izquierda.

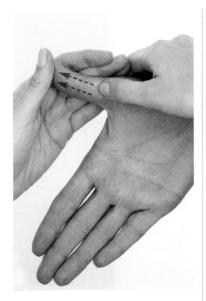

ZONA REFLEJA DE LA CABEZA

Sujeta la mano del cliente y emplea el pulgar para hacer la serpiente desde la base del pulgar hasta la punta. Continúa así durante veinte segundos, con una presión media, hasta que hayas cubierto toda la zona.

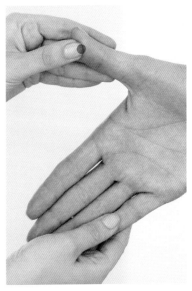

PUNTO REFLEJO DE LA PITUITARIA

Utiliza el pulgar para presionar en el centro del pulgar del cliente, empleando la técnica del topo para aplicar presión y profundizar en el punto de la pituitaria. Continúa así durante diez segundos con presión media.

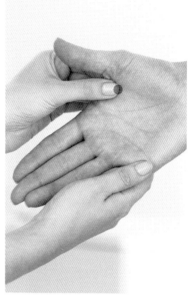

375

TRATAMIENTO GENERAL DE LAS MANOS

PUNTO REFLEJO DEL OCCIPITAL

Coloca tu pulgar sobre el punto del occipital de la mano del cliente; este punto se encuentra en la base de la falange distal, en el lugar donde ésta se une a la falange proximal. Presiona hacia la articulación y emplea la técnica del topo para profundizar en el occipital con presión media durante diez segundos.

ZONA REFLEJA DEL ESÓFAGO

Utiliza el pulgar y el índice para pellizcar la zona de piel entre el pulgar y el índice del cliente, empleando la técnica de las pinzas del cangrejo para trazar círculos grandes. Aplica una presión suave durante diez segundos.

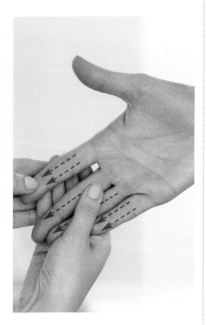

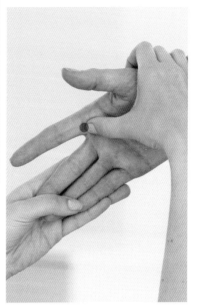

ZONA REFLEJA DE LOS SENOS PARANASALES

Utiliza tu dedo para serpentear desde la base de los dedos del cliente hasta la punta para tratar los senos paranasales. Realiza movimientos lentos con presión media para ayudar a drenar o fortalecer los senos paranasales. Continúa con presión media durante un minuto.

PUNTO REFLEJO DEL OJO

Coloca tu pulgar entre los dedos índice y corazón de tu cliente. Emplea la técnica del topo para profundizar en el punto del ojo durante cinco segundos con presión media, trazando grandes círculos.

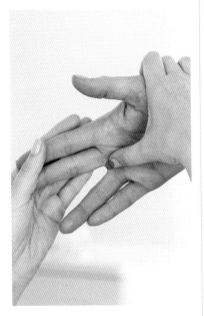

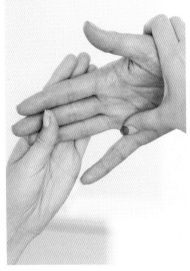

PUNTO REFLEJO DE LA TROMPA DE EUSTAQUIO

Coloca tu pulgar entre los dedos corazón y anular de tu cliente. Emplea la técnica del topo para profundizar en el punto de la trompa de Eustaquio durante cinco segundos con presión media.

PUNTO REFLEJO DEL OÍDO

Coloca tu pulgar entre los dedos anular y meñique de tu cliente. Emplea la técnica del topo para profundizar en el punto del oído durante cinco segundos con presión media.

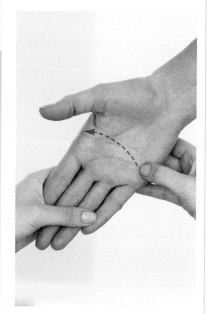

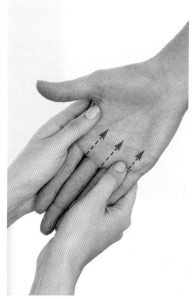

ZONA REFLEJA DEL DIAFRAGMA

Sujeta la mano de tu cliente y flexiónala hacia atrás para tensar la piel. Coloca tu pulgar en el centro inferior de su palma. Emplea despacio la técnica de la serpiente para caminar a través de su mano de un lado al otro. Continúa este movimiento con presión media durante diez segundos, dispersando cualquier cristal que encuentres.

ZONA REFLEJA DE LOS PULMONES

Coloca tu pulgar entre la base del dedo anular y la del meñique. Emplea la técnica de la serpiente para trabajar hacia arriba hasta la línea del diafragma, trabajando entre los huesos. Continúa así durante veinte segundos entre las zonas dos y tres, tres y cuatro y cuatro y cinco. Trabaja esta zona con presión media durante quince segundos.

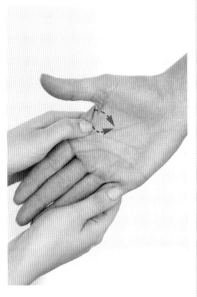

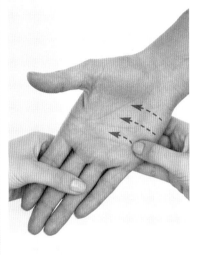

ZONA REFLEJA DEL ESTÓMAGO

Flexiona la mano del cliente para tensar la piel. Coloca tu pulgar sobre la piel entre el pulgar y el índice de tu cliente. Emplea despacio la técnica de la serpiente para caminar desde el borde de la mano y volver de nuevo al punto inicial. Continúa así con presión ligera durante diez segundos hasta que hayas cubierto toda la zona.

ZONA REFLEJA DEL HÍGADO

Esta zona refleja sólo se encuentra en la mano derecha. Coloca tu pulgar sobre el borde de la mano de tu cliente y justo debajo de la línea del diafragma. Emplea la técnica de la serpiente y trabaja desde el borde de la mano en línea recta hasta la zona tres. Vuelve deslizándote y da un paso hacia la muñeca; a continuación repite esta técnica en líneas hasta terminar justo por encima de la muñeca. Continúa así durante diez segundos con presión media.

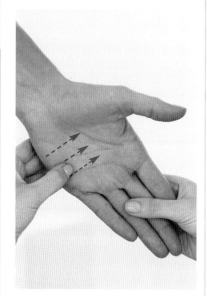

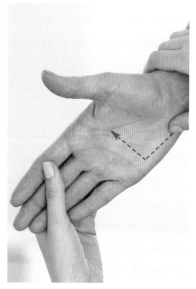

ZONA REFLEJA DEL BAZO

Esta zona refleja se encuentra sólo en la mano izquierda. Coloca tu pulgar sobre el borde de la mano de tu cliente y justo debajo de la línea del diafragma. Emplea la técnica de la serpiente y trabaja desde el borde de la mano en línea recta hasta la zona tres. Vuelve deslizándote y da un paso hacia la muñeca; a continuación repite esta técnica trazando tres líneas. Continúa así durante diez segundos con presión media.

ZONA REFLEJA DEL COLON ASCENDENTE/COLON TRANSVERSO

Esta zona refleja se encuentra sólo en la mano derecha. Coloca tu pulgar en la base de la mano del cliente en la zona cuatro. Emplea la técnica de la serpiente para caminar despacio hacia arriba por el colon ascendente. A mitad de la mano detente y emplea la técnica del topo durante tres segundos. A continuación gira el pulgar y emplea la técnica de la serpiente para trabajar a través de la mano, finalizando en la zona de piel entre el pulgar y el índice. Continúa así con presión media durante treinta segundos, deshaciendo los cristales que encuentres.

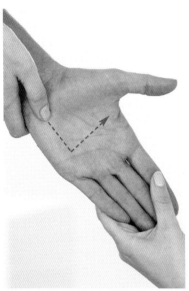

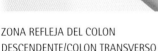

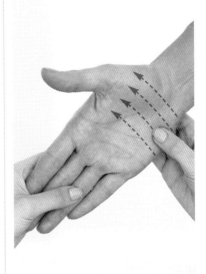

ZONA REFLEJA DEL COLON DESCENDENTE/COLON TRANSVERSO

Esta zona refleja se encuentra sólo en la mano izquierda. Coloca el pulgar en la base de la mano del cliente en la zona cuatro. Emplea la técnica de la serpiente para caminar despacio hacia arriba por el colon descendente. A mitad de la mano detente y emplea la técnica del topo durante tres segundos. A continuación gira el pulgar y emplea la técnica de la serpiente para trabajar a través de la mano, finalizando en la zona de piel entre el índice y el pulgar. Continúa así con presión media durante treinta segundos para ayudar a limpiar el colon.

ZONA REFLEJA DEL INTESTINO DELGADO

Coloca el pulgar en el borde de la mano del cliente y justo debajo de la línea del diafragma. Emplea la técnica de la serpiente para caminar a través de la mano en línea recta. Desliza el pulgar hacia atrás y da un paso hacia abajo para volver a caminar a través de la mano. Continúa así hasta que llegues a la muñeca. Trabaja la zona del intestino delgado con presión ligera durante diez segundos para favorecer una absorción correcta.

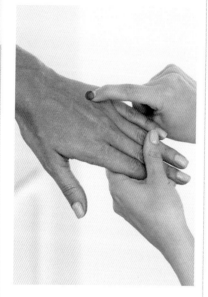

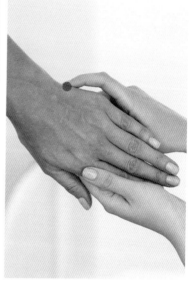

PUNTO REFLEJO DEL HOMBRO

Coloca los dedos índice y pulgar en la base de los dedos anular y meñique del cliente. Emplea la técnica de las pinzas del cangrejo para dar tres pasos hacia la muñeca. Aplica presión y balancéate hacia delante y hacia atrás con presión media durante diez segundos.

PUNTO REFLEJO DE LA RODILLA

Coloca el índice en el centro del borde de la mano del cliente midiendo a partir del meñique. Aplica presión y emplea la técnica del topo para profundizar en el reflejo de la rodilla trazando círculos durante diez segundos.

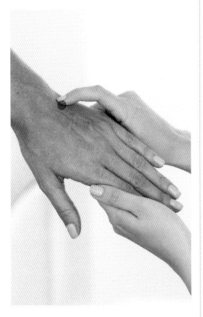

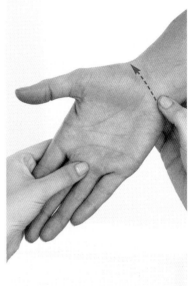

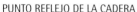

PUNTO REFLEJO DE LA CADERA

Coloca el índice izquierdo sobre el punto de la cadera, que está situado en la base del cuarto metacarpiano del cliente, y emplea la técnica del topo para trabajar el punto de la cadera con presión media durante seis segundos.

ZONA REFLEJA DEL CIÁTICO

Emplea la técnica de la serpiente para caminar cruzando con el pulgar la mano de tu cliente justo por encima de la muñeca, desde la vista lateral a la medial, seis veces con presión fuerte.

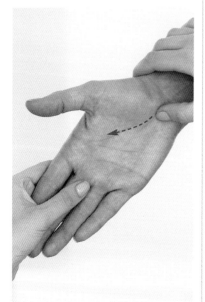

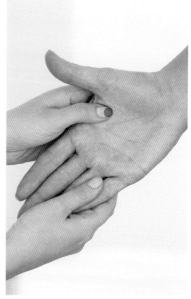

ZONA REFLEJA DEL URÉTER

Encuentra la base de la línea de la vida de tu cliente, que empieza en el centro de la palma y justo por encima de la muñeca. Con el pulgar emplea la técnica de la serpiente para caminar hacia arriba desde la base de la mano de tu cliente, finalizando cuando llegues a la piel entre el índice y el pulgar. Repite este movimiento lentamente entre tres y cinco veces con presión media.

PUNTO REFLEJO DEL RIÑÓN/GLÁNDULAS SUPRARRENALES

El punto reflejo del riñón y las glándulas suprarrenales está situado en la parte superior del uréter. Sujeta la mano de tu cliente y coloca tu pulgar en la zona de piel entre el pulgar y el índice. Tu dedo debe estar en la mitad de su mano. Emplea la técnica del topo para profundizar en el riñón y las glándulas suprarrenales con presión suave durante quince segundos.

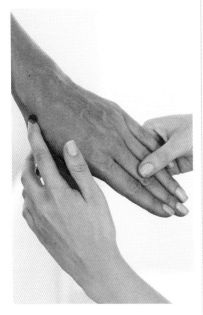

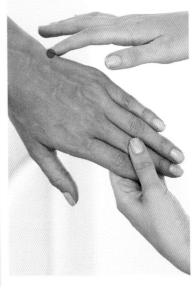

PUNTO REFLEJO DEL ÚTERO/PRÓSTATA

Coloca tu dedo índice sobre el pulgar del cliente y deslízalo hacia abajo hasta la base del pulgar, justo por encima de la muñeca. Aquí encontrarás una pequeña muesca, que es el punto reflejo del útero y la próstata. Emplea la técnica del topo con presión media durante diez segundos trazando grandes círculos.

PUNTO REFLEJO DE LOS OVARIOS / TESTÍCULOS

Coloca tu dedo sobre el meñique del cliente y deslízalo hacia abajo hasta la base del dedo índice, justo por encima de la muñeca. Aquí encontrarás una pequeña muesca, que es el punto reflejo de los ovarios y los testículos. Emplea la técnica del topo con presión media durante diez segundos trazando grandes círculos.

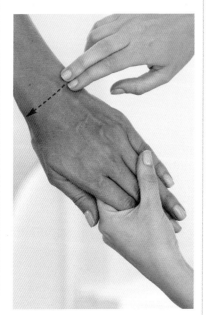

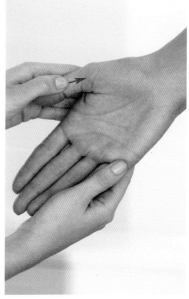

ZONA REFLEJA DE LAS TROMPAS DE FALOPIO/CONDUCTO DEFERENTE

Emplea la técnica de la serpiente con los dedos índice y corazón para caminar por el borde de la muñeca del cliente, desde la parte medial a la lateral. Repite este movimiento seis veces con presión media.

ZONA REFLEJA DE LAS VÉRTEBRAS CERVICALES

Emplea la técnica de la serpiente a lo largo del hueso del pulgar de tu cliente desde la primera articulación hasta la segunda. Da siete pasos diminutos a lo largo del hueso; estos pasos representan las siete vértebras cervicales del cuello. Emplea una presión firme y, siempre que encuentres un reflejo sensible, afloja la presión.

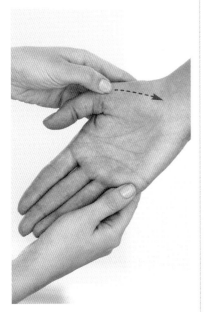

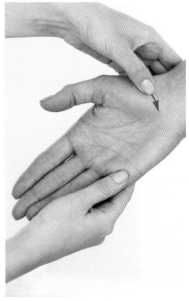

ZONA REFLEJA DE LAS VÉRTEBRAS DORSALES

Coloca tu dedo pulgar en la base de la mano del cliente, justo por encima de la muñeca. Emplea el movimiento de la serpiente para dar doce pasos hasta la base del pulgar; estos pasos representan las doce vértebras dorsales. Emplea una presión firme y repite este movimiento seis veces para favorecer la columna.

ZONA REFLEJA DE LAS VÉRTEBRAS LUMBARES

Coloca tu dedo pulgar justo sobre la base del pulgar del cliente. Emplea la técnica de la serpiente para dar pasos muy pequeños a lo largo del hueso hasta la mitad de la palma; estos pasos representan las cinco vértebras lumbares. Emplea una presión firme y repite este movimiento seis veces.

Conclusión del tratamiento

Termina esta poderosa secuencia de reflexología de manos con todas o algunas de las técnicas de relajación descritas anteriormente (véanse páginas 366-369).

Cuidados posteriores

Ahora que has completado el tratamiento, cubre las manos de tu cliente con una toalla y lávate las tuyas. Ofrécele un vaso de agua para que arrastre las toxinas que se hayan podido liberar durante la sesión de reflexología. Pregúntale cómo se siente y charla acerca de los reflejos que te parecieron estar desequilibrados, intentando descubrir con él por qué esas zonas podían estar sensibles. Recuerda que es importante remitirle a un médico o a un terapeuta complementario en caso necesario, y no dar ningún consejo no cualificado relativo a su estado físico.

Para cerrar el tratamiento debes dar algunas buenas sugerencias holísticas prácticas sobre su estilo de vida que no vayan a interferir con la naturaleza. La terapia de la reflexología ejerce un efecto poderoso sobre el cuerpo y sobre los estados físico y emocional del cliente. Yo siempre creo que el tratamiento da a cada persona lo que más necesita para su cuerpo en ese momento. Al aumentar la circulación sanguínea y linfática del cuerpo a través de los pies y las manos, puedes favorecer el transporte de nutrientes por todo el organismo. A veces ofrezco a mi cliente una verdura saludable o un zumo de fruta que pueden proporcionarle un aporte instantáneo de vitaminas y minerales esenciales. Concluir el tratamiento con algo especial de beber o de comer puede ser la guinda que convierta a tu tratamiento en una extensión personal y atenta de tu intención de curar.

Una vez que el tratamiento ha concluido, lávate las manos concienzudamente antes de mantener una charla final con tu cliente acerca de la sesión.

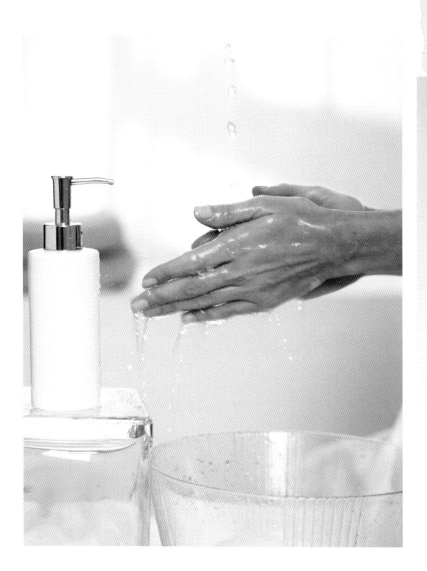

Índice

Acerca de la autora

Louise Keet es la directora del London School of Reflexology, la escuela de reflexología más importante de Londres (www.learnreflexology.com).
Las técnicas de reflexología Keet empleadas en este libro han sido desarrolladas para conseguir los resultados más eficaces con los tratamientos. Este poderoso método fue diseñado por Louise y Michael Keet y se practica en todo el mundo. El método Keet es el que usan los graduados de sus respectivas escuelas: London School of Reflexology y Central London College of Reflexology, y puede aprenderse en sus cursos vocacionales de nivel 3 de Reflexología.

Agradecimientos de la autora

Este libro está dedicado a Ziggi y Phoenix Bergman, el epicentro de mi vida. Muchas gracias a Irene Lemos por la cercanía tan especial que hemos compartido durante muchos años; a St. John Wright, por su amor y paciencia; a Deborah Dor y M.J. Low, por su amor, comprensión y apoyo; a Beatrice McClennan, por su maravillosa amistad y por los momentos que hemos pasado juntas; a Fanny Aubertin, por su amistad y por hacerme sonreír cuando más lo necesitaba, y a Mr. y Mrs. Charles Longbottom, por su amabilidad. Gracias a Sue Rickards, una gran profesora de Gabrielle Roth's 5Rythms®, y a todos aquellos con los que compartí el espacio y que me ayudaron a sanar a través de la danza.

Gracias especiales a Jessica Cowie y a Jane McIntosh, que me dieron la oportunidad de escribir este libro; a Camilla Davis, Mandy Greenfield, Kerenza Swift y Leigh Jones, por su confianza, competencia y consejo. Gracias a la Asociación de Reflexólogos por todo el excelente trabajo que realizan para convertir la reflexología en la terapia complementaria reconocida y de confianza que es.
Un pensamiento especial para todos mis graduados y estudiantes del London School of Reflexology, que están cambiando tanto las vidas de tantas personas.

Editor ejecutivo: Jessica Cowie
Editores: Camilla Davis; Kerenza Swift
Editor artístico: Leigh Jones
Diseño: Julio Francis
Fotógrafo: Ruth Jenkinson
Producción: Simone Nauerth
Modelos: Samantha Whyman at ModelPlan, Poppy Gillioz y Beatrice Sims
Edición española: Equipo editorial Gaia
Fotografías: Octopus Publishing Group Ltd/Ruth Jenkinson
Otras fotografías: **Corbis UK Ltd** Allen Bell 204; Alessandra Schellnegger/zefa 14; Brooke Fasani 232; David Raymer 192; Flint 264; Image Source 252; Image100 228; Imagemore Co. Ltd. 188; Leslie Richard Jacobs 300; Martin Harvey 200; Norbert Schaefer 224; Pinnacle Pictures 116; Pixland 212; Tim Pannell 324; Timothy Tadder 58; **Getty Images** 3D4Medical.com 38; Altrendo Images 32; Ariel Skelley 282; STOCK4B 184; Kent Mathews 268; **istockphoto.com** George Peters 105; Jovan Nikolic 99; Sheryl Griffin 220; Will Johnson 196; **Octopus Publishing Group Limited** Clive Streeter 292; Peter Myers 244; Peter Pugh-Cook 26, 354, 370; Russell Sadur 90, 254, 332; Ruth Jenkinson 288, 336; William Reavell 28, 270, 328; **Royalty-Free Images** 304, 318; PhotoDisc 287; **Science Photo Library** Aj Photo 278; BSIP Laurent 180; Ian Hootan 172; **Shutterstock** Graham S. Klotz 98, Rene Jansa 30.